In der Reihe Last Minute erscheinen folgende Titel:

- Last Minute AINS
- Last Minute Anatomie
- Last Minute Augenheilkunde
- Last Minute Biochemie
- Last Minute Biologie
- Last Minute Chemie
- Last Minute Chirurgie
- Last Minute Gynäkologie und Geburtshilfe
- Last Minute Histologie
- Last Minute HNO
- Last Minute Infektiologie
- Last Minute Innere Medizin
- Last Minute Neurologie
- Last Minute Pädiatrie
- Last Minute Pathologie
- Last Minute Pharmakologie
- Last Minute Physik
- Last Minute Physiologie
- Last Minute Psychiatrie
- Last Minute Psychologie und Soziologie
- Last Minute Urologie

Dincer Aktuerk, Arian Karim

Last Minute Chirurgie

1. Auflage

ELSEVIER
URBAN & FISCHER

URBAN & FISCHER München

Zuschriften und Kritik an:
Elsevier GmbH, Urban & Fischer Verlag, Hackerbrücke 6, 80335 München
E-Mail: medizinstudium@elsevier.de

Wichtiger Hinweis für den Benutzer

Die Erkenntnisse in der Medizin unterliegen laufendem Wandel durch Forschung und klinische Erfahrungen. Herausgeber und Autoren dieses Werks haben große Sorgfalt darauf verwendet, dass die in diesem Werk gemachten therapeutischen Angaben (insbesondere hinsichtlich Indikation, Dosierung und unerwünschter Wirkungen) dem derzeitigen Wissensstand entsprechen. Das entbindet den Nutzer dieses Werks aber nicht von der Verpflichtung, anhand weiterer schriftlicher Informationsquellen zu überprüfen, ob die dort gemachten Angaben von denen in diesem Buch abweichen und seine Verordnung in eigener Verantwortung zu treffen.
Für die Vollständigkeit und Auswahl der aufgeführten Medikamente übernimmt der Verlag keine Gewähr.
Geschützte Warennamen (Warenzeichen) werden in der Regel besonders kenntlich gemacht (®). Aus dem Fehlen eines solchen Hinweises kann jedoch nicht automatisch geschlossen werden, dass es sich um einen freien Warennamen handelt.

Bibliografische Information der Deutschen Nationalbibliothek
Die Deutsche Nationalbibliothek verzeichnet diese Publikation in der Deutschen Nationalbibliografie; detaillierte bibliografische Daten sind im Internet über http://www.d-nb.de abrufbar.

1. Auflage 2012

Der Urban & Fischer Verlag ist ein Imprint der Elsevier GmbH.

12 13 14 15 16 5 4 3 2 1

Um den Textfluss nicht zu stören, wurde bei Berufsbezeichnungen die grammatikalisch maskuline Form gewählt. Selbstverständlich sind in diesen Fällen immer Frauen und Männer gemeint.

Planung: Julia Baier, Alexander Gattnarzik, Elsevier Deutschland, München
Lektorat: Prinz 5 GmbH, Augsburg, Christel Hämmerle, München
Herstellung: Peter Sutterlitte, Elsevier Deutschland, München
Satz: abavo GmbH, Buchloe/Deutschland; TnQ, Chennai/Indien
Druck und Bindung: Printer Trento, Italien
Umschlaggestaltung: SpieszDesign, Neu-Ulm
Titelfotografie: © GettyImages/Kick Images/Tsoi Hoi Fung

ISBN Print 978-3-437-43003-9
ISBN e-Book 978-3-437-59207-2

Aktuelle Informationen finden Sie im Internet unter **www.elsevier.de** und **www.elsevier.com**.

Vorwort

Das Fach Chirurgie ist mittlerweile so umfangreich geworden, dass Studierende, oft aber auch Assistenzärztinnen und -ärzte, den Wald vor lauter Bäumen nicht mehr sehen. Der Kompakttrainer Last Minute Chirurgie gibt in leicht verständlicher Form einen Überblick über die meist gefragten chirurgischen Krankheitsbilder. Es richtet sich an Studentinnen und Studenten der Humanmedizin, die sich auf das relativ neu eingeführte „Hammerexamen" vorbereiten und in kurzer Zeit das geballte Wissen der Chirurgie lernen müssen. Dabei will und kann dieses Buch kein großes Lehrbuch ersetzen. Es werden jedoch alle prüfungsrelevanten Aspekte vermittelt und die klar strukturierte Gliederung des Stoffs ist eine wertvolle Hilfe bei der Wiederholung des Prüfungswissens in kurzer Zeit. Wir freuen uns über Anregungen, Hinweise und Kritik aus dem Leserkreis, gerne auch per E-Mail.

Wir wünschen viel Freude beim Arbeiten mit diesem Buch und natürlich viel Erfolg bei den anstehenden Prüfungen!

Im Herbst 2012
Dincer Aktuerk und Arian Karim

Adressen

Mr. Dincer Aktuerk BSc, MD, MRCS
Specialist Registrar in Cardiothoracic Surgery
University Hospital Birmingham NHS Trust
Queen Elizabeth Hospital
Birmingham B15 2TH
E-Mail: dr.med.aktuerk@gmail.com

Dr. med. Arian Karim
Ulmenstraße 16a
22299 Hamburg
E-Mail: dr.arian.karim@googlemail.com

Danksagung

Bedanken möchten wir uns bei allen Freunden und Kollegen, die uns mit Anregung, Rat, Tat und Korrektur zur Seite standen. Weiterhin gilt unser Dank den Professoren und Dozenten der Universität Freiburg, der Technischen Universität München, der Universität Münster aus den Abteilungen Chirurgie, Innere Medizin, Anästhesie und Notfallmedizin und Unfallchirurgie und Poliklinik für die Anregungen, die wir aus ihren Vorlesungen und Studien erhalten haben.

So nutzen Sie das Buch

Prüfungsrelevanz
Die Elsevier-Reihe Last Minute bietet Ihnen die Inhalte, zu denen in den Examina der letzten 5 Jahre Fragen gestellt wurden. Eine Farbkennung gibt an, wie häufig ein Thema gefragt wurde, d. h. wie prüfungsrelevant es ist:

- Kapitel in violett ■ kennzeichnen die Inhalte, die in bisherigen Examina sehr häufig geprüft wurden.
- Kapitel in grün ■ kennzeichnen die Inhalte, die in bisherigen Examina mittelmäßig häufig geprüft wurden.
- Kapitel in blau ■ kennzeichnen die Inhalte, die in bisherigen Examina eher seltener, aber immer wieder mal geprüft wurden.

Lerneinheiten
(1) Das gesamte Buch wird in Tages-Lerneinheiten unterteilt.
Diese werden durch eine „Uhr" dargestellt: Die Ziffer gibt an, in welcher Tages-Lerneinheit man sich befindet.
(1) Jede Tages-Lerneinheit ist in sechs Abschnitte unterteilt: Der ausgefüllte Bereich zeigt, wie weit Sie fortgeschritten sind.

Und online finden Sie zum Buch
- Zu jedem Kapitel typische Fragen und Antworten aus der mündlichen Prüfung.

■ **CHECK-UP**

Check-up-Kasten: Fragen zum Kapitel als Selbsttest.

Merkekasten: wichtige Fakten, Merkregeln.

Zusatzwissen zum Thema, z. B. zusätzliche klinische Informationen.

mediscript Online

Zum Üben stehen Ihnen unter www.mediscript-online.de alle IMPP-Fragen zur Chirurgie zur Verfügung (Zugangscode s. vordere innere Umschlagseite). Eine Zusammenstellung der wichtigsten Chirurgie-Fragen finden Sie unter http://www.mediscript-online.de/Fragen/AktuerkKarim.

Abkürzungen

AAA Thorakales Aortenaneurysma
ABCDE Airway, Breathing, Circulation, Disability, Exposure
ABI Knöchel-Arm-Index
AC Akromioklavikular
ACC American College of Cardiology
ACTH Adrenokortikotropin (Adrenokortikotropes Hormon)
ADH Antidiuretisches Hormon
AFP Alpha-1-Fetoprotein
AHA American Heart Association
AKG Akromioklavikulargelenk
AMBRII Atraumatisch, multidirektional, bilateral, Rehabilitation, Inferiorer-Kapsel-Shift, Intervallverschluss
ANA Antinukleäre Antikörper
AP, ap Anterior-posterior
APC aktiviertes Protein C
AS Aortenklappenstenose
ASS Acetylsalicylsäure
ATLS Advanced Trauma Life Support
AV Arteriovenös
AVK Arterielle Verschlusskrankheit
BAA Abdominelles Aortenaneurysma
BET Brusterhaltende Verfahren
BMI Body-Mass-Index
BSG Blutkörperchensenkungsgeschwindigkeit
bTSH Basales TSH
CA 19–9, 125, ... Gastrointestinal Cancer Antigen
CAPD Peritonealdialyse
CEA Carcinoembryonales Antigen
cis Carcinoma in situ
CPAP Continuous Positive Airway Pressure
CRP C-reaktives Protein
CYFRA 21–1 Cytokeratin-21-Fragment
D (Nadeltyp) ⅜-kreisförmig
d (Nadeltyp) Schlanke Nadel
DIP-Gelenk Distales Interphalangealgelenk
DMS Durchblutung, Motorik, Sensibilität
DSA Digitale Subtraktionsangiografie
EMG Elektromyografie
ERCP Endoskopisch retrograde Cholangiopankreatikografie
ESWL Extrakorporale Stoßwellen-Lithotrypsie
F Frau
F (Nadeltyp) ⅝-kreisförmig
FAP Familiäre adenomatöse Polyposis
FAST Focused Assessment with Sonography for Trauma
FEV1 Forced Expiratory Volume in 1 Second, Einsekundenkapazität
FNP Feinnadelpunktion
fT3 Freies Triiodthyronin
fT4 Freies Thyroxin
G (Nadeltyp) gerade
GABA γ-Aminobuttersäure
GI Gastrointestinal
H (Nadeltyp) ½-kreisförmig
HBV Hepatitis-B-Virus
HCV Hepatitis-C-Virus
HCC Hepatozelluläres Karzinom
HCG Choriongonadotropin
hCT Humanes Kalzitonin
HIT Heparininduzierte Thrombozytopenie
HLA Human Leukocyte Antigen
HPV Humanes Papillomavirus
hTIG Humanes Tetanus-Immunglobulin
ICB Intrazerebrale Blutung
J (Nadeltyp) 90°–50°-kreisförmig, asymptotisch gebogen
K (Nadeltyp) kufenförmig
KHK Koronare Herzkrankheit
KOF Körperoberfläche
L (Nadeltyp) Lanzett-(Spatula)-Nadel
L (Tumorstaging) Lymphgefäßinvasion durch Tumor
LDH Lactatdehydrogenase
M (Nadeltyp) Mikrospitze
M, m Mann, männlich
MAK Mikrosomale Antikörper
MDP Magen-Darm-Passage
MEN Multiple endokrine Neoplasie
MPNST Maligner peripherer Nervenscheidentumor
MRCP Magnetresonanz-Cholangiopankreatikografie
NEC Nekrotisierende Enterokolitis
NF Nekrotisierende Fasziitis
NNR Nebennierenrinde
NOMI Non-okklusive mesenteriale Ischämie

NSAR Nichtsteroidales Antirheumatikum
NSCLC Nichtkleinzelliges Bronchialkarzinom
NSE Neuronenspezifische Enolase
NYHA New York Heart Association
ÖGD Ösophagogastroduodenoskopie
p (Tumorstaging) histopathologisch gesichert
pAVK Periphere arterielle Verschlusskrankheit
PDS Polydioxanon
PECH Pause, Eis, Kompression, Hochlagerung
PEG Perkutane endoskopische Gastrostomie
PIP-Gelenk Proximales Interphalangealgelenk
PNET Primitiver neuroektodermaler Tumor
PPI Protonenpumpeninhibitor
PRIND Prolongiertes reversibles ischämisches neurologisches Defizit
PSC Primär sklerosierende Cholangitis
PTA Perkutane transluminale Angioplastie
PTC Perkutane transhepatische Gallendrainage
PVS Peritoneovenöser Shunt
R (Nadeltyp) Rundkörper-Nadel
R (Tumorstaging) Residualtumor
S (Nadeltyp) schneidende Nadel
S (Nadeltyp) Spezialspitze
s (Nadeltyp) starke Nadel
SAB Subarachnoidalblutung
SCC Squamous cell carcinoma antigen
SCLC Kleinzelliges Bronchialkarzinom
SIADH Syndrom der inadäquaten ADH-Sekretion
T (Nadeltyp) Trokarspitze
T3 Triiodthyronin
T4 Thyroxin
TAPP Transabdominelle laparoskopische Hernioplastik
TEA Thrombendarteriektomie
TEP Total endoprothetischer Gelenkersatz
Total extraperitoneale Hernioplastik
TG Thyreoglobulin
TIA Transitorisch-ischämische Attacke
TIPS Transjugulärer intrahepatischer Stentshunt
Tis Tumor, der die Basalmembran noch nicht infiltriert hat
TNM Tumor – Nodes (= Lymphknoten) – Metastasen
TOF Tetralogy of Fallot
TPA Tissue Polypeptide Antigen
TPO-AK Thyreoperoxidase-Antikörper
TRAK Thyreotropin-Rezeptor-Autoantikörper (TSH-Rezeptor-Autoantikörper)
TSH Thyreotropin (thyreotropes Hormon, thyreoideastimulierendes Hormon)
TSS Toxic Shock Syndrome
TTX Tetrodotoxin
TTX-Td Tetanus-Toxoid
TUBS Traumatisch, unidirektional, Bankart-Läsion, Surgical-Repair
TVT Tiefe Beinvenethrombose
UICC Union internationale contre le cancer
V (Nadeltyp) ¼-kreisförmig
V (Tumorstaging) Veneninvasion durch Tumor
VATS Videoassistierte Thorakoskopie
VIP Vasoaktives intestinales Polypeptid
VSD Ventrikelseptumdefekt
w weiblich
ZVK Zentraler Venenkatheter
β-hCG Choriongonadotropin
γ-GT γ-Glutamyltransferase

Abbildungsnachweis

Der Verweis auf die jeweilige Abbildungsquelle befindet sich bei allen Abbildungen im Buch am Ende des Legendentextes in eckigen Klammern. Alle nicht besonders gekennzeichneten Grafiken und Abbildungen © Elsevier GmbH, München.

F320	Bharatendu Swain, Transaxillary endoscopic release of restricting bands in congenital muscular torticollis – a novel technique, published in Journal of Plastic, Reconstructive & Aesthetic Surgery, Elsevier, January 2007, DOI 10.1016/j.bjps.2005.12.038, fig. 4
F321	Adam J. Rosh, Rahul Sharma, Orbital Emphysema After Nose Blowing, published in Journal of Emergency Medicine, Elsevier, April 2008, DOI 10.1016/j.jemermed.2007.05.030, fig. 1.
L106	Henriette Rintelen, Velbert
L108	Rüdiger Himmelhan, Heidelberg
L126	Katja Dalkowski, München
L127	Jörg Mair, Herrsching
L239	Otto Nehren, Achern
M234	Berchtold, Chirurgie, 6. A., Elsevier GmbH
M430	Prof. Dr. med. Waldemar Uhl, Bochum
M438	Prof. Dr. med. Marion Kiechle, München
M528	Prof. Dr. med. Reiner Gradinger, München
M529	Prof. Dr. med. Peter E. Goretzki, Neuss
M522	Prof. Dr. med. Olaf Thetter, Gauting
M523	Prof. Dr. med. Wolfgang Hepp, Haan
M524	PD Dr. med. Gerhard Müller, Köln
M525	Prof. Dr. med. Andreas Hirner, Bonn
M526	Prof. Dr. med. Thomas H. K. Schiedeck, Ludwigsburg
M527	Prof. Dr. med. Stefan Post, Mannheim
V485	Prinz 5 GmbH
V513	Schuelke & Mayr GmbH

Inhaltsverzeichnis

1 Perioperatives Management

Aufklärung

Jeder ärztliche Eingriff entspricht einer Körperverletzung. Er bedarf der Einwilligung des Patienten, ansonsten ist er strafbar. Damit der Patient unter Wahrung seiner Entscheidungsfreiheit wirksam in den Eingriff einwilligen kann, muss er über die mit einem operativen Eingriff verbundenen Risiken und möglichen Komplikationen ordnungsgemäß und ausführlich informiert werden. Es ist maßgeblich, für eine informierte Entscheidung dem Patienten die wesentlichen Punkte der Behandlung zu vermitteln. Allerdings ist zu beachten, dass immer der Einzelfall für eine ordnungsgemäße Aufklärung zu berücksichtigen ist. Eine wichtige Rolle spielen hierfür individuelle Merkmale, wie beispielsweise der persönliche Hintergrund des Patienten. Das Aufklärungsgespräch muss in die Patientenakte dokumentiert werden und dient dem Beweis, dass und in welchem Ausmaß es durchgeführt wurde.

> Das Aufklärungsgespräch muss in die Patientenakte dokumentiert werden und dient als Beweis, dass und in welchem Ausmaß es durchgeführt wurde.

Ziele

Das präoperative Aufklärungsgespräch darf den Patienten keinesfalls verunsichern, da der Patient wissen muss, wofür er die Einwilligung gibt. Der Arzt muss sich in einer für Laien verständlichen Sprache ausdrücken, ggf. ist ein Dolmetscher hinzuzuziehen. Dem Bildungsgrad und der Aufnahmefähigkeit des Patienten ist Rechnung zu tragen. Der Patient hat ein Recht auf Kenntnis aller Befunde.

Das Aufklärungsgespräch hat folgende Ziele:
- Situationsgerechte Information über die Operation
- Vermitteln aller wichtigen Inhalte, denn der Patient muss wissen, wofür er die Einwilligung gibt
- Beweissicherung für allfällige Haftpflichtfälle.

Inhalte

Das präoperative Aufklärungsgespräch muss über folgende Gegebenheiten informieren.
- Art des durchzuführenden Eingriffs und Aufklärung über Indikation
- Alternative Behandlungsmöglichkeiten, z. B. interventionelle Therapie
- Evtl. Erweiterung des Eingriffs und mögliche Konsequenzen für den Patienten, z. B. intraoperativ auffällige Herzklappe bei geplanter aortokoronarer Bypassoperation
- Geplanter postoperativer Verlauf und mögliche Komplikationen

> Allgemeine **Operationskomplikationen** sind:
> - Wundinfektion
> - Blutung, Nachblutung
> - Gefäßverletzungen und Durchblutungsstörungen
> - Nervenverletzungen und Sensibilitätsstörungen
> - Rezidivrisiko
> - Thrombose, Embolie.

Bei Elektiveingriffen muss dem Patienten zwischen Aufklärung und Operation mindestens 24 Stunden Zeit gegeben werden, um Nutzen und Risiken abwägen zu können. Bei Notfalleingriffen kann die Aufklärung auf ein Minimum beschränkt werden, da eine vitale Bedrohung besteht.

CHECK-UP

- ☐ Benennen Sie die Ziele des präoperativen Aufklärungsgesprächs.
- ☐ Welche gängigen Risiken einer Operation kennen Sie?
- ☐ Was sollte in einem Aufklärungsgespräch angesprochen werden?
- ☐ Welche Möglichkeiten bestehen, um ein Aufklärungsgespräch zu dokumentieren?

Thromboseprophylaxe

Hinsichtlich der Entwicklung einer Thrombose gibt es drei ausschlaggebende von dem Pathologen Rudolf Virchow (1821–1902) beschriebene und nach ihm benannte Faktoren – die **Virchow-Trias.**

Die drei Faktoren der Virchow-Trias beschreiben den gestörten Mechanismus der Hämodynamik:
1. Schädigung der Gefäßwand
2. Hyperkoagulabilität
3. Verlangsamung des Blutstroms.

Bestimmung der Risikogruppen

Bei chirurgischen Patienten bestehen in Abhängigkeit von Art und Umfang des operativen Eingriffs operations-, verletzungs- und immobilisationsbedingte Thromboserisiken. Zudem sind **expositionelle** und **dispositionelle Risikofaktoren** zu berücksichtigen, um zu entscheiden, ob und wenn ja, in welcher Art und Intensität Maßnahmen der Thromboembolieprophylaxe notwendig sind.

Expositionelle Risikofaktoren. Ein venöses expositionelles Thromboembolierisiko besteht bei chirurgischen Patienten in Abhängigkeit von Art und Umfang des operativen Eingriffs oder der dadurch bedingten Immobilisation. Plazebokontrollierte Studien (→ Tab. 1.1) verweisen auf die Notwendigkeit einer Thromboembolieprophylaxe insbesondere bei tiefen Venenthrombosen nach diversen operativen Eingriffen in un-

Tab. 1.1 Expositionelles Thromboembolierisiko. Häufigkeiten tiefer Beinvenenthrombosen in der operativen Medizin ohne medikamentöse Prophylaxe (nach International Consensus Workforce 2001)

Indikationen	Studien n	Patienten n	TVT %	95-%-CI %
Abdominalchirurgie	54	4.310	25	24–26
Retropubische Prostatektomie	8	335	32	27–37
Transurethrale Prostatektomie	3	150	9	5–15
Gynäkologie: • **Malignomchirurgie** • **benigne Erkrankung**	4 4	297 460	22 14	17–26 11–17
Elektiver Hüftgelenkersatz	17	851	51	48–54
Multiples Trauma	4	536	50	46–55
Kniegelenkersatz	7	541	47	42–51
Hüftfrakturen	16	836	45	41–48
Neurochirurgie	5	280	22	17–27

TVT: Inzidenz einer tiefen Beinvenethrombose in %
CI: Konfidenzintervall in %, beschreibt die Stärke der Übereinstimmungen der Consensus-Gruppe. Je höher der Wert, desto stärker die Empfehlung, eine Thromboseprophylaxe durchzuführen.

terschiedliche Risikogruppen sowie bei Immobilisation und konservativ behandelten Traumata, sofern keine medikamentöse Prophylaxe für Thromboembolien erfolgte.

Dispositionelle Risikofaktoren. Einer der wichtigsten dispositionellen Risikofaktoren ist die **Thrombophilie:**
- Venöse Thrombembolie in der Anamnese
- Angeborene oder erworbene thrombophile Hämostasedefekte
  - Antiphospholipidsyndrom
  - Antithrombin-Mangel
  - Protein-C- und Protein-S-Mangel
  - APC-Resistenz
  - Faktor-V-Leiden/Mutation
  - Thrombophiler Prothrombinpolymorphismus.

Weitere dispositionelle **Risikofaktoren** sind:
- Malignome
- Schwangerschaft und Postpartalperiode
- Höheres Alter: > 50 Jahre, Risikozunahme mit dem Alter
- Therapie mit oder Blockade von Sexualhormonen einschließlich Kontrazeptiva und Hormonersatztherapien
- Chronisch venöse Insuffizienz
- Schwere systemisch wirksame Infektion
- Adipositas mit Body-Mass-Index > 30
- Herzinsuffizienz NYHA III° oder IV°
- Nephrotisches Syndrom.

Bestimmung der individuellen Thrombosegefahr. Die expositionellen und dispositionellen Risikofaktoren zeigen die individuelle Gefahr eines Patienten an, eine Thrombose zu entwickeln. Die International Consensus Workforce entwickelte Kategorien zur Eingruppierung der Patienten nach dem jeweiligen Thromboserisiko in Abhängigkeit von der Risikokonstellation: Berücksichtigt wurden die objektiven mit bisherigen Verfahren nachgewiesenen Thrombosehäufigkeiten bei traumatisierten und operierten Patienten und die zusätzliche, nicht eingriffsbedingte Risikokonstellation. Auf dieser Grundlage wurden die Risikogruppen definiert (→ Tab. 1.2). Bei niedrigem Thromboserisiko werden folgende Basismaßnahmen empfohlen: Frühmobilisation, Eigenübungen, medizinische Kompressionsstrümpfe. Bei mittlerem und hohem Risiko hingegen ist eine zusätzliche medikamentöse Thromboembolieprophylaxe angezeigt. Dispositionelle Risiken sind bei Patienten mit niedrigem und mittlerem expositionellen Risiko von Bedeutung und können zu einer Einstufung in eine höhere Risikokategorie führen, während sie die Einstufung oder Dosierung bei Patienten mit einem eingriffsspezifischen hohen Risiko, z. B. bei elektivem Knie- oder Hüftgelenkersatz, Tumoroperationen, nicht beeinflussen. Der ärztliche Verzicht auf eine Thromboembolieprophylaxe sollte schriftlich dokumentiert werden.

Maßnahmen der Thromboseprophylaxe

Unterschieden werden physikalische und medikamentöse Maßnahmen der Thromboseprophylaxe. Folgende Methoden sind evidenzbasiert und können empfohlen werden.

Physikalische Maßnahmen. Basismaßnahmen, z. B. Krankengymnastik, graduierte Kompressionsstümpfe und Frühmobilisation, sind therapeutisch wirksam, können allerdings die gegebene Indikation einer medikamentösen Thromboseprophylaxe nicht ersetzen. Ebenso

Tab. 1.2 Risikogruppen (nach International Consensus 2001)

Risikograd und -gruppen
Niedriges Risiko: • Kleinere oder mittlere operative Eingriffe mit geringer Traumatisierung • Verletzungen ohne oder mit geringem Weichteilschaden • Kein zusätzliches bzw. nur geringes dispositionelles Risiko
Mittleres Risiko: • Länger dauernde Operationen • Gelenkübergreifende Immobilisation der unteren Extremität im Hartverband • Niedriges operations- bzw. verletzungsbedingtes Thromboembolierisiko und zusätzlich dispositionelles Thromboembolierisiko
Hohes Risiko: • Größere Eingriffe in der Bauch- und Beckenregion bei malignen Tumoren oder entzündlichen Erkrankungen • Polytrauma, schwerere Verletzungen der Wirbelsäule, des Beckens und/oder der unteren Extremität • Größere Eingriffe an Wirbelsäule, Becken, Hüft- und Kniegelenk • Größere operative Eingriffe in den Körperhöhlen der Brust-, Bauch- und/oder Beckenregion • Mittleres operations- bzw. verletzungsbedingtes Risiko und zusätzliches dispositionelles Risiko • Patienten mit Thrombosen oder Lungenembolien in der Eigenanamnese

kann bei einer medikamentösen Thromboseprophylaxe nicht auf diese Basismaßnahmen verzichtet werden. Nur die Kombination beider Verfahren ist prophylaktisch wirksam.
Wichtige **Basismaßnahmen** sind:
- Verkürzung des Immobilisationszeitraums
- Frühzeitiges Operieren insbesondere bei Verletzungen der unteren Extremität, des Beckens und der Brust- und Lendenwirbelsäule
- Frühmobilisation
- Kritische Indikationsstellung immobilisierender Maßnahmen, v. a. der Beckenregion und des Knie- und Sprunggelenks
- Aufforderung und Anleitung des Patienten zu Eigenübungen (Muskelpumpe)
- Kreislauf- und Atemtherapie.

Thrombosehemmend wirken:
- Bewegungsübungen, sowohl aktiv, als auch passiv: z. B. Sprunggelenkbewegungsschiene und Bettfahrrad
- Kompressionsstrümpfe müssen in Klassen sorgfältig angepasst werden, z. B. Oberschenkel-/Wadenstrümpfe. Kompressionsstrümpfe sind nur bei genauer Anlage mit gutem Sitz und graduiertem Anlagedruck eine wirksame Unterstützung zur Thromboseprohylaxe.
- Intermittierende pneumatische Kompressionstherapie.

Medikamentöse Thromboembolieprophylaxe. Die Deutsche Gesellschaft für Anästhesiologie und Intensivmedizin empfiehlt bei Risikopatienten folgende Maßnahmen zur medikamentösen Thromboseprophylaxe.
- Heparin: kurzfristige Thromboembolieprophylaxe
  - Unfraktioniertes Heparin (UFH)
  - Niedermolekulare Heparine (NMH)
  - Antidot bei Blutungen: Protamin
- Danaparoid: bei heparininduzierter Thrombozytopenie Typ II
- Fondaparinux: bei Hüft- und Kniegelenkersatz
- Hirudin: bei Hüft- und Kniegelenkersatz
- Vitamin-K-Antagonisten (Kumarine): zur Langzeitantikoagulation.

> Thrombozytenaggregationshemmer, z. B. Azetylsalizylsäure, sind zur medikamentösen venösen Thromboembolieprophylaxe unzureichend wirksam. Sie können zudem das perioperative Blutungsrisiko erhöhen.

Heparininduzierte Thrombozytopenie (HIT). Je nach Form wird folgendes Vorgehen empfohlen:
- **Typ I (HIT I):** Der Abfall der Thrombozyten bei HIT I ist gering bis mäßig ausgeprägt, meist vorübergehend und klinisch bedeutungslos.
  - Er tritt wenige Tage (1–3) nach Behandlungsbeginn auf und erreicht nur selten den Wert von < 100.000/μl.
  - **Heparin** muss bei HIT I **nicht abgesetzt** werden.
  - Auch bei Weiterbehandlung mit Heparin steigen in den nächsten Tagen die Thrombozytenzahlen wieder an.
- **Typ II (HIT II):** Bei der Gabe von unfraktionierten Heparinen oder niedermolekularen Heparinen muss v. a. an das Risiko einer HIT II gedacht werden.
  - Zwischen dem 5. und 14. Therapietag sind regelmäßige Kontrollen der Thrombozyten erforderlich.
  - Typisch für eine HIT II ist ein **Abfall der Thrombozyten um 50 %** nach Ausschluss anderer Ursachen.

> - Bei Verdacht auf eine HIT II **Heparine sofort absetzen** und auf alternative Antikoagulanzien umstellen, z. B. Argatroban, Danaparoid oder Lepirudin.
> - In der Akutphase auf Thrombozytenkonzentrate verzichten.
> - Vitamin-K-Antagonisten erst nach Normalisierung der Thrombozytenzahl einnehmen.
> - Duplexsonografie durchführen zum Ausschluss einer tiefen Beinvenenthrombose.
> - Jede Episode einer HIT II soll im Nachhinein daraufhin bewertet werden, ob es sich um eine HIT II gehandelt hat. In diesem Fall ist für den Patienten ein Ausweis auszustellen.

CHECK-UP

- [ ] Welche Maßnahmen eignen sich zur postoperativen venösen Thromboseprophylaxe?
- [ ] Was versteht man unter einer HIT II? Welche Maßnahmen sollte man ergreifen?
- [ ] Ein 62-jähriger adipöser Patient mit einem BMI von 31 kg/m^2 (178 cm groß, 98 kg schwer) wird wegen einer akuten Appendizitis für die Appendektomie vorbereitet. Anamnestisch ist eine chronische Hepatitis B bekannt, zudem wurde infolge einer koronaren Herzkrankheit (KHK) eine Koronardilatation mit Stentimplantation durchgeführt. Wegen des Alters und des Erkrankungsprofils des Patienten besteht ein erhöhtes Thromboserisiko. Welche Maßnahmen eignen sich am besten dazu, das Thromboserisiko bei dem Patienten zu minimieren?

2 Chirurgische Onkologie

Onkologische Operationen

Eine kurative Therapie – die Heilung durch Tumorresektion und Verhindern eines Rezidivs – setzt voraus, dass die Resektionsränder des Operationspräparats tumorfrei sind (R0-Resektion) und keine Fernmetastasen vorliegen. Prinzipiell als kurativ ist auch ein Eingriff anzusehen, bei dem vorhandene Fernmetastasen komplett entfernt werden können. Allerdings ist hier mit einem erhöhten Rezidivrisiko zu rechnen.

Palliative Therapie. Therapie für unheilbare Fälle mit dem Ziel Symptome zu vermindern oder auszuschalten, z. B. durch eine biliodigestive Anastomose bei inoperablem Pankreaskarzinom, Ganglionblockade bei inoperablem Pankreaskarzinom. Eine palliative Resektion führt zwar nicht zur Heilung, da Tumorgewebe zurückgelassen werden muss, lässt jedoch eine Symptombesserung und eventuell eine Lebensverlängerung erwarten (z. B. palliative Magenresektion zur Beseitigung einer Magenausgangsstenose). Hierbei kommt der Schmerzreduktion und dem Funktionserhalt eine besondere Bedeutung zu.

Zytoreduktive Chirurgie Diese umfasst die weitgehende Resektion des Tumorgewebes (Debulking), um eine Grundlage für eine mögliche additive tumordestruierende Prozedur zu schaffen, z. B. bei Thyreoidektomie bei differenziertem Schilddrüsenkarzinom oder Ovarialkarzinom.

- Präkanzeröse Bedingung: statistisch definierte Krebsrisikoerkrankung
- Präkanzeröse Läsion: histologisch definierte Dysplasie und zelluläre Atypien

CHECK-UP

- ☐ Nennen Sie Beispiele einer palliativen Therapie.
- ☐ Was ist eine präkanzeröse Läsion?

Onkologische Klassifikationen

Tumoren werden nach einer international festgelegten Klassifikation beschrieben. So können Patientenkollektive unterschiedlicher Behandlungszentren verglichen, Grundlagen für die Therapie geschaffen und eine Erfolgsbeurteilung ermöglicht werden.
Die Grundelemente der heutigen Tumorklassifikation sind Typing, Grading, Staging.

Typing

Der Tumor wird klassifiziert nach seinem Ausgangsgewebe (→ Tab. 2.1).

Grading

Mit zytologischen Kriterien – Kernatypien, Zellpolymorphie und Mitoserate – werden das Wachstumsverhalten und der Malignitätsgrad der Tumoren bestimmt: je niedriger der Diffe-

Tab. 2.1 Typing

Ausgangsgewebe	Tumorgruppe	Tumortyp (Beispiel)
Epithel	Karzinom	Adenokarzinom
Mesenchym	Sarkom	Chondrosarkom
Lymphatische Gewebe	Malignes Lymphom	Non-Hodgkin-Lymphome
Blutbildende Gewebe	Leukämie	Chronisch-lymphatische Leukämie
Embryonales Gewebe	Embryonaler Tumor	Neuroblastom

Tab. 2.2 Staging

	Staging	Erklärung
T	**T0–T4**	Größe und Ausdehnung des Primärtumors, Infiltration von Nachbarorganen
N	**N0–N3**	Anzahl und Lage der befallenen Lymphknoten
M	**M0, M1**	Vorhandensein von Metastasen
L	**L0, L1**	Lymphgefäßinvasion
V	**V0–V2**	Keine/mikroskopische/makroskopische Veneninvasion
R	**R0–R2**	Kein/mikroskopischer/makroskopischer Residualtumor

renzierungsgrad, umso geringer die Ähnlichkeit mit dem Ausgangsgewebe und umso aggressiver der Tumor

- G1: gut differenziertes bösartiges Gewebe (low-grade), hohe Übereinstimmung mit Ursprungsgewebe
- G2: mäßig differenziert
- G3: schlecht differenziert
- G4: nicht differenziertes bösartiges Gewebe, undifferenziert oder anaplastisch (high-grade). Der Tumor kann manchmal nicht mehr oder nur aufgrund immunhistochemischer Untersuchungen einem bestimmten Ausganggewebe zugeordnet werden.
- Grad 9 (G9): Grad nicht zu beurteilen.

Staging

Die anatomische Ausbreitung des Tumors wird anhand des TNM-Systems (➜ Tab. 2.2), festgelegt, das für jedes Organ individuell angepasst wird.

- T = Tumor, Beschreibung von Ausdehnung und Verhalten des Primärtumors
- N = Nodes = Lymphknoten, Fehlen bzw. Vorhandensein von regionären Lymphknotenmetastasen
- M = Metastasen, Fehlen bzw. Vorhandensein von Fernmetastasen
- L, V und R = fakultative Zusatzkategorien.

Es wird zusätzlich unterschieden zwischen dem prätherapeutischen klinischen (TNM) und der postoperativen histopathologischen Klassifikation (pTNM).

Tab. 2.3 Wichtige Tumormarker. In dieser Tabelle sind die wichtigsten Tumormarker, ihre Normalwerte und die Malignome, bei denen sie typischerweise auftreten, zusammengestellt. Viele Tumormarker sind auch bei weiteren Malignomen gelegentlich positiv, dort jedoch ohne Relevanz. [aus Berchtold Chirurgie, 6. Auflage, Elsevier]

Tumormarker	Normalwerte*	Erhöht bei**	In %
Carcinoembryonales Antigen (CEA)	2,5–5 ng/ml • Tumor wahrscheinlich › 20 ng/ml • Tumor sicher › 40 ng/ml	Kolorektales Ca	• Dukes A: 20 • Dukes D: 80
		Mamma-Ca	Bis 60 bei Metastasierung
		Magen-Ca[2]	25
Gastrointestinal Cancer Antigen (CA 19–9)	0–30 U/ml (1 U = 0,8 ng)	Pankreas-Ca[1]	70–95
		Gallenwegs-Ca	55–80
		Cholangiozelluläres Ca	20–50
		Magen-Ca[2]	50
CA 125	0–35 U/ml. Bei benignen Erkrankungen bis 65 U/ml erhöht	Ovarial-Ca[1]	Stadienabhängig 45–95
		Pankreas-Ca[2]	45–75

Tab. 2.3 Wichtige Tumormarker. In dieser Tabelle sind die wichtigsten Tumormarker, ihre Normalwerte und die Malignome, bei denen sie typischerweise auftreten, zusammengestellt. Viele Tumormarker sind auch bei weiteren Malignomen gelegentlich positiv, dort jedoch ohne Relevanz. [aus Berchtold Chirurgie, 6. Auflage, Elsevier] *(Forts.)*

Tumormarker	Normalwerte*	Erhöht bei**	In %
CA 72–4	0 bis 3–4 U/ml	Magen-Ca[1]	Stadienabhängig 28–80
		Ovarial-Ca[2]	23–80
CA 15–3	0 bis 30–40 U/ml	Mamma-Ca. Weitere Marker: MCA, BCM	19–91
CA 549	0–11 U/ml	Mamma-Ca	Stadienabhängig
α_1**-Fetoprotein** (AFP)	< 10 ng/ml (nicht Schwangere)	Hepatozelluläres Ca	90–95
		Keimzelltumoren	50–80
Choriongonadotropin (HCG)	• allgemein: < 5 IU/l • postmenopausale Frauen: bis 10 IU/l	Keimzelltumoren des Hodens (ohne Seminom)	45–85
		Seminom	10–20
		Chorion-Ca	100
Kalzitonin (hCT)	< 100 ng/l normal • 100–300 ng/l verdächtig • > 300 ng/l pathologisch	Medulläres Schilddrüsen-Ca	Nahe 100
Thyreoglobulin (TG)	0–50 µg/l	Jodspeichernde differenzierte SD-Ca	Nach Thyreoidektomie 100
Vasoaktives intestinales Polypeptid (VIP)	0–20 pmol/l	Verner-Morrison-Syndrom (VIPom)	Fraglich
Squamous cell carcinoma antigen (SCC)	0–3 ng/ml	Plattenepithel-Ca	Stadienabhängig
		• Zervix	• 45–85
		• Vulva	• bis 42
		• Ösophagus	• 30–60
		• Anus	• 60
Neuronenspezifische Enolase (NSE)	• Serum: 0–20 µg/l • Liquor: 0–5/20 µg/l	Kleinzelliges Bronchial-Ca	Um 80
		Neuroblastom	60
		Andere Bronchial-Ca	Bis 30
Prostataspezifisches Antigen (PSA)	0–2,5 µg/l	Prostata-Ca	90
Prostataspezifische saure Phosphatase (PAP)	Je nach Testmodus 1–6 mg/l. Werte über 8 µg/l sprechen für metastasiertes Leiden	Prostata-Ca (> 8 mg/l)	85–95
Tissue Polypeptide Antigen (TPA)	Bis 60 U/l bei Gesunden. Bis 100 U/l bei Patienten ohne Tumorwachstum	Verlaufskontrolle multipler Tumoren wie z. B. Blasen-, Pankreas-, Prostata-, Ovarial- und Bronchial-Ca	Bis 90

* Normalwerte variieren zwischen einzelnen Labors und den Testkits verschiedener Hersteller oft stark.
** modifiziert nach L. Thomas „Labor und Diagnose"
1 Erst marker 2 Zweitmarker

Residualtumor-Klassifikation

Der Tumorstatus nach einer Therapie wird durch die Residualtumor-(R-)Klassifikation beschrieben. Erfasst werden lokoregionär verbleibende Tumorreste als auch Fernmetastasen. Die R-Klassifikation spiegelt die Effekte der Therapie, beeinflusst das weitere therapeutische Vorgehen und liefert die zuverlässigsten Aussagen zur Prognose.

- R0: kein Residualtumor
- Rx: Vorhandensein eines Residualtumors kann nicht beurteilt werden
- R1: mikroskopischer Residualtumor, Tumor ist an den Resektionrändern im histologischen Präparat sichtbar
- R2: makroskopischer Residualtumor, Tumor ist an den Resektionrändern im histologischen Präparat sichtbar.

Eine Chance auf Heilung oder längeres Überleben ist nur gegeben, wenn nach der Erstbehandlung eine R0-Situation besteht.

CHECK-UP

- [ ] Was ist der Unterschied zwischen Grading und Staging?
- [ ] Was versteht man unter R1-Resektion? Welche Konsequenzen hat das Ergebnis?
- [ ] Welche Tumormarker können beim Pankreaskarzinom erhöht sein? Welche beim Kolonkarzinom?

3 Prinzipien der OP-Technik

Händedesinfektion

Die meisten nosokomialen Wundinfektionen entwickeln sich durch postoperative Wundinfektionen, die wiederum meistens durch Keime verursacht werden, die über Hände an die Wunde gelangen.
Die **hygienische** Händedesinfektion verringert die Zahl der Keime der transienten Flora (vorübergehend auf der Haut befindliche Keime, Anflugkeime).
Die **chirurgische** Händedesinfektion (→ Abb. 3.1) zielt darauf ab, die transiente Flora abzutöten und die normale, residente Flora der Hände zu reduzieren.

> Wann welche Händedesinfektion?
> - Hygienische Händedesinfektion: vor und nach jedem Patientenkontakt
> - chirurgische Händedesinfektion: vor Operationen und invasiven Eingriffen.

Hygienische Händedesinfektion

- Die Hände müssen **trocken** sein und werden vorher nicht gewaschen.
- Aus den Spendern mit dem Ellenbogen 1–2 Hübe Desinfektionsmittel entnehmen
- Das Mittel in den Händen verreiben. Zwischenfingerräume, Daumenballen und Fingerspitzen nicht vergessen
- Unbedingt die Einwirkzeit einhalten.

Chirurgische Händedesinfektion

Bedingungen

- Die Fingernägel sollten rund und kurz geschnitten sein.
- Nagelbettverletzungen und entzündliche Veränderungen dürfen nicht vorliegen.
- Ausschließlich Nagelfalze und Nägel dürfen bei Bedarf mit einem hygienischen Handwaschpräparat und mit einer weichen desinfizierten Kunststoffbürste gereinigt werden.
- Um Hautirritationen und eine höhere Keimabgabe zu vermeiden, ist das Bürsten der Unterarme und Hände zu unterlassen.
- Die Desinfektionsspender und Armaturen dürfen nicht über Handkontakt der Hand oder des Unterarms benutzt werden.

Reinigen

- Hände waschen bei sichtbaren Verschmutzungen.
- Unterarme und Hände mit handwarmem Wasser benetzen. Zu warmes Wasser schädigt die Haut!
- Etwa 5 ml Seifenlösung aus dem Spender – bei Bedienung mit dem Ellenbogen – auf die Hand geben, auf Hände und Unterarme verteilen und aufschäumen.
- Fingernägel nur bei starker Verschmutzung mit sterilisiertem Nagelreiniger oder Nagelbürste reinigen.
- Hände gründlich abspülen, da Seifenreste die Haut nachhaltig schädigen.
- Hände und Unterarme mit Einweghandtuch gründlich abtrocknen.

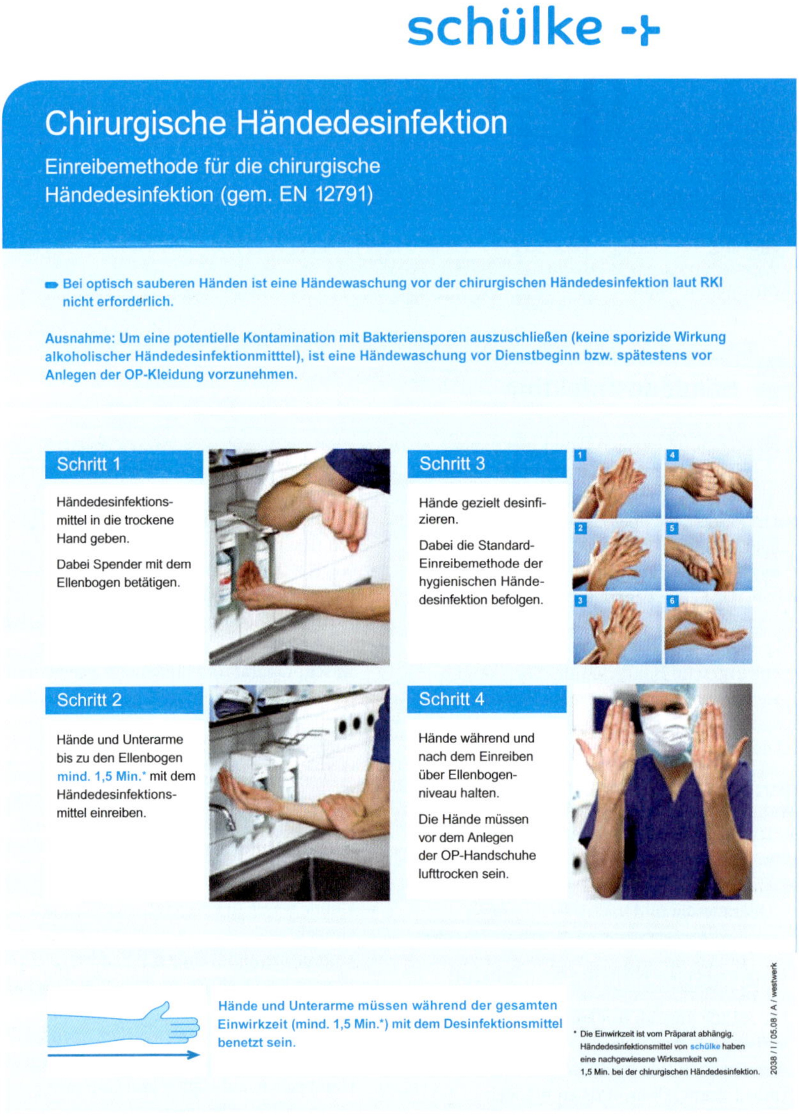
schülke
Chirurgische Händedesinfektion
Einreibemethode für die chirurgische Händedesinfektion (gem. EN 12791)
Bei optisch sauberen Händen ist eine Händewaschung vor der chirurgischen Händedesinfektion laut RKI nicht erforderlich.
Ausnahme: Um eine potentielle Kontamination mit Bakteriensporen auszuschließen (keine sporizide Wirkung alkoholischer Händedesinfektionmitttel), ist eine Händewaschung vor Dienstbeginn bzw. spätestens vor Anlegen der OP-Kleidung vorzunehmen.
Schritt 1
Händedesinfektionsmittel in die trockene Hand geben.
Dabei Spender mit dem Ellenbogen betätigen.
Schritt 2
Hände und Unterarme bis zu den Ellenbogen mind. 1,5 Min.* mit dem Händedesinfektionsmittel einreiben.
Schritt 3
Hände gezielt desinfizieren.
Dabei die Standard-Einreibemethode der hygienischen Händedesinfektion befolgen.
1
2
3
4
5
6
Schritt 4
Hände während und nach dem Einreiben über Ellenbogenniveau halten.
Die Hände müssen vor dem Anlegen der OP-Handschuhe lufttrocken sein.
Hände und Unterarme müssen während der gesamten Einwirkzeit (mind. 1,5 Min.*) mit dem Desinfektionsmittel benetzt sein.
* Die Einwirkzeit ist vom Präparat abhängig. Händedesinfektionsmittel von schülke haben eine nachgewiesene Wirksamkeit von 1,5 Min. bei der chirurgischen Händedesinfektion.
2038 / I / 05.08 / A / westwerk

Abb. 3.1 Händedesinfektion [V513]

Desinfizieren

Am Waschplatz hängt bei den Spendern eine genaue Anleitung, die zu befolgen ist. Sie umfasst u. a.:

- Ein alkoholisches Händedesinfektionsmittel wird für 3–5 Minuten in die Hände und Unterarme eingerieben.
- Dazu wird mehrmals Desinfektionsmittel entnommen.

- Mit der letzten Portion werden nur die Hände eingerieben.
- Das Mittel muss vollständig eingezogen und verdunstet sein, bevor Handschuhe angezogen werden.

CHECK-UP

- ☐ Was ist das Ziel der chirurgischen Händedesinfektion?
- ☐ Wann wird eine Händedesinfektion durchgeführt?

Lagerung bei der Operation

Eine optimale Lagerung ist für einen bestmöglichen Zugang zum Operationsgebiet entscheidend. Um vor ungewollten Bewegungen und dadurch vor Komplikationen zu schützen, muss eine stabile Lagerung gewährleistet sein. Bei Eingriffen an den oberen oder unteren Extremitäten muss jedoch auch an intraoperativ erforderliche Positionsänderungen, z. B. beim Hüftgelenkersatz, gedacht werden. Weitere wichtige Faktoren für ein positives Operationsergebnis sind eine nicht einschränkende Bewegungsfreiheit für das Operationsteam, eine kurze Distanz zwischen Patient und Operateur und ein ausreichend großes Operationsfeld.
Darüber hinaus müssen Lagerungsschäden vermieden werden,

Lagerungsarten

Folgende Lagerungsarten (→ Abb. 3.2) haben praktische Bedeutung.

Rückenlagerung. Diese wird bei Thoraxeingriffen mit medianer Sternotomie und bei den meisten Baucheingriffen angewendet.

- Falls erforderlich, kann der Tisch in der Längsachse (Trendelenburg- oder umgekehrte Trendelenburgposition) oder Querachse gekippt werden.
- Die Höhe des Operationstischs kann an die Körpergröße des Chirurgen angepasst werden.

Bauchlagerung. Sie kommt bei Operationen am Becken und Rücken zur Anwendung.

- In der Regel wird der Patient erst nach Narkoseeinleitung in die für die Operation notwendige Position gedreht.
- Die Knie-Ellenbogen-Lagerung in der Wirbelsäulenchirurgie ist eine Variante der Bauchlagerung.

Seitenlagerung. Geeignete Lagerung bei Thorakotomien, z. B. bei Nierenoperationen, und in der Lungenchirurgie sowie bei der Endoprothetik des Hüftgelenks.

Halbsitzende Lagerung. Diese kommt bei Operationen am Schultergelenk, sog. Beach-Chair-Lagerung oder an der Schilddrüse zur Anwendung.

Steinschnittlagerung. Diese erfolgt bei proktologischen, urologischen und gynäkologischen Operationen mit Rückenlagerung und 90°-Beugung in den Hüft- und Kniegelenken und gespreizten Beinen.

Lagerung auf dem Extensionstisch. Für Eingriffe am Oberschenkel oder Hüftgelenk.

Lagerungsschäden

Die Narkose bringt es mit sich, dass beim Patienten Schutzreflexe ausgeschaltet werden und sich dadurch die Gefahr von Schädigungen, v. a. nach langen Eingriffen, extrem erhöht. Auf Intensivstationen wird dies durch Umlagerungen, Polsterungen, Massieren und Eincremen der gefährdeten Regionen vermieden. Da diese Maßnahmen während einer Operation nicht durchgeführt werden können, muss der Patient von Beginn an in einer möglichst natürlichen Haltung und an exponierten Stellen weich gepolstert auf der OP-Tischplatte gelagert werden. Folgende Lagerungsschäden können nach Operationen auftreten.

Lähmungen. Lähmungen v. a. an den Armen und Beinen werden hervorgerufen durch Abdrücken einzelner Nerven oder Nervenbündel.

- Schädigung der Arme: Lähmungen der N. ulnaris, radialis und medianus können verursacht werden, indem die Nerven durch die Armlagerungsvorrichtung abgedrückt werden infolge einer zu hoch bzw. zu tief eingestellten körpernahen Kante der Auflagefläche.

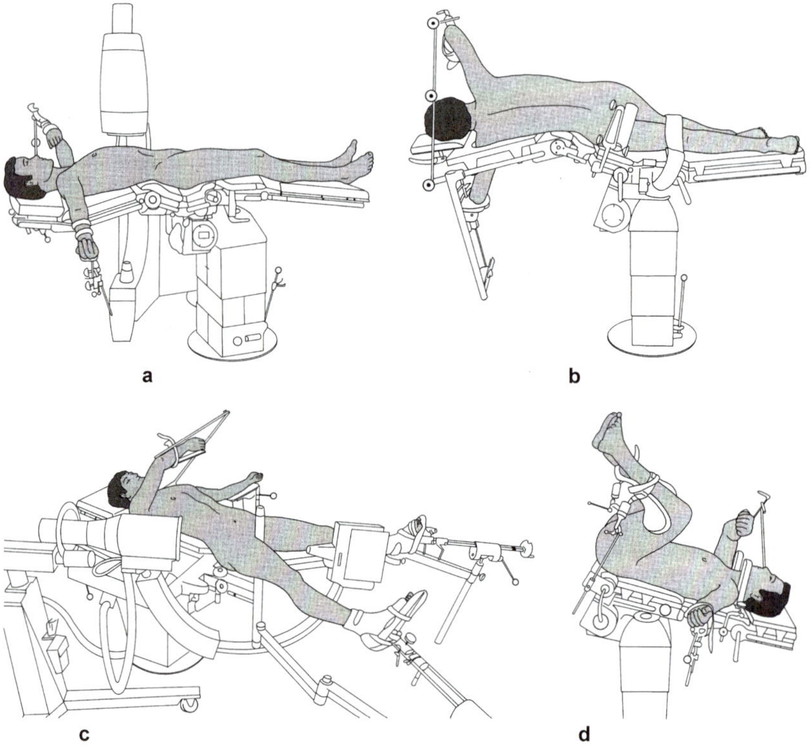

Abb. 3.2 Beispiele für die Lagerung auf dem OP-Tisch [L239]
a) Rückenlagerung, hier mit leichter Überstreckung des Abdominalbereichs, z. B. für eine Gallenoperation mit intraoperativer Röntgenkontrolle.
b) Seitenlagerung mit Überstreckung des Thorax für eine laterale Thorakotomie. Der Operationstisch kann eine Aussparung für den unten liegenden Arm aufweisen.
c) Lagerung auf dem Extensionstisch, z. B. für Operationen am Schenkelhals mit röntgenologischer Kontrolle der Position der Knochenfragmente und der Implantate
d) So genannte Steinschnittlage für Operationen im proktologischen Bereich

Bilden die Armschiene und Lagerfläche eine Ebene oder ist die Armschiene so eingestellt, dass die Kanten keinen Druck ausüben, können diese Läsionen verhindert werden.

- Schädigung der Beine: Ein falsch platziertes oder zu hohes Lagerungskissen in den Kniekehlen kann den N. femoralis, N. tibialis und N. fibularis communis hervorrufen und Lähmungen verursachen.

Dekubitus. Hautstellen, die nicht von Fettgewebe umgeben und abgepolstert sind, dürfen nicht ungeschützt aufliegen. Wird ein Dekubitus nicht rechtzeitig entdeckt, können sich infolge mangelhafter Durchblutung Nekrosen entwickeln.

Ein Dekubitus tritt bei unveränderter und ungeschützter Lagerung bevorzugt an folgenden Körperstellen auf:

- Bei Rückenlage: Fersen, Kreuzbein, Ellenbogen, Schulterblätter und Hinterkopf
- In sitzender Lage: Fersen, Kreuzbein, Ellenbogen und Hinterkopf
- Bei seitlicher Lagerung: Hüften, Zehen und Knie
- Bei Bauchlagerung: Schultern, Becken und Kopf.

Verbrennungen. Eine Verbrennung ist die Folge einer thermischen Einwirkung auf den Körper, die mit der Zerstörung einer oder mehrerer Hautschichten einhergeht. Verbrennungen können verschiedene Ursachen haben, wobei der Unterschied der thermischen Einwirkung von Wichtigkeit ist. Bei der Verbrennung durch Heizdecken oder Heizkissen wirkt die Hitze von außen auf die betroffene Region ein, bei Verbrennungen durch die Anwendung von Elektrokautern gibt es keine Temperatureinwirkung, die Verbrennung wird durch fehlgeleiteten Strom verursacht.

Elektrokauter. Besteht Kontakt zwischen Metallteilen des Operationstischs, kann es beim Einsatz von Hochfrequenzchirurgie zum Kurzschluss mit Verbrennungen kommen. Daher ist bei Anwendung der HF-Chirurgie eine Neutralelektrode anzulegen. Die Neutralelektrode ist an derjenigen Extremität anzulegen, die dem Operationsgebiet am nächsten liegt: Bei einer Operation in der Unterbauchgegend wird die Neutralelektrode, am Oberschenkel, bei Operationen am Kopf oder Thorax am Oberarm platziert. Direkte oder indirekte Fehlströme können ebenfalls Gefahren darstellen, da sie den Herzschrittmacher des Patienten und medizinische Geräte beeinflussen können.

Verätzungen. Bei Desinfektion des Operationsgebiets bleibt häufig etwas Desinfektionsmittel auf der Lagerfläche zurück, das bei längerem Hautkontakt während einer Operation Rötungen, Blasenbildung aber auch Nekrose hervorrufen kann. Um dies abzuwenden, sollte vor der Desinfektion eine saugfähige Unterlage, unter den Patienten gelegt werden.

CHECK-UP

- ☐ Welche Lagerungsarten kennen Sie? Wie würden Sie den Patienten bei einer linken Lungenoberlappenresektion lagern?
- ☐ Welche Lagerungsschäden können nach Operationen auftreten?
- ☐ Wie kann es zu Verbrennungen nach Elektrokauter-Anwendung kommen? Wie kann dies vermieden werden?

Chirurgische Naht

Unterschiedliche chirurgische Eingriffe erfordern den Einsatz verschiedener Nahtmaterialien mit variierenden Materialeigenschaften, da das Resorptionsverhalten, die Biokompatibilität, die Zugfestigkeit und der Knotensitz auf die Therapie abgestimmt werden müssen.

> Neben den Nahttechniken sind das verwendete Nahtmaterial und die Nadeln von erheblichem Einfluss auf die Wundheilung und die nachfolgende Narbenbildung.

Nahtmaterial

Prinzipiell unterscheidet man zwischen **synthetischen resorbierbaren** und **synthetischen nicht resorbierbaren Fäden** (→ Tab. 3.1). Biologische Fäden, wie z. B. Catgut, sind mittlerweile aufgrund von Nebenwirkungen, z. B. potenzielle BSE-Gefahr, durch synthetische Fäden ersetzt worden.

Resorbierbares Nahtmaterial:
- PDS® (Polydioxanon)
- Vicryl® (Polyglactin)
- Monocryl® (Poliglecapron).

Nicht resorbierbares Nahtmaterial:
- Prolene® (Polypropylen)
- Ethibond® (Polyester)
- Stahldraht.

Synthetische Fäden sind entweder **monofil** oder **geflochten.**

Monofilament. Nach ca. 4 Wochen sinkt die Reißfestigkeit auf 50 %.
- PDS®
- Monocryl®
- Prolene®
- Stahldraht.

Geflochten. Nach ca. 2 Wochen sinkt die Reißfestigkeit auf 50 %.

- Vicryl®
- Ethibond®
- Stahldraht.

Vor **Auswahl des Fadenmaterials** muss sich der Chirurg die Frage nach Resorptionszeit, Oberflächenbeschaffenheit, Fadendurchmesser und Nadeltyp stellen. Die vorgeschlagenen Materialien und Techniken sind Guidelines, selbstverständlich gibt es viele Alternativen und Anbieter des gleichen Produkts unter anderen Markennamen.

- PDS®: Fasziennähte, Sehnennähte, Mikrochirurgie
- Vicryl®: Subkutan-, Haut- und Schleimhautnähte
- Monocryl®: Wundverschluss von weichem Gewebe, Ligaturen und Hautverschluss
- Prolene®: Gefäßnähte
- Ethibond®: künstlicher Herzklappenersatz
- Stahldraht: Sternumzerklage.

Nadeln

Alle Nadeln, die bei der chirurgischen Naht verwendet werden, sind aus hochwertigem Stahl hergestellt. Sie unterscheiden sich durch ihre **Form,** das **Profil** der Nadelspitze, ihren **Durchmesser** und durch die **Art,** wie die Nadel mit dem Faden verbunden ist.

Man unterscheidet nach der **Art** der Fäden:

- **Atraumatische** Nadeln: Der Faden ist in die Nadel eingeführt, was eine stufenlose Nadel-Faden-Kombination ermöglicht.
- **Traumatische** Nadeln: chirurgische Nadeln mit Langloch- oder Federöhr zum Einfädeln des Fadens.

Weitere Wundverschlussarten sind:

- Hautklammern
- Klebestreifen
- Fibrinkleber
- Metallclips
- Stapler-Klammergeräte.

Tab. 3.1 Fadenstärke für resorbierbares und nicht resorbierbares Nahtmaterial [aus Berchtold Chirurgie, 6. Auflage, Elsevier]

Resorbierbar, z. B. Monocryl	Metric	Nicht resorbierbar sowie synthetisch resorbierbar	Durchmesser in mm
	0,01	12–0	0,001–0,009
	0,1	11–0	0,010–0,019
	0,2	10–0	0,020–0,029
	0,3	9–0	0,030–0,039
	0,4	8–0	0,040–0,049
8–0	0,5	7–0	0,050–0,069
7–0	0,7	6–0	0,070–0,099
6–0	1	5–0	0,100–0,149
5–0	1,5	4–0	0,150–0,199
4–0	2	3–0	0,200–0,249
3–0	2,5	2–0	0,250–0,299
3–0	3	2–0	0,300–0,349
2–0	3,5	0	0,350–0,399
0	4	1	0,400–0,499
1	5	2	0,500–0,599
2	6	3	0,600–0,699
3	7	4	0,700–0,799
4	8	5	0,800–0,899
5	9	6	0,900–0,999

Atraumatische Nadeln

Die atraumatischen Nadeln werden nach einem Buchstaben-Zahlen-Kode unterschieden. Der erste Buchstabe gibt die **Form** der Nadelkrümmung an:

- H = ½-kreisförmig
- D = ⅜-kreisförmig
- F = ⅝-kreisförmig
- V = ¼-kreisförmig
- K = kufenförmig
- J = 90°–50°-kreisförmig, asymptotisch gebogen
- G = gerade.

Der zweite Buchstabe bezeichnet das **Profil** des Nadelkorpus:

- R = Rundkörper-Nadel
- S = schneidende Nadel
- L = Lanzett-(Spatula)-Nadel.

Der dritte Buchstabe weist auf weitere **Besonderheiten** in der Ausführung der Nadel hin, z. B.

- T = Trokarspitze
- M = Mikrospitze
- S = Spezialspitze
- s = starke Nadel
- d = schlanke Nadel.

Die Ziffer, z. B. HR 10, bezeichnet die gestreckte Länge der Nadel in Millimeter: ½-kreisförmige, Rundkörper-Nadel von 10 mm Länge.

Für den erfolgreichen und sicheren Umgang mit Nadel und Faden gelten:

- Nadel nie im Bereich der Armierzone greifen, da diese Schwachstelle aufgrund der Bohrung und der geringen Wandstärke bei starker mechanischer Beanspruchung brechen kann.
- Ähnliches gilt für den Bereich der Nadelspitze. Bei Fassung der Nadel im Spitzenbereich werden die Penetrationseigenschaften vermindert und dann das Gewebe irritiert.
- Nie den vorderen Teil der Nadel – von der Spitze gesehen – greifen, die verbleibende Hälfte, mit Ausnahme der Armierzone, kann bedenkenlos gefasst werden.

Nadelhalter

Die Auswahl des geeigneten Nadelhalters hängt ab von der Nadelstärke und -form, der Nahttechnik, Operationsgebiet und Vorlieben des Operateurs.

Nahtformen

Subkutannähte. Unterhautnähte (→ Abb. 3.3) adaptieren das Subkutangewebe. Für diese Nähte werden in der Regel resorbierbare Nahtmaterialien, z. B. Vicryl, ausgewählt. Unterschieden werden:

- Einzelknopfnaht
- Fortlaufende Naht
- U-Naht.

Hautnähte. Einen nicht zu unterschätzenden Stellenwert hat für den Patienten das kosmetische Resultat nach einer operativen Inzision. Ein gutes kosmetisches Ergebnis wird v. a. durch die angewandte Hautverschlusstechnik erzielt. Hierfür ist eine möglichst stufenfreie Adaptation der Wundränder durch entsprechende Subkutannähte erforderlich. Um den Gewebewiderstand zu vermindern und so die Eigenschaften der Nadel optimal zu nutzen, sollte der Einstich der Nadel möglichst senkrecht erfolgen. Folgende Hautnähte (→ Abb. 3.3) werden unterschieden:

- Fortlaufende Intrakutannaht nach **Chassaignac und Halsted**
- Rückstichnaht nach **Donati und McMillen**
- Modifizierte Rückstichnaht nach **Allgöwer**
- Einzelknopfnaht.

Knotentechnik. Gängige Knotenformen sind einfache und doppelt chirurgische Knoten, sowie gleitende Schifferknoten. Geknotet wird in der Regel zweihändig (→ Abb. 3.4), es können aber auch ein oder zwei Instrumente benutzt werden.

Hautverschluss mit Hautkleber. Heutzutage erfolgt der Hautverschluss mit modernen Klebern, z. B. Dermabond. Bei guter Wundadaption kann ein ausgezeichnetes kosmetisches Ergebnis erzielt werden. Der Stress einer chirurgischen Wundversorgung kann hiermit insbesondere bei Kindern stark verringert werden.

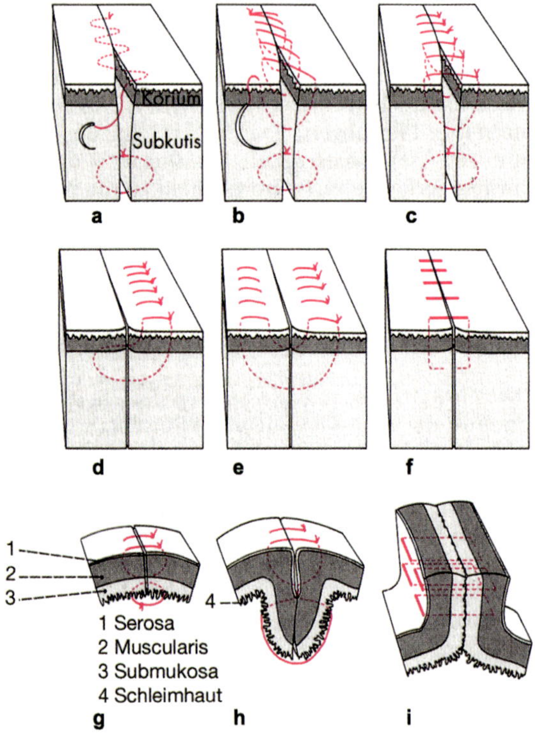

Abb. 3.3 Die wichtigsten Nahtformen [L239]
a bis f) Beispiele für **Hautnähte**:
a) Fortlaufende Intrakutannaht, fasst nur die Lederhaut. Die Subkutis muss gesondert adaptiert sein. Beste kosmetische Ergebnisse.
b) Fortlaufende überwendliche Hautnaht.
c) Einzelknopfnaht.
d) Allgöwer-Naht: Quere Narben entstehen nur auf einer Seite.
e) Rückstichnaht nach Donati: Auch wenn das subkutane Gewebe weit mitgefasst wird oder wenn die Körperoberfläche konkav ist, werden Korium und Epithel exakt adaptiert.
f) Maschinelle Klammernaht.
g bis i) Beispiele für **Darmnähte**:
g) Zweireihige Naht: Die eine Naht fasst Serosa und Muskularis und ist damit zweischichtig. Die Mukosanaht bringt kaum zusätzliche Festigkeit, führt aber zu schnellerer Verklebung und verhindert ein Evertieren der Mukosa.
h) Zweireihige Naht nach Mikulicz-Lembert: Eine Allschichtennaht wird durch eine zusätzliche seromuskuläre Einzelknopfnaht invertiert.
i) Evertierende Naht, hier am Beispiel der zweireihigen maschinellen Klammernaht des Darms dargestellt.

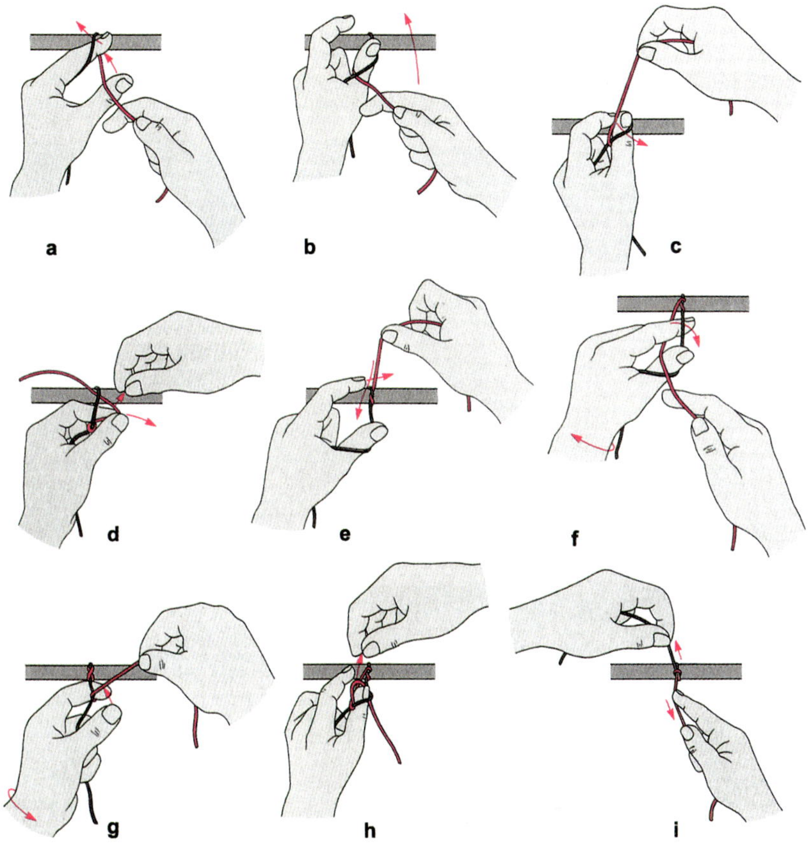

Abb. 3.4 Knüpftechnik „zweihändige“ Methode [L239]
Geknüpft wird eigentlich nur mit Daumen und Zeigefinger der ersten Hand (in unserem Beispiel die linke Hand), deren 3. bis 5. Finger das eine (hier schwarz gezeichnete) Fadenende ständig in der Hohlhand festhalten. Das andere, „freie“ Fadenende (rot koloriert) sollte nicht zu lang sein, damit es durch die Schlaufen gegeben werden kann. Die zweite (in der Abb. rechte) Hand gibt den Faden der ersten Hand und muss ihn nachher wieder abnehmen.
Beim ersten Knoten hebt der Zeigefinger der linken Hand den aus der Hohlhand herauskommenden Faden an, so dass der Daumen, über den das freie Ende des Fadens geführt worden ist, unter dem aus der rechten Hohlhand kommenden Faden hindurchschlüpfen kann. Der Daumen hat hierdurch eine Schlaufe gebildet, der Zeigefinger ist frei geworden (b). Zwischen Daumen und Zeigefinger gibt die zweite (rechte) Hand nun das freie Fadenende (c) und lässt es los. Es wird dann vom Zeigefinger zusammen mit dem Daumen durch die von diesem offen gehaltene Schlaufe hindurchgeführt (d). Die zweite Hand übernimmt das Fadenende und hält es straff. Nun kann der Zeigefinger aus der Schlaufe zurückgezogen werden und ist frei, um den Knoten an seinen Bestimmungsort zu führen und das Festziehen zu überwachen (e).
Beim zweiten Knoten hält der Daumen der linken Hand den aus der Hohlhand kommenden Faden zur Seite. Die rechte Hand führt das freie Fadenende auf die volare Seite des Daumens und bildet so eine Schlaufe (f). In diese Schlaufe schlüpft der Zeigefinger, indem er den Daumen aus dieser Schlaufe herausschiebt (g). Die rechte Hand muss nun das Fadenende zwischen Daumen und Zeigefinger der linken Hand geben. Diese geben den Faden durch die Schlaufe zurück (h), wo er er-

neut von der rechten Hand gefasst wird. (i) Der Knoten wird nun festgezogen. Während des gesamten Vorgangs, besonders auch während des Herausziehens des Daumens aus der Schlaufe, müssen beide Fadenenden straff gehalten bleiben, damit der erste Knoten seine Position nicht verändert. Beim ersten Knoten wird also der Faden auf den Daumen gelegt und mit dem Zeigefinger durch die Schlaufe gegeben, beim zweiten Knoten umgekehrt.

CHECK-UP

- ☐ Was versteht man unter einer atraumatischen Nadel?
- ☐ Was ist Vicryl 3–0? Was versteht man unter monofilem Nahtmaterial?
- ☐ Welche Möglichkeiten der Hautnaht gibt es?

4 Chirurgische Komplikationen

Hüftkopfnekrose

Als Hüftkopfnekrose werden alle erworbenen Erkrankungen im Bereich des Femurkopfs bezeichnet, die infolge einer Ischämie zur Nekrose des gesamten Hüftgelenks führen. Sie können im fortgeschrittenen Alter im Rahmen einer Komplikation nach der Therapie einer erworbenen traumatischen oder angeborenen Hüftgelenkluxation von Becken- oder Schenkelhalsbrüchen entstehen.

Einteilung

Man unterscheidet eine primäre und eine sekundäre Hüftkopfnekrose.

Primäre, idiopathische Hüftkopfnekrose:
- Idiopathische Genese
- Meist Männer im Alter zwischen 35 und 45 Jahren betroffen

Sekundäre Hüftkopfnekrose. Man geht von einem direkten Zusammenhang mit anderen Erkrankungen aus.
- Hüftgelenkverletzungen unterschiedlicher Art, z. B. Schenkelhalsfraktur
- Thrombose
- Medikamentös: Glukokortikoide, Zytostatikatherapie
- Toxisch: Alkoholabusus
- Radiatio im Beckenbereich
- Morbus Perthes im Kindesalter, häufigste aseptische Knochennekrose, bei 11:100.000 Kindern
- Sichelzellanämie
- Caisson-Krankheit (Taucherkrankheit): eine bei Höhenkrankheit oder raschem Druckabfall oder bei Höhenaufenthalt auftretende Dekompressionskrankheit
- Lupus erythematodes.

Klinik

- Bewegungseinschränkung mit intervallartig auftretenden Schmerzen
- Belastungsschmerz
- Schmerzausstrahlung in die Leiste und das Gesäß

In fortgeschrittenen Stadien (→ Abb. 4.1) können Ruhe- und Rückenschmerzen auftreten.

Diagnostik

Anamnese und klinische Untersuchung. Erfragt werden müssen frühere Hüftgelenkerkrankungen oder -operationen, aber auch Unfälle, Schmerzen im Bereich anderer Gelenke oder Stoffwechselerkrankungen. Eine Einschränkung der Hüftgelenkbeweglichkeit muss weiter abgeklärt werden.

Röntgen. Hüftgelenk in zwei Ebenen – Kopfentrundung und Kopfabflachung, ggf. Kopffragmentation, subchondrale Sklerose, Verbreiterung des Gelenkspalts.

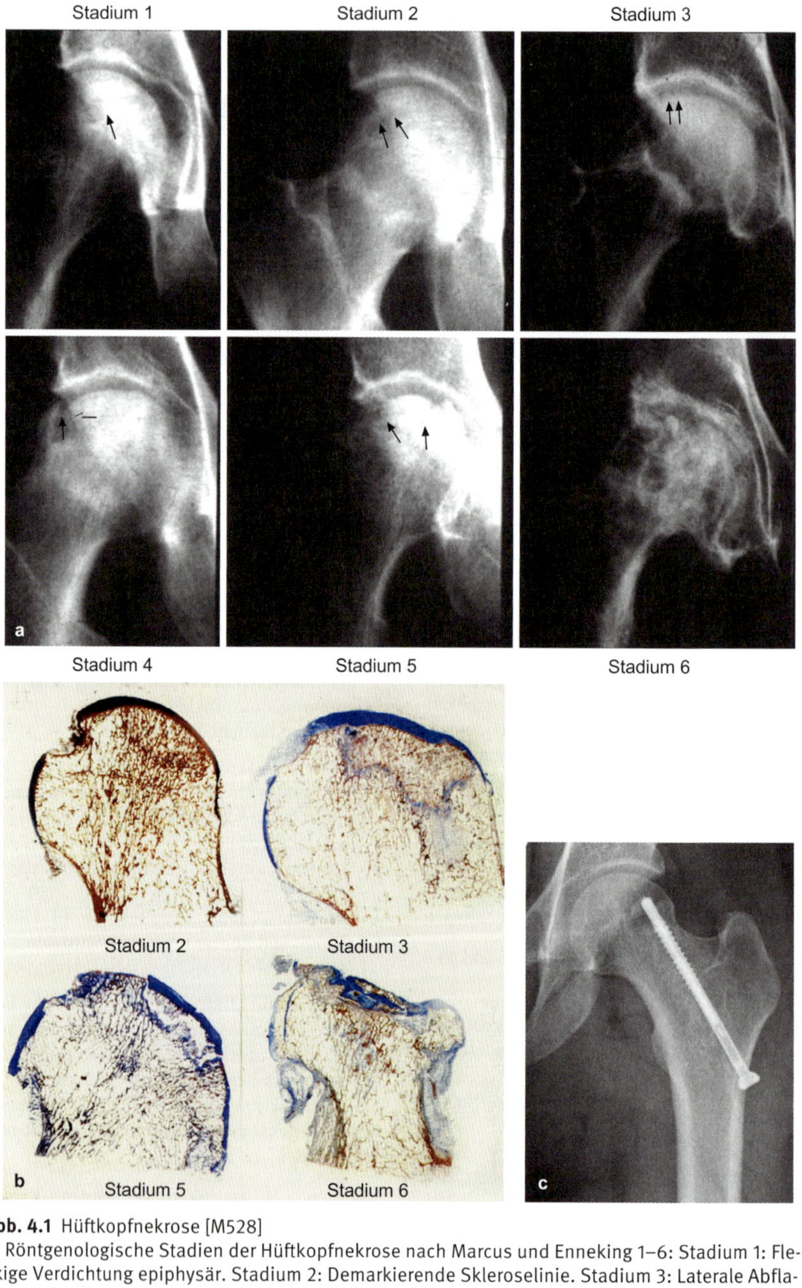

Abb. 4.1 Hüftkopfnekrose [M528]
a) Röntgenologische Stadien der Hüftkopfnekrose nach Marcus und Enneking 1–6: Stadium 1: Fleckige Verdichtung epiphysär. Stadium 2: Demarkierende Skleroselinie. Stadium 3: Laterale Abflachung. Stadium 4: Laterale Stufe nach Einbruch. Stadium 5: Lateraler und medialer Einbruch. Stadium 6: Postnekrotische Coxarthrose.

MRT. Nekrosezonen, Zystenbildung, Osteopenie.

Therapie

Eine kausale Therapie der ischämischen Femurkopfnekrose ist nicht bekannt. Unterschieden werden konservative und operative Therapiemaßnahmen. Die operativen Therapieoptionen sind abhängig von der Ausdehnung der Nekrose.

Konservativ. Da v. a. eine Kortisontherapie und Alkoholabusus den Krankheitsverlauf negativ beeinflussen können, sind diese negativen Verstärker auszuschließen. Weitere Maßnahmen:

- Physiotherapie: Mobilisierung, Muskeldehnung und -kräftigung sowie Maßnahmen der Hydro- und Thermotherapie und Balneotherapie sowie der Elektrotherapie
- Orthopädietechnische Maßnahmen: Entlastungsorthesen, z. B. Stock oder Unterarmgehstützen, als orthopädische Stützhilfen, um Hüftkopf zu entlasten

Operativ. Je nach Umfang der Nekrose sind folgende Maßnahmen angezeigt:

- Gelenkerhaltende Operationen:
  - Medulläre Dekompression, evtl. mit Spanplastik: im Frühstadium zur Dekompression des Markraums und der mechanischen Abstützung des Nekroseherds
  - Intertrochantäre Osteotomie, z. B. bei Morbus Perthes: in fortgeschrittenen Stadien, um räumliche Positionsänderung des deformierten Hüftkopfs zu erzielen und die Gelenkkongruenz zu verbessern
- Gelenkersatz bei Patienten, die älter als 50 Jahre sind:
  - Total endoprothetischer Gelenkersatz (TEP)
  - Komplikationen bei der Endoprothese: tiefe Infektion
  - 90 % Erfolge bei Endoprothese.

CHECK-UP

- ☐ Welche Ursachen hat eine sekundäre Hüftkopfnekrose?
- ☐ Was zeigt sich bei der Hüftkopfnekrose im Röntgen?
- ☐ Welche gelenkerhaltenden Operationen sind Ihnen bekannt?

Dumping-Syndrome

Unter Dumping-Syndrom versteht man einen Symptomenkomplex aus vasomotorischen Störungen und abdominellen Beschwerden, die nach Magenoperationen, v. a. nach Magenresektionen nach Billroth, auftreten können.

- Billroth-I-Resektion: in ca. 15 % der Fälle
- Billroth-II-Resektion: in ca. 5 % der Fälle

Einteilung

Frühdumping. Da nach der Magenresektion die Pylorusfunktion fehlt, kommt es zur raschen Entleerung des Restmagens mit nachfolgendem hyperosmolarem Nahrungsangebot in der abführenden Schlinge. Die Hyperosmolarität bedingt einen massiven Flüssigkeitseinstrom in die Darmlichtung, der zu vasomotorischen Störungen bis hin zum Schock führt.

Spätdumping. Aus der sehr rasch in den Darm gelangenden Nahrung wird Glukose sehr schnell resorbiert. Der hohe Blutzuckerwert stimuliert reaktiv die vermehrte Ausschüttung von Insulin, worauf es im Sinne einer Gegenregulation zur Hypoglykämie kommt.

←
b) Histologische Korrelation zu a).
c) Kürettage/Plombage und elektromagnetische Induktionsschraube bei Hüftkopfnekrose Grad 3. Die Schraube enthält eine Spule, welche bei Anlegen eines elektromagnetischen Felds einen Induktionsstrom erzeugt.

Klinik

Frühdumping. Direkt im Anschluss an die Nahrungsaufnahme, d. h. ungefähr 15–30 Minuten danach, entwickeln sich folgende Symptome (➜ Abb. 4.2):

- Krampfartige abdominelle Schmerzen
- Übelkeit, Erbrechen, Brechreiz
- Starke Müdigkeit
- Ggf. Tachykardie und Hypotonie bis hin zum Schock.

Spätdumping. 2–3 Stunden nach der Mahlzeit treten folgende Symptome (➜ Abb. 4.2) auf:

- Hypotonie
- Hypoglykämie: Schwächegefühl, Hunger, Kaltschweißigkeit.

Diagnostik

Die typische Anamnese und die Blutzuckerbestimmung führen zur Diagnose. In seltenen Fällen kann eine nuklearmedizinische Untersuchung weitere Erkenntnisse liefern.

Therapie

- Konservativ: langsames Essen, häufige, kleine Mahlzeiten mit wenig schnell resorbierbaren Sacchariden, wenig Flüssigkeit zum Essen
- Operativ: Die Umwandlungsoperation nach Henley-Soupault ist indiziert bei ausgeprägtem Dumping-Syndrom. Eine Billroth-I-Resektion wird in eine Billroth-II-Resektion umgewandelt, die zuführende Schlinge wird wieder in die Kontinuität zwischen Magenrest und abführende Schlinge eingefügt.

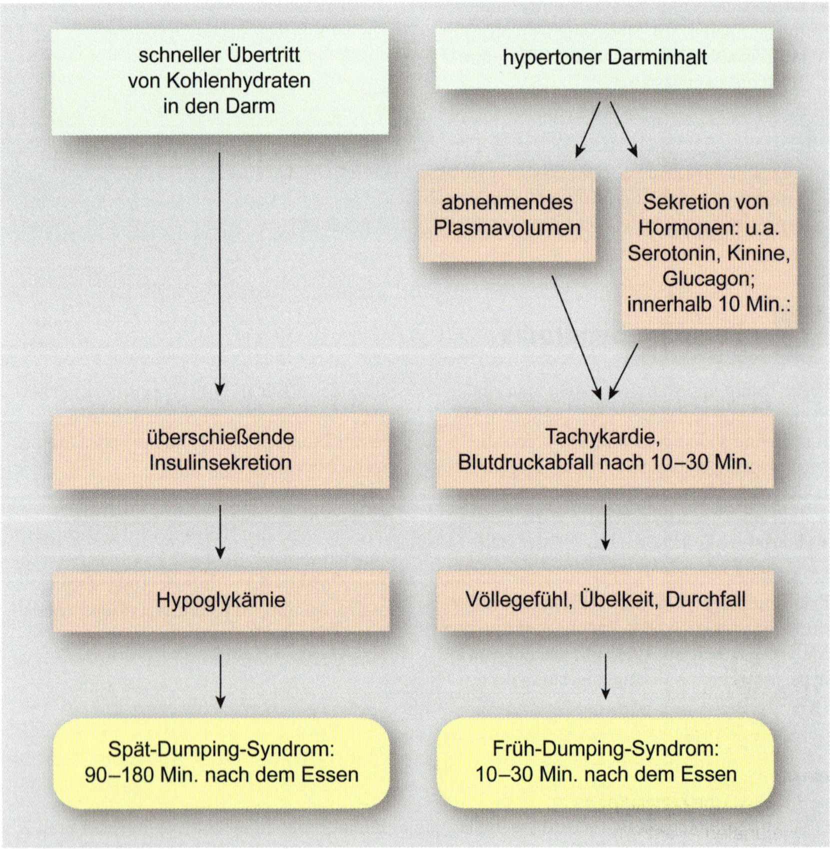

Abb. 4.2 Dumpingsyndrom [V485]

■ CHECK-UP

- ☐ Welche Komplikationen des operierten Magens kennen Sie?
- ☐ Was ist die pathophysiologische Grundlage des Spätdumpings?
- ☐ Beschreiben Sie die Operation nach Henley-Soupault. Warum bessert dies i. d. R. die Symptomatik?

Schlingensyndrome

Das Syndrom der zuführenden (Afferent-loop) und abführenden (Efferent-loop) Schlinge sind Komplikationen einer Billroth-II-Operation nach Magenresektion. Zudem wird das Blindsacksyndrom (Blind-Loop-Syndrom), das meist Folge einer bakteriellen Infektion des blind verschlossenen Darmsacks ist, unter den Schlingensyndromen (➜ Abb. 4.3) aufgeführt.

Afferent-Loop-Syndrom. Eine Stenose der Anastomose im Bereich der Gastrojejunostomie ist Ursache für klinische Beschwerden. In der

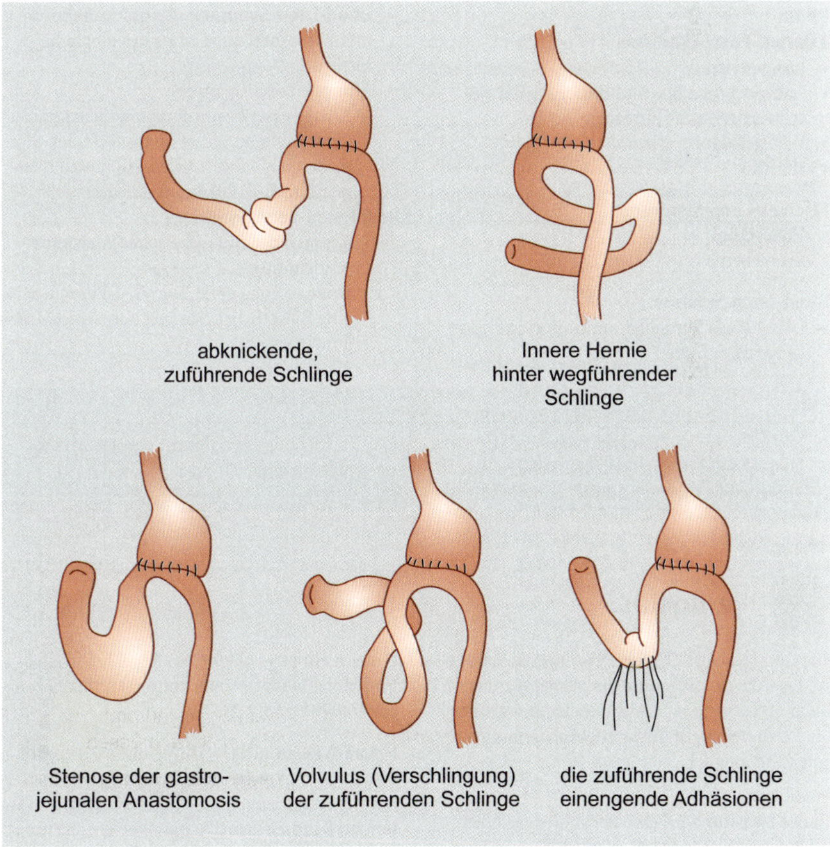

Abb. 4.3 Schlingensyndrome [V485]

Schlinge kommt es zur Stase und Abflussstörung mit evtl. nachfolgender Keimbesiedelung, Gallen- und Pankreasenzymstau. Ursache ist meist der Verzicht auf die Anlage einer Braun-Fußpunktanastomose bei einer Billroth-II-Resektion.

Efferent-Loop-Syndrom. Dieses Syndrom wird hervorgerufen durch eine Stenose des neu angelegten Magenausgangs, seltener durch eine Invagination des Magenstumpfes.

Blind-Loop-Syndrom. Die chronische Stauung des Darminhalts in der blinden Schlinge bedingt eine bakterielle Überwucherung mit nachfolgender Maldigestion und Malabsorption. Infolge der stasebedingten Keimbesiedelung wird vermehrt Vitamin B_{12} verbraucht, andererseits werden die Gallensäuren schnell dekonjugiert, was zu Diarrhöen führt.

Klinik

Afferent-Loop-Syndrom:
- Innappetenz
- Galliges Erbrechen und Besserung der Beschwerden nach Erbrechen
- Völlegefühl
- Diarrhö.

Efferent-Loop-Syndrom:
- Völlegefühl
- Erbrechen.

Blind-Loop-Syndrom:
- Diarrhö, als Komplikation kann eine Hypokalzämie auftreten
- Steatorrhö, Gewichtsverlust
- Abdominelle Schmerzen
- Perniziöse Anämie, ggf. funikuläre Myelose.

Diagnostik
- Röntgen-Magendarmpassage (MDP): Abknickung, prästenotische Ektasie bei Efferent-Loop-Syndrom
- Die Diagnose kann bei Verdacht durch eine Gastroskopie gesichert werden.

Therapie
Konservativ. Das Blind-Loop-Syndrom kann zunächst konservativ behandelt werden:
- Tetrazykline zur Bekämpfung der Keimbesiedelung
- Cholestyramin zur Bindung der Gallensäuren
- Parenterale Vitamin-B_{12}-Substitution.

Operativ:
- **Blind-Loop-Syndrom:** Blindsackresektion und Umwandlung in eine physiologische End-zu-End-Anastomose
- **Afferent-Loop-Syndrom:**
  - Anlage einer Braun-Fußpunktanastomose
  - Umwandlungsoperation nach Henley-Soupault: eine Billroth-I-Resektion wird in eine Billroth-II-Resektion umgewandelt
- **Efferent-Loop-Syndrom:**
  - Versuch der endoskopischen Anastomosendehnung
  - Umwandlung einer Billroth-I-Resektion in eine Billroth-II-Resektion oder Roux-Y-Rekonstruktion.

CHECK-UP

- ☐ Was ist der Unterschied zwischen Afferent-Loop-, Efferent-Loop- und Blind-Loop-Syndrom?
- ☐ Welche Symptome gehen mit einem Afferent-Loop-Syndrom einher?
- ☐ Wie werden die Syndrome therapiert?

Peritonitis

Die Gesamtoberfläche des Peritoneums beträgt ca. 1,5–2,25 m^2. Aufgrund der ausgeprägten vaskulären Versorgung des parietalen und viszeralen Peritoneums ist die rasche Ausbreitung einer Infektion möglich.

Einteilung
In der Literatur wird eine Peritonitis nach verschiedenen Kriterien unterteilt (→ Tab. 4.1).

Unter pathophysiologischen Aspekten ist die Einteilung in eine primäre und sekundäre Form sinnvoll (→ Tab. 4.2).

Primäre Peritonitis. Die primäre Peritonitis ist eher selten und tritt meist bei Kindern oder Menschen mit einem geschwächten Immunsystem im Rahmen einer Pneumokokken-Peritonitis auf. Die Letalität liegt bei ca. 5 %.

Tab. 4.1 Einteilung der Peritonitis nach ihrer Pathogenese [aus Berchtold Chirurgie, 6. Auflage, Elsevier]

Peritonitisform	Ursachen
Primär (ca. 20 %)	• Hämatogene „Pneumokokken"-Peritonitis (im Kindesalter) • „Spontane" Peritonitis • Bei Leberzirrhose, Lupus erythematodes • Unter Immunsuppression (AIDS, Chemotherapie) • Bei nephrotischem Syndrom • Spezifische Peritonitis • Tbc, Gonorrhö, Chlamydien • „Pelveoperitonitis" der Frau (kanalikulär-aszendierende Infektion)
Sekundär (ca. 80 %)	• Perforationsperitonitis (Hohlorgan) • Durchwanderungsperitonitis (Entzündung, Ileus) • Iatrogene Peritonitis • Postoperativ (Nahtbruch, intraoperative Kontamination) • Postinterventionell (Endoskopie, ERCP) • Peritonealdialyse (CAPD) • Posttraumatische Peritonitis

Tab. 4.2 Klinisch gebräuchliche Einteilung der Peritonitis [aus Berchtold Chirurgie, 6. Auflage, Elsevier]

Einteilung nach	
Ätiologie	• primär • sekundär
Topografie	• lokalisiert – diffus • Unter-, Oberbauch • Quadranten-orientiert
Exsudat	• fibrinös • eitrig • gallig • kotig

Sekundäre Peritonitis. Häufiger ist die sekundäre Peritonitis, die sich in den meisten Fällen infolge einer Perforation eines intraabdominellen Hohlorgans (→ Abb. 4.4) entwickelt, z. B. bei Appendizitis oder Ulkuskrankheit. Die Letalität liegt bei 5–30 %.

Klinik

Die Symptomatik der Peritonitis gleicht der Klinik des akuten Abdomens und ist durch die Abwehrspannung der Bauchdecken geprägt. Diese kann bei **lokalisierter Peritonitis** in einzelnen Quadranten des Abdomens betont sein, bei einer **generalisierten Peritonitis** jedoch das gesamte Abdomen als „bretthharte Bauchdecke" betreffen.

- Stark eingeschränkter Allgemeinzustand
- Heftige, bewegungsabhängige Schmerzen, Schonhaltung
- Übelkeit, Erbrechen, Meteorismus
- Ggf. Fieber
- Schockzeichen: Tachykardie, Hypotonie, Oligurie.

Diagnostik

- Anamnese und klinische Untersuchung: akutes Abdomen
- Labor: erhöhte Entzündungsparameter, ggf. erhöhtes Kreatinin bei beginnendem Nierenversagen und Laktatanstieg bei beginnendem Schock
- Röntgen-Abdomenübersicht: freie Luft bei Perforation, Darmspiegel bei Ileus
- Sonografie (→ Abb. 4.5): Nachweis freier Flüssigkeit.

Therapie

Primäre Peritonitis. Eine **systemische Antibiotikabehandlung** und ausreichende **Flüssigkeitssubstitution** sind die Therapien der Wahl. Die antibiotische Therapie erfolgt kalkuliert und sollte in jedem Fall neben Streptokokken, Pneumokokken, E. coli und Enterokokken auch Anaerobier umfassen.

Sekundäre Peritonitis. Die Therapie erfolgt fast ausschließlich operativ. Der Zeitpunkt der Operation wird so früh wie irgend möglich angesetzt, da das Krankheitsbild meist einen rasch progredienten, oft sogar foudroyanten Verlauf nimmt.

Therapieprinzipien der chirurgischen Therapie sind:

- **Behandlung der Grunderkrankung:** Ausräumen des Entzündungsherds der Grunderkrankung oder Verletzung
- **Débridement:** Entfernung von Nekrosen, Eiter und Fibrinbelägen
- **Peritoneallavage:** Sekretableitung aus der Bauchhöhle durch Ausspülen und Einlage mehrerer Drainagen.

Die postoperative Behandlung der sekundären Peritonitis erfolgt fast immer auf der Intensivstation.

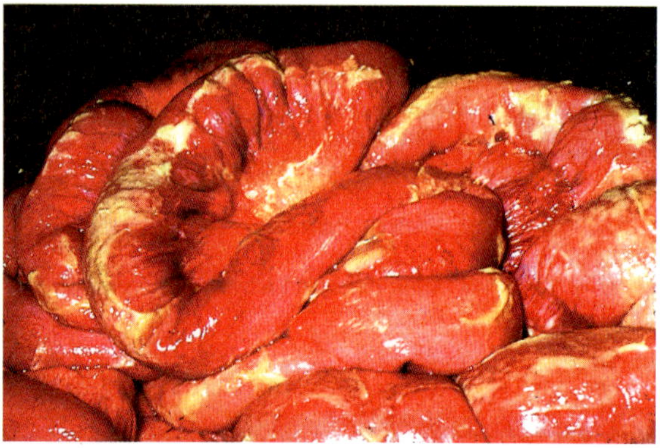

Abb. 4.4 Vier-Quadranten-Peritonitis nach Sigmaperforation mit hochgradig veränderten Darmschlingen und hellgelb-weißlichen Fibrinbelägen [R234]

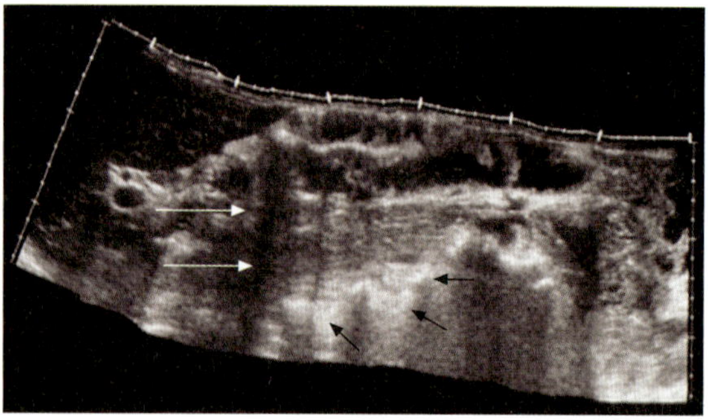

Abb. 4.5 Sonografisches Bild einer perforierten Appendizitis mit Peritonealabszess (weiße Pfeile). Schwarze Pfeile Luftreflexe im Zökum [R234]

CHECK-UP

- ☐ Nennen Sie 10 Ursachen der Peritonitis.
- ☐ Welche Symptome hat ein Patient mit einer akuten Peritonitis?
- ☐ Wie würden Sie eine Peritonitis diagnostizieren? Welche Therapieoptionen haben Sie?

Anastomoseninsuffizienz

Eine Anastomose ist eine operativ angelegte Verbindung zwischen Blutgefäßen, Lymphgefäßen, Nerven oder Hohlorganen. Im Bereich von Anastomosen kann es zu einer Nahtundichtigkeit kommen, die entsprechende Komplikationen zur Folge hat.

Einteilung und Klinik

Gastrointestinaltrakt. Der Übertritt von Magen- oder Darminhalt kann zu einer lebensgefährlichen Peritonitis führen. Diese kann frühzeitig durch Schmerzen und beginnende Entzündungssymptome erkannt werden, z. B. durch Fieber, Anstieg der Entzündungsparameter oder durch Veränderung des Wundsekrets, das über eine im Operationsgebiet platzierte Drainage abgeleitet wird.

Harnableitendes System. Auch eine Leckage im harnableitenden System kann zur Ausprägung einer Peritonitis mit oben genannter Symptomatik führen.

Gefäßsystem. Der Blutverlust kann unbehandelt in einen lebensbedrohlichen hämorrhagischen Schock übergehen.

Diagnostik

Gastrointestinaltrakt, harnableitendes System. Die Diagnosesicherung erfolgt durch die Abdomen-Sonografie, mit der Flüssigkeitsansammlungen im Bauchraum nachgewiesen werden können. Entzündungsparameter sind erhöht.

Gefäßsystem. Je nach Lokalisation zeigen Sonografie, CT oder Angiografie die Blutung. Der Laborbefund zeigt Anzeichen einer Blutungsanämie.

Therapie

Operativ. In den meisten Fällen wird eine rasche operative Revision und chirurgische Abdichtung der Leckage erforderlich.

Konservativ. Ausnahmsweise kann bei einer Anastomoseninsuffizienz abwartend vorgegangen werden, jedoch ist dies vom klinischen Zustand des Patienten abhängig. Bei Anastomoseninsuffizienz im Bereich des Abdomens muss bei Fieber, Zeichen der Peritonitis oder einem starken Anstieg der Entzündungsparameter operativ vorgegangen werden.

CHECK-UP

- [ ] Was sind die Anzeichen einer Anastomoseninsuffizienz?

Komplikationen nach Thrombendarteriektomie

Die Indikation für eine operative Thrombendarteriektomie (TEA) ist u. a. bei Patienten mit einer peripheren arteriellen Verschlusskrankheit (pAVK) ab Stadium IIb und bei hochgradigen Karotisstenosen gegeben.

Bei einer TEA wird die Arterie freigelegt und eröffnet. Mittels Dissektionsspatel oder Ringdesobliteration wird der Thrombus mit einem Teil der inneren Gefäßwand entfernt (→ Abb. 4.6). Gegebenenfalls wird die TEA mit einer Patchplastik (→ Abb. 4.7) kombiniert, bei der die betroffene Arterie mit einem Kunststoffflicken oder einer vorher entnommenen und längs aufgeschnittenen Vene, z. B. der V. saphena magna erweitert wird.

Komplikationen nach TEA der Extremitäten

Intraoperativ:
- Akuter Gefäßverschluss durch Embolie
- Gefäß-, Nerven- und Gewebeverletzungen.

Postoperativ:
- Kompartmentsyndrom durch postischämisches Ödem
- Tourniquet-Syndrom: akut lebensbedrohliche Komplikation der therapeutischen Revaskularisation nach länger bestehendem thromboembolischem Gefäßverschluss. Eine prolongierte Ischämie (> 6 h) verursacht eine Rhabdomyolyse mit Bildung und Akkumulation toxischer Substanzen, insbesondere Kalium, Myoglobin und Laktat.

Komplikationen nach TEA der A. carotis

Intraoperativ:
- Apoplex durch Embolie
- Läsion des N. hypoglossus oder N. vagus
- Gefäß-, und Gewebeverletzungen.

Postoperativ:
- Zerebrales Hyperperfusionssyndrom: Hirnödem, intrazerebrale Blutung
- Sehstörung durch Mikroembolie.

Diagnostik

- Anamnese: Operationsbericht, mit Chirurgen besprechen, intraoperative Komplikationen, u. a. Blutung, Dissektion, Ruptur
- Klinische Untersuchung: Halbseitensymptomatik, Zungendeviation, Schluckstörung, Sehstörung etc.
- Dopplersonografie: postoperative Stenose, z. B. durch Direktnaht des Gefäßes, statt Patchplastik
- Duplexsonografie: Verschluss der Gefäßrekonstruktion
- CT: Differenzialdiagnose zwischen Blutung und Ischämie
- MRT: Ausmaß der Ischämie
- Suche nach Embolisationsquelle: EKG (Herzrhythmusstörung, v. a. Vorhofflimmern), Echokardiografie (intrakardiale Thromben),

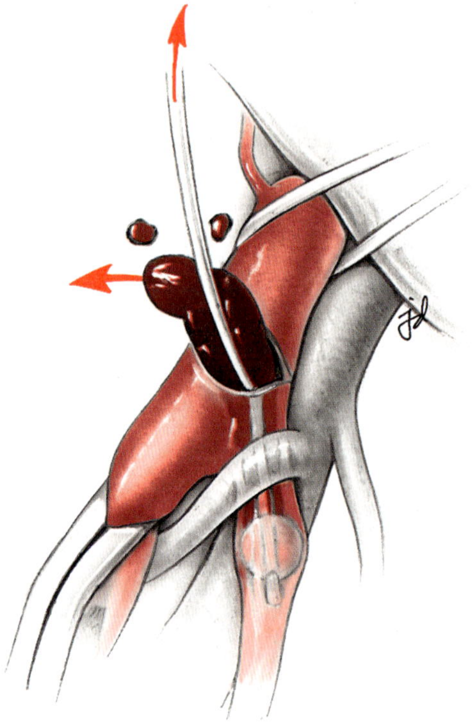

Abb. 4.6 Indirekte transfemorale Embolektomie mit Ballonkatheter [L106]

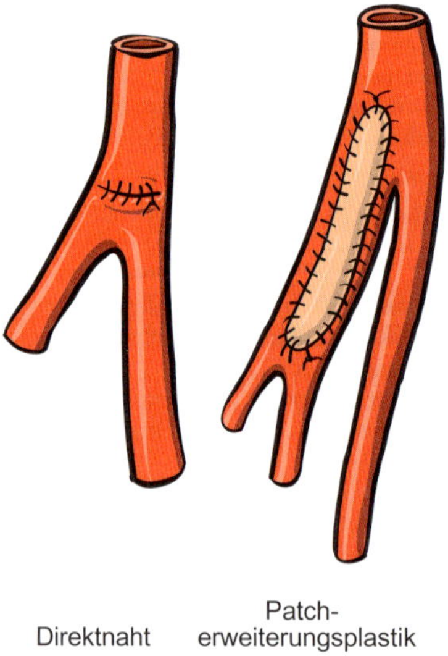

Abb. 4.7 Direktnaht einer queren Arteriotomie (links), Patcherweiterungsplastik mit Vene oder Kunststoffstreifen (rechts) [L239]

Messung des subfaszialen Gewebedrucks bei Kompartmentsyndrom: normal 5 mmHg.

Therapie

- Antikoagulatorische Therapie bei:
  - Ischämie
  - Herzrhythmusstörung
  - Thrombose
- Antibiotische Therapie bei Wundinfektion
- Physiotherapie bei postoperativem neurologischem Defizit
- Tourniquet-Syndrom: Entfernung des Strangulationsgrunds und Wiederherstellung der Durchblutung, z. B. Reposition bei Paraphimose
- Operative Revision bei:
  - anhaltender Blutung
  - Verschluss der Gefäßrekonstrukion
  - Embolektomie
  - Kompartmentsyndrom: Eröffnung der betroffenen Muskellogen.

CHECK-UP

- ☐ Was sind die Hauptkomplikationen nach einer TEA?
- ☐ Was ist ein Tourniquet-Syndrom? Wie wird es behandelt?

5 Wunde und Wundheilungsstörungen

Wunden: Entstehung und Arten

Als Wunde ist eine Unterbrechung des Zusammenhangs von Körpergeweben mit oder ohne Substanzdefekt definiert. Wunden werden klassifiziert nach der Art ihrer Entstehung sowie nach ihren morphologischen Charakteristika.

Wundarten

Mechanische Wunde. Durch Gewalteinwirkung von außen entwickeln sich folgende Wunden (→ Abb. 5.1):

- Offene Wunden (Haut verletzt) → Schnitt-, Stich-, Platz-, Riss-, Schürf-, Schuss- und Bisswunden, Pfählungs-, Skalpierungs- und Amputationsverletzungen
- Geschlossene, innere Wunden (Haut intakt) → Prellung, Quetschung, Organruptur (Milz, Leber, Darm).

Thermische Wunde. Gewebeschädigung durch Wärme, Kälte, Strom oder Licht → Verbrennung, Erfrierung, Unterkühlung.

Chemische Wunde. Säuren → Koagulationsnekrose, Laugen → Kolliquationsnekrose.

Strahlenbedingte (aktinische) Wunde. Schädigung durch ionisierende Strahlen (Röntgen, Strahlentherapie, nuklearer Unfall), Ausmaß abhängig von Strahlenart und Dosis → chronische Durchblutungsstörungen, Nekrosen, Strahlenulzera, Organfibrosen.

Morphologische Merkmale

Wunden können auch nach ihrer Form, Tiefe und Ausdehnung charakterisiert werden.
Die **Form der Wunde** ist abhängig von der Genese.

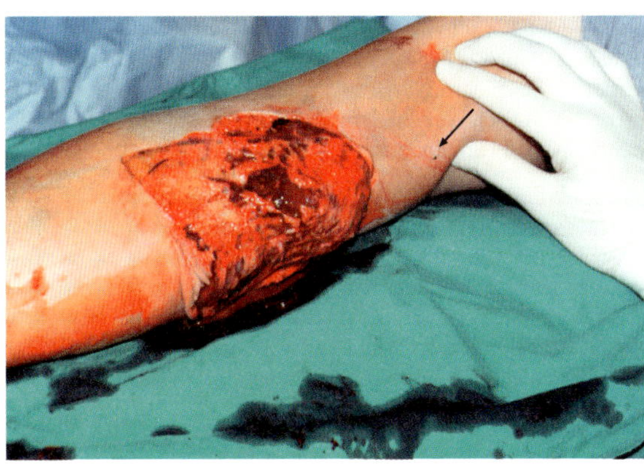

Abb. 5.1 Riss-Quetsch-Wunde mit geschlossener Décollement-Verletzung [R234]

- Spaltwunde: kein Substanzdefekt
- Lappenwunde: kein Substanzdefekt
- Defektwunde: mit Substanzdefekt.

Die **Tiefe der Wunde** wird durch die Hautdurchtrennung der Epidermis, der Dermis und der Subkutis bestimmt.

- Einfache Wunde: Kutis und Subkutis betroffen. Keine Organbeteiligung
- Komplizierte Wunde: Meist sind Muskelgewebe und innere Organe in Mitleidenschaft gezogen.

Sonderformen

- Erosion: nur Epitheldefekte
- Penetrierende Wunde: Eröffnung von Körperhöhlen
- Traumatische Amputation: komplette oder inkomplette Abtrennungswunde eines Körperteils
- Skalpierung, Ablederung (Avulsion: schichtweise Ablösung der Haut).

Keimbesiedlung

Der Heilungsverlauf einer Wunde hängt im Wesentlichen von der Entstehungsart und von der Keimbesiedlung ab. Diese ist abhängig vom Zustand und der Ätiologie der Wunde (z. B. Schnittwunde ↔ Zerreißen der Wundränder), der Abwehrfähigkeit des Patienten und der Qualität der Versorgung.

- **Sterile Wunden:** keine Mikroorganismen, z. B. Operationswunden, thermische und chemische Wunden
- **Unsterile Wunden:** z. B. Gelegenheitswunden insbesondere durch Tiere oder Menschen infolge von Kontamination oder Infektion (Invasion von Keimen ins Gewebe und entzündliche Reaktion).

CHECK-UP

- ☐ Was verstehen Sie unter einer Wunde?
- ☐ Welche Wundarten gibt es?
- ☐ Was ist der Unterschied zwischen einer Erosion und einer Skalpierung?

Wundheilung und Wundbehandlung

Formen der Wundheilung

Die Intention eines verletzten Organismus besteht darin, einen möglichst schnellen und stabilen Wundverschluss (➔ Abb. 5.2, ➔ Abb. 5.3) zu schaffen. Die Wundheilung wird in primäre und sekundäre Formen (➔ Abb. 5.4) eingeteilt.

Regenerative Wundheilung. Oberflächige, epitheliale Wunde, z. B. die Schürfwunde. Es wurde nur die Epidermis verletzt. Dies führt zu einer regenerativen Wundheilung ohne Defekt an Struktur und Funktion.

Primäre Wundheilung Sanatio per primam intentionem. Chirurgische oder frische Wunde, mit abakterieller und steriler Abheilung. Die Wundränder sind dicht nebeneinander, gleichmäßig, glatt durchtrennt, z. B. Schnittwunde. Die aseptische Adaptation der Wundränder ist innerhalb von wenigen 3–5 Tagen abgeschlossen.

Verzögerte primäre Wundheilung. Bei Verdacht auf Kontamination wird die Wunde nicht direkt verschlossen. Wenn nach der Entzündungsphase, 4.–7. Tag, keine inflammatorische Reaktion aufgetreten ist, kann die Wunde verschlossen werden. Bei Infektzeichen Abheilung per secundam intentionem.

Sekundäre Wundheilung. Sanatio per secundam intentionem. Diese setzt ein, wenn eine primäre Wundheilung nicht möglich ist. Dazu zählen alle infektionsgefährdeten, infizierten, großflächigen Wunden, Verbrennungen und chronischen Wunden, bei der eine oder mehrere Erkrankungen zugrunde liegen. Es kommt zu einer Granulationsgewebebildung mit Defektheilung mit Narbenbildung.

Wundheilungsphasen

Die zellulären Vorgänge der Wundheilung verlaufen in den folgenden, sich zeitlich überlappenden, Phasen.

Exsudative Phase. 1.–4. Tag.

1. Hämostase: Blutstillung durch Thrombozyteneinwanderung und Fibrinverklebung

2. Katabole Phase: Gewebeödem mit primärer Azidose
3. Freisetzung von Wachstumsfaktoren: Einwanderung von extrazellulären Gewebemakrophagen
4. Entzündliche Reaktion: Entzündungszeichen durch Infektabwehr und Phagozytose (Granulozyten), sekundäre Azidose

Proliferative Phase. 4.–7. Tag.
- Gefäßproliferation und anabole Phase: Endgültiger Wundverschluss durch Kapillarneubildung und Fibroblasteneinsprossung

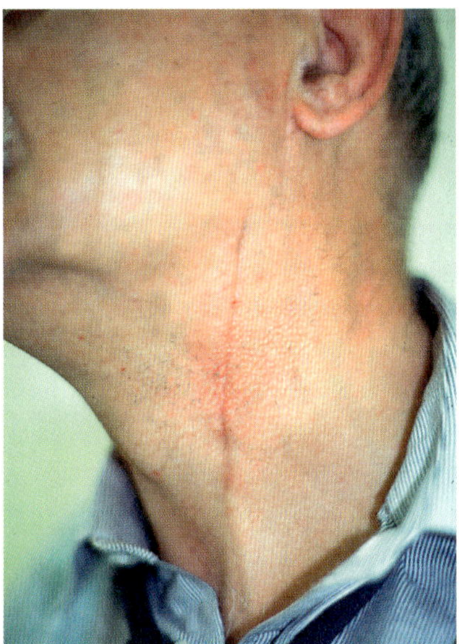

Abb. 5.2 Primärer Wundverschluss drei Wochen nach Karotisdeobliteration [R234]

- Kollagensynthese: erst Kollagen Typ III, ab 6. Tag Kollagen Typ I
- Beginn der Wundkontraktion
- Beginn der Epithelialisierung

Reparative Phase. 7.–14. Tag.
- Wundkontraktion: Zunahme der Ausbildung der kollagenen Fasern und mechanischer Stabilität der Wunde
- Narbe

Wundheilungsbeeinflussende Faktoren

Eine optimale Wundheilung ist abhängig von vielen Faktoren (➜ Tab. 5.1). Ein mangelnder oder verzögerter Wundverschluss wird häufig durch chronische Erkrankung verursacht – ein möglicher Grund dafür, dass bei älteren Menschen mit diversen Komorbiditäten Wunden schlechter abheilen als bei Kindern. Auch die Einnahme bestimmter Medikamenten kann eine natürliche Wundheilung empfindlich stören. Weitere Faktoren, die die Wundheilung beeinflussen, sind z. B. die Fähigkeit des Operateurs, unzureichende postoperative Wundversorgung oder eine falsche Patientenlagerung.

Wundbehandlung

Die sorgfältige Wundtoilette (Débridement) ist ein bedeutendes Grundprinzip der chirurgischen Wundversorgung. Das Débridement hat zum Ziel, devitalisiertes Gewebe und Fremdkörper vollständig zu entfernen, um so den vorhandenen Wundkeimen Lebensraum und Nährboden zu entziehen.

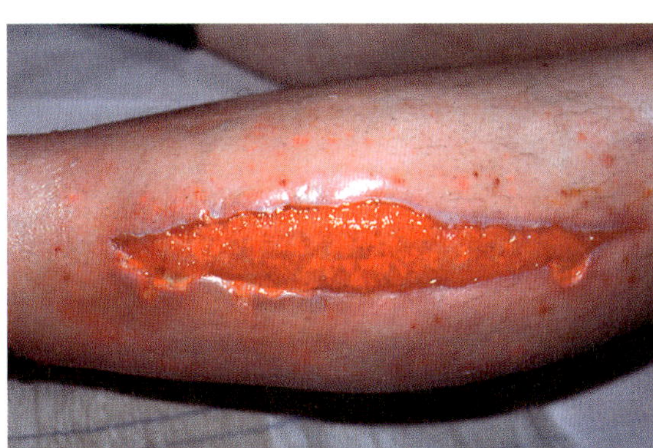

Abb. 5.3 Drei Wochen nach Unterschenkelfasziotomie [R234]

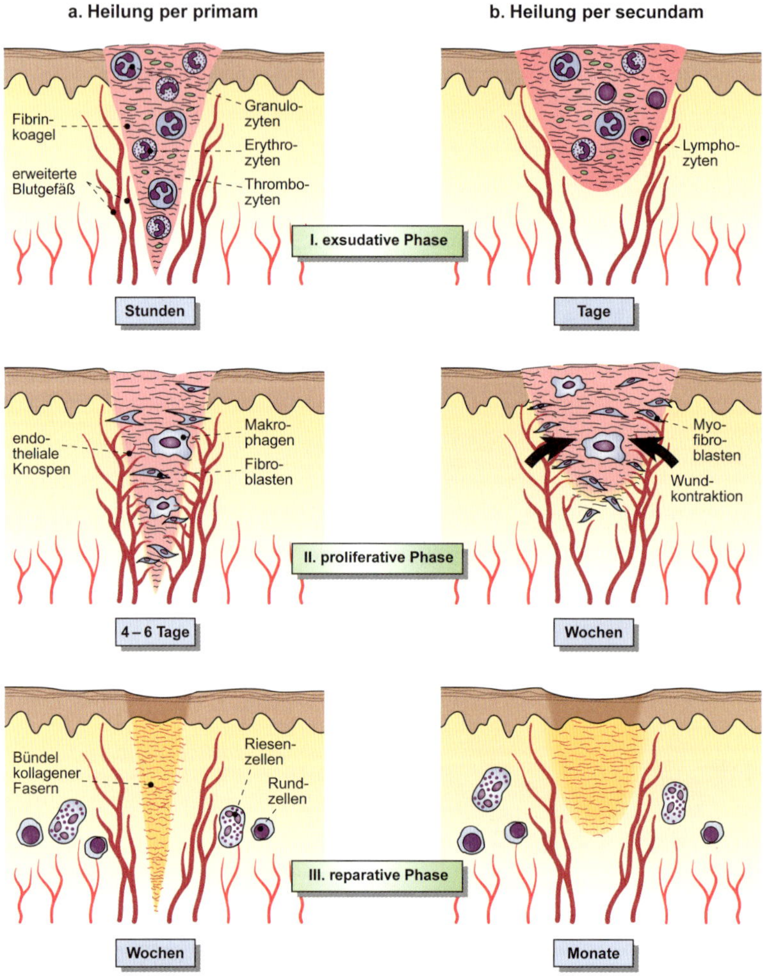

Abb. 5.4 Schematische Darstellung der drei Phasen bei primärer und sekundärer Wundheilung [L239]

Die Wundbehandlung entscheidet über das weitere Schicksal einer Verletzung. Die nach Friedrich benannte En-bloc-Wundexzision (**Wundversorgung nach Friedrich** → Abb. 5.6) mit anschließender Primärnaht der Verletzungswunde ist bei einfachen Hautwunden möglich und wird wie folgt durchgeführt.

Vorbereiten des Operationsgebiets. Rasur, Händedesinfektion, sterile Abdeckung, Lokalanästhesie.

Reinigen der Wunde. Nach Inspektion der Wunde erfolgt die Wundexzision:

- Die gequetschten Wundränder werden ca. 1–2 mm in adäquat durchbluteten Geweben reseziert.

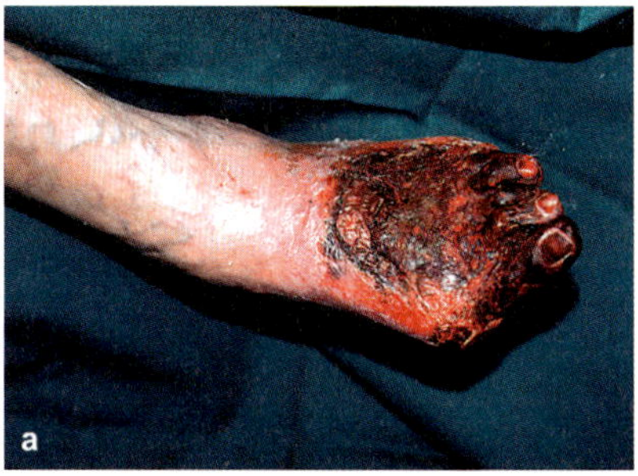

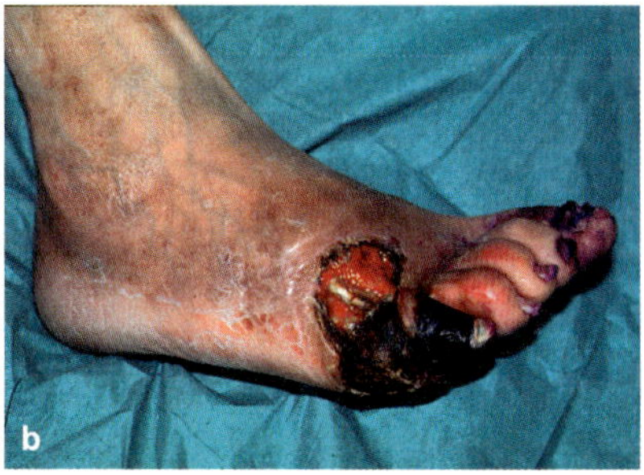

Abb. 5.5 Unterschied zwischen Gangrän und Nekrose [R234]
a) Die Nekrose ist trocken und ohne Infektionszeichen.
b) Dagegen handelt es sich bei der Gangrän um einen Gewebsuntergang mit Infektion. Dadurch ist das betroffene Gewebsareal schmierig-feucht.

- Bei glatten und adäquat durchbluteten Wundrändern kann auf eine Exzision verzichtet werden.
- Entfernung bakterieller Kontamination, Fremdkörper und -gewebe
- Wundtoilette: bei verschmutzten Wunden Spülung.

Naht:
- Instrumentenwechsel
- Mobilisation der umgebenden Haut: ermöglicht einen spannungsfreien Wundverschluss
- Revision bzw. Rekonstruktion: spannungsfreie Wundadaption mit Wundnaht, ggf. Drainage-Anlage
- Steriler Verband.

Prüfen des Tetanusschutzes. Im Zweifel bei tiefen und unsauberen Wunden simultan impfen, z. B. Td-Impfstoff.

Tab. 5.1 Faktoren, die die Wundheilung stören

Wundspezifische Faktoren	
• Große oder gequetschte Wunde • Verschmutzte Wunde • Unter Spannung genähte Wunde • Persistierender Druck auf die Wundstelle, z. B. Dekubitus • Hämatom im Bereich der Wunde • Ungünstige Lokalisation: untere Körperhälfte, über Knochen, z. B. Schienbein, Knöchel	
Allgemeine Faktoren	
Lebensalter	Höheres Alter disponiert zu schlechterer Wundheilung
Begleitkrankheiten	• Diabetes mellitus • Maligne Tumore • Anämie, Leukopenie, Gerinnungsstörung • Urämie • Hyperbilirubinämie
Erkrankungen der Blutgefäße	• Arteriosklerose • pAVK • Chronisch venöse Insuffizienz
Ernährungszustand	• Eiweißmangel • Vitaminmangel, insbesondere Vitamin C • Adipositas • Dehydratation, Kachexie
Infektionskrankheiten oder gestörtes Immunsystem	• Syphilis • Tuberkulose • Hepatitis • HIV
Störungen im Hormonhaushalt	Morbus Cushing
Psychosoziale Disposition	• Aktiver Raucher • Mangelnde Kooperation
Psychische Erkrankungen	• Demenz • Alkoholabusus • Drogenabusus
Medikamente	• Glukokortikoide • Zytostatika • Immunsuppressiva

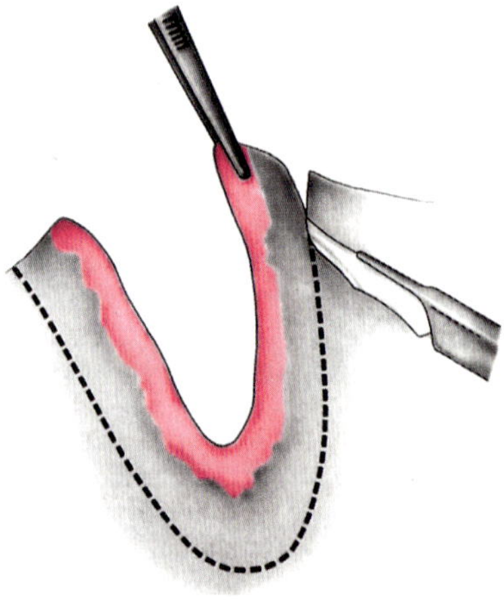

Abb. 5.6 Wundausschneidung en bloc nach Friedrich [L239]

Bei klinisch erkennbaren infektiösen bzw. septischen Wunden, z. B. bei Abszesseröffnung, Bisswunden, Schusswunden, darf keine Wundbehandlung erfolgen.

CHECK-UP

- ☐ Was ist der Unterschied zwischen der primären und der sekundären Wundheilung?
- ☐ In welchen Phasen läuft die Wundheilung chronologisch ab?
- ☐ Wie erfolgt die Wundversorgung nach Friedrich?

Wundheilungsstörungen

Abdominelle Wunddehiszenz

Die abdominelle Wunddehiszenz, der Platzbauch, ist eine relativ seltene Komplikation (0,5–3 %) von abdominellen Operationen mit oft sichtbarem Vorfall von Eingeweiden, die mit erheblicher Morbidität und Mortalität für die betroffenen Patienten verbunden ist.

Ätiologie

Die Wundrupturen treten in der Regel um den achten postoperativen Tag auf und können neben der Fasziennaht auch alle Schichten der Operationswunde betreffen. Begünstigend sind unsachgemäße Nahttechnik, Einzelknopfnähte, erhöhter intraabdomineller Druck durch z. B. Husten, Hämatome, Wundinfekte und oft unerkannte intraabdominelle Komplikationen.
Zu unterscheiden ist:

- **Kompletter** oder **offener Platzbauch** mit Ruptur aller Bauchwandschichten
- **Inkompletter** oder **subkutaner Platzbauch,** bei dem die tragende Nahtschicht rupturiert ist, aber die Hautnaht noch hält.

Klinik

Während die komplette Wundruptur ein eindrückliches Ereignis darstellt, kann es schwierig sein, eine subkutane Ruptur zu erkennen. Die Absonderung von klarer bis hämorrhagischer Flüssigkeit kann als wichtiger Hinweis dienen.

- Freiliegende Darmschlingen (Eventeration)
- Sepsis, Peritonitis in manchen Fällen.

Diagnostik

- Klinische Untersuchung: Die Diagnose des akuten kompletten Platzbauches ist leicht zu stellen, da meist bereits bei der Wundinspektion erkennbar.

- Sonografie und CT: bei inkomplettem Platzbauch.

Therapie
- Operative Rückverlagerung der Bauchorgane und erneuter Wundverschluss
- Bei komplikationsbedingter Infektion ist eine offene Behandlung der Operationswunde indiziert, evtl. kontinuierliche Saug-Spül-Drainage oder mehrfache Etappenlavage.

CHECK-UP

Was versteht man unter einem Platzbauch?

Verbrennungen

Unter Verbrennung versteht man eine Gewebeschädigung durch Hitzeeinwirkung. Diese kann durch direkten Kontakt, z. B. heißer Gegenstand oder Flamme, oder durch Hitzestrahlung erfolgen.

Ätiologie

Häufige Ursachen für Verbrennungen
- Verbrennung (Combustio) durch offene Flamme, Explosion oder Kontaktverbrennungen, z. B. heiße Herdplatte
- Verbrühung (Ambustio) durch heiße Flüssigkeiten
- Elektrizität, Strom
- Inhalationstrauma durch heiße Luft oder chemisch toxische Substanzen
- Chemische Verbrennungen durch z. B. Säuren
- Strahlen, z. B. UV-Strahlen

Bei einer Gewebetemperatur von etwa 60 °C werden durch die Proteindenaturierung die Körperzellen irreversibel zerstört. Neben der thermischen Hautschädigung können bei ausgedehnten Verbrennungen durch Toxine schwere Allgemeinschäden hervorgerufen werden (→ Abb. 5.7). Die direkte Schädigung des Gewebes durch eine Koagulationsnekrose in den ersten 24–48 Stunden sowie der enorme Flüssigkeitsverlust führen zu einer Verminderung des zirkulierenden Volumens bedingt durch Kapillarwandschädigung. Dies tritt nicht nur im Verbrennungsgebiet selbst auf, sondern im ganzen Körper, sog. Verbrennungskrankheit.

Klinik

Nicht die Temperatur, sondern die Einwirkzeit ist für die Tiefe einer Verletzung von Bedeutung. Je nach Schädigung der Haut – sie lässt sich in unterschiedliche Grade einteilen (→ Tab. 5.2) – entwickeln sich mehr oder weniger ausgeprägte Symptome (→ Abb. 5.8).

Verbrennung I. Grades. Diese betrifft nur die Epidermis und ist gekennzeichnet durch Rötung der Haut ohne Blasenbildung. Es kommt zu einer Hyperämie und lokalen Vasodilatation mit erhöhtem Flüssigkeitsaustritt und Ödembildung. Die Verbrennung heilt spontan durch Hautabschuppung aus, z. B. Sonnenbrand.

Verbrennung IIa. Grades. Es kommt zum Abheben der Epidermis und fällt insbesondere durch zusätzliche Blasenbildung auf. Oberflächlich dermale Verbrennungen sind sehr schmerzhaft, besonders das Austrocknen und Berühren der Wunde. Grad I und II heilen in der Regel ohne Narbenbildung ab.

Verbrennung IIb. Grades. Gekennzeichnet durch weitgehende Schädigung der Dermis unter Erhalt der Hautanhangsgebilde. Berührungen schmerzen nicht und Nadelstiche müssen tief durch den nekrotischen Anteil hindurchgeführt werden, wo sie erst als scharfer Schmerz empfunden werden. Im Gegensatz zu Grad IIa heilt diese tiefe dermale Verbrennung auch unter günstigen Bedingungen nur mit starker Narbenbildung ab.

Verbrennung III. Grades. Das verbrannte Gewebe weist eine avaskuläre, nicht wegdrückbare und ledrige schwarz-braune Konsistenz auf. Es bilden sich Nekrosen, und die Hautanhangsgebilde werden zerstört. Die Schmerzempfindung fehlt vollständig und eine spontane Heilung ist in dieser Phase nicht mehr möglich, da alle epithelialen Elemente zugrunde gehen.

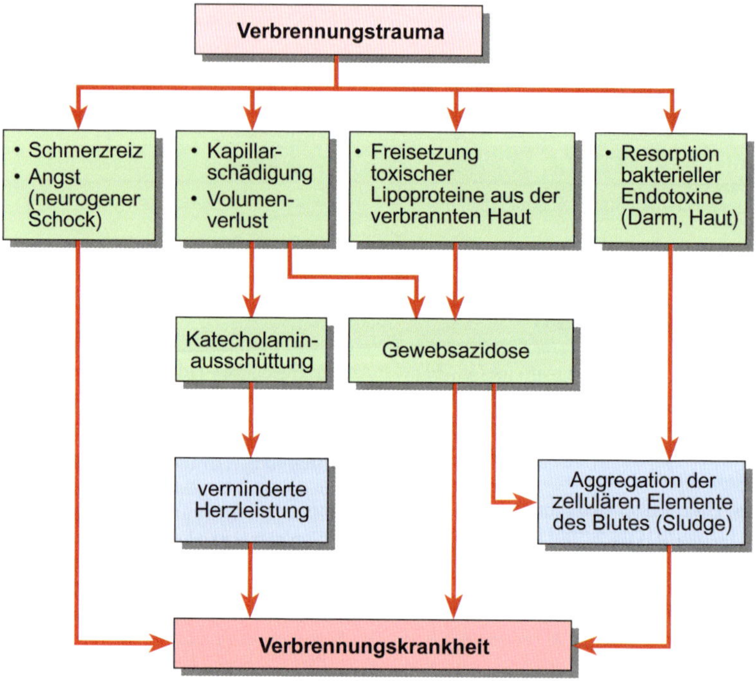

Abb. 5.7 Typische klinische Aspekte von Verbrennungen [R234]

Verbrennung IV. Grades. Insbesondere bei Stromverbrennungen und Basenverätzungen, aber auch bei jeder anderen Hitzeexposition, können Verbrennungen vorliegen, die über die Haut hinausgehen. Knochen, Sehnen, Muskeln und/oder Nerven sind verletzt, sodass das wahre Ausmaß oft erst im OP offensichtlich wird.

Diagnostik

Je größer der Anteil verbrannter Hautbezirke ist, desto höher ist die Mortalität. Sind über 10 % der Körperoberfläche (KOF) betroffen, besteht Schockgefahr und die Notwendigkeit einer stationären Aufnahme, beim Kind schon ab 5 % KOF. Die **Neunerregel** (→ Abb. 5.9) **nach Wallace** ist zur Abschätzung der geschädigten Hautoberfläche hilfreich und ausschlaggebend für die zwingend erforderliche Infusionstherapie. Zur Abschätzung kleinerer Verbrennungswunden kann man sich unabhängig vom Alter des Erwachsenen an der Handtellergröße orientieren, welche etwa 1 % der KOF entspricht.

Therapie

Am Unfallort sind folgende Sofortmaßnahmen unmittelbar durchzuführen:

- Sicherung der Atemwege, adäquate Oxygenierung ggf. Intubation am Unfallort
- Schmerzlinderung und Verhinderung des thermischen Insults in tiefere Schichten durch sofortige Kaltwassertherapie über mehrere Minuten
- Steriles Abdecken der Wunde und Bestimmung des Verbrennungsgrades
- Intravenöse Infusions- und Schmerztherapie.

Infusionstherapie. Während der ersten 24 Stunden erfolgt bei Brandverletzten eine Schocktherapie – allerdings gibt es bislang keine Übereinstimmung über ein einheitliches Behandlungsregime und die Zielparameter. Als Faustregel gilt, dass bei Verbrennungen von

Tab. 5.2 Klinische Einteilung der Schweregrade von Verbrennungen nach der American Burn Association (nach Leuwer)

Schweregrad	Kriterien = verbrannte KOF
Leichte Verbrennungen	• Erstgradige Verbrennungen • < 2 % KOF drittgradig • < 15 % KOF zweitgradig • bei Kindern < 10 % KOF
Mittelgradige Verbrennungen	• < 10 % KOF drittgradig • 15–25 % KOF zweitgradig • bei Kindern 10–20 % KOF
Schwere Verbrennungen	• 10–20 % KOF drittgradig • 25–50 % KOF zweitgradig • bei Kindern > 20 % KOF • oder mittelgradige Verbrennung + Inhalationstrauma oder zusätzliche Verletzungen oder Schock oder Beteiligung von Händen, Füßen, Gesicht oder Dammregion oder chemische oder elektrische Verbrennungen
Schwerste Verbrennungen	• > 20 % KOF drittgradig • > 50 % KOF zweitgradig

mehr als 15 % KOF beim Erwachsenen und von mehr als 10 % beim Kind, eine intravenöse Flüssigkeitszufuhr erforderlich ist. Die Schocktherapie dient dazu, den intravasalen Volumenverlust auszugleichen, um eine adäquate Organperfusion zu gewährleisten und einen irreversiblen Schock zu verhindern. Die Flüssigkeitsmenge orientiert sich an der Ausdehnung und an dem Schweregrad der Verbrennung. Es stehen verschiedene Berechnungsformeln zur Verfügung.

Die anfängliche Volumentherapie mit kristallinen Lösungen orientiert sich an folgenden Verbrennungsformeln.

Parkland-Formel:

- 4 ml Ringer-Laktat/kg KG/% verbrannte KOF
- Zu erwartende Urinmenge 50–70 ml/h beim Erwachsenen und 1 ml/kg KG/h beim Kind
- Die erste Hälfte der Gesamtmenge während der ersten 8 Stunden und die zweite Hälfte während der folgenden 16 Stunden.

Brooke-Formel:

- 2 ml Ringer-Laktat/kg KG/% verbrannte KOF
- Zu erwartende Urinmenge 30–50 ml/h beim Erwachsenen und 1 ml/kg KG/h beim Kind
- Die erste Hälfte der Gesamtmenge während der ersten 8 Stunden und die zweite Hälfte während der folgenden 16 Stunden.

Wundversorgung:

- **Offene** Wundbehandlung: Wunde bleibt offen, Desinfektion und Auftragen eines Lokaltherapeutikas, z. B. Sulfadiazinsilber. Voraussetzung für diese Behandlungsmethode sind spezielle technische Verfahren, z. B. Laminar-Airflow-Technik. Sie sind notwendig, um im Patientenzimmer ein keimarmes Milieu zu erzeugen.
- **Geschlossene** Wundbehandlung: Lokaltherapeutikum wird zusätzlich mit sterilen Kompressen abgedeckt und gewickelt
- **Hydrotherapie:** Reinigungsduschbad zur Wundbehandlung; ermöglicht fast schmerzlose Verbandswechsel.

Hauttransplantation. Durch die Wundbehandlung selbst lassen sich Infektionen zwar verzögern, aber nicht verhindern. Daher sind die Nekroseabtragung und der Wundverschluss mit lebender Haut oder Kunsthaut die Therapie der Wahl, um das Eindringen pathogener Keime zu vermeiden. Bei der **Eigenhauttransplantation** wird nach entsprechender Vorbereitung der Spenderregion die Spalthaut mit einem „Braun-Dermatom" entnommen. Um die entnommene Haut an die entsprechenden Körperareale anzupassen, gibt es folgende Möglichkeiten.

- **Sheet-Methode:** Methode, die v. a. im Gesichts-, Hals- und Händebereich angewandt wird. Das Hauttransplantat wird als ganzes Stück entnommen und gestichelt, um einen Sekretablauf zu gewährleisten. Ist das Transplantat zu dünn, besteht erhöhte Kontrakturgefahr, deswegen sollte die Dicke individuell bestimmt werden.

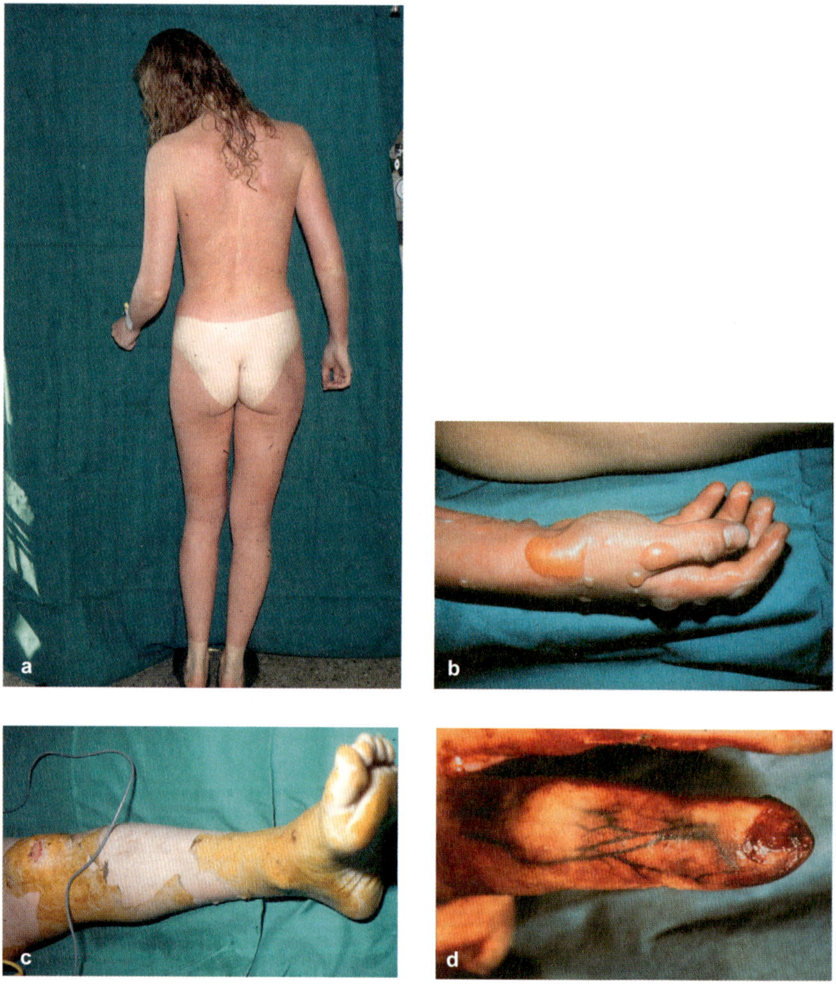

Abb. 5.8 Pathophysiologie der Verbrennungskrankheit [L106]
a) Ausgedehnte Verbrennung I. Grades nach UV-Überexposition (stationäre Behandlung erforderlich)
b) Verbrennung II. Grades (IIa) mit Blasenbildung nach Heißwasserverbrühung.
c) Verbrennung Grad IIb: Flammenverbrennung (tangentiale Nekrektomie hier noch möglich)
d) Drittgradige Verbrennung mit typischen Thrombosen der subkutanen Gefäße

- **Mesh-Graft-Technik** (Maschennetz): stellt eine erweiterte Technik der Sheet-Methode dar, bei der die abgetragene Haut durch ein spezielles Gerät in ein Maschennetz zerschnitten wird, um größere Wundgebiete abzudecken. Die transplantierten Hautzellen verschließen durch Ausbreitung das Gitternetz, welches auch in der Frühphase einen Sekretablauf ermöglicht. Einziger Nachteil beruht auf ästhetischer Basis, da das Gitternetzmuster ewig sichtbar bleibt.
- **Meek-Technik:** wird v. a. zum Decken großer Wundoberflächen benutzt, wenn wenig Spenderareal zur Verfügung steht. Nach Auflegen der Eigenhaut auf eine spezielle Folie werden aus der Spalthaut kleine Quadrate hergestellt.

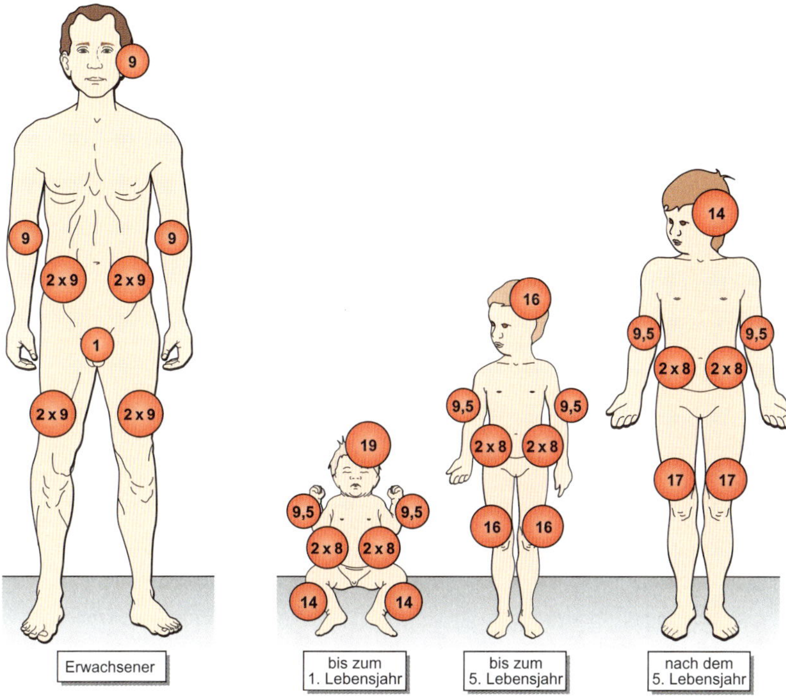

Abb. 5.9 „Neunerregel" zur Bestimmung der Verbrennungsfläche [L106]

Durch Auseinanderziehen des Transplantats erreicht man ebenfalls eine Oberflächenvergrößerung. Eine gleichmäßige Verteilung der Spenderhaut ist in jedem Fall gewährleistet.

- **Keratinozyten:** müssen im Falle großflächiger Verbrennung mit geringen Spenderarealen gezüchtet werden. Dieses Verfahren ist sehr aufwendig und teuer, zudem ist die Haut weniger belastungsfähig als normale Spalthaut.

Bei der **Fremdhauttransplantation,** die zur Anwendung kommt, wenn zu wenig unverletzte Hautareale zur Gewinnung von Eigenhauttransplantaten zur Verfügung stehen, wird Fremdhaut oder synthetische Haut eingesetzt, um einen adäquaten Wundverschluss zu ermöglichen. Zu den besonders wichtigen Anforderungen zählen schnelles und stabiles Anhaften an die Wundoberfläche, eine Begrenzung des Wärme-, Elektrolyt- und Proteinverlusts sowie keine Toxizität bzw. antigene Eigenschaft. Verwendet werden u. a. glycerolkonservierte Haut, Allografts und Xenografts.

CHECK-UP

- ☐ Wie errechnet sich die Menge an Flüssigkeitssubstitution bei Verbrennungen?
- ☐ Wann spricht man von einer schweren Verbrennung?
- ☐ Beschreiben Sie die Neunerregel nach Wallace.
- ☐ Welche Methoden der Hauttransplantation sind Ihnen geläufig?

6 Chirurgische Infektiologie

Entzündung

Ätiologie

Mit einer Entzündung reagiert der Körper auf eine schädigende Noxe, um diese zu beseitigen, den Schaden zu begrenzen, und die untergegangenen Zellen abzuräumen und durch Parenchym oder eine Narbe zu ersetzen.

Ätiologie und Pathogenese

Entzündungen können durch folgende Faktoren verursacht werden:

- Mechanisches Trauma
- Chemische Schäden durch Säuren, Laugen, Phenole oder durch physiologische Substanzen am falschen Ort
- Ultraviolett- oder Röntgenstrahlung
- Extreme Kälte oder Hitze
- Reduktion des arteriellen Blutzuflusses
- Schädigung durch lebende Organismen, z. B. Bakterien, Viren, Parasiten, Würmer, Pilze
- Immunologische Faktoren, z. B. als überschießende oder fehlgesteuerte, z. B. autoaggressive, Reaktionen.

Jede Entzündung verläuft in vier Phasen von unterschiedlicher Intensität und Dauer.

- Verletzungsphase mit **arterieller Vasokonstriktion**
- Ödemphase mit **Hyperämie**
- Phase der Epithelkontraktion mit **Eiweißtranssudation**
- Phase der Venolenkontraktion mit **Lymphproduktion,** in der die Resorption des Ödems, Phagozytose der Zelltrümmer und schließlich die Vernarbung erfolgt.

Schließlich ist das Ödem vollständig resorbiert, keine Entzündungszellen sind mehr nachweisbar und der Gewebedruck ist analog dem Kapillardruck normalisiert. Mikroskopisch können nur noch hyaline Membranen und kollagene Fasern sowie Fibrinrestbestände und defektes Gewebe nachgewiesen werden.

Folgende Faktoren bestimmen den Ablauf des entzündlichen Geschehens:

- Örtliche Zirkulationsstörung
- Ektasie der Blutgefäße mit erhöhter Permeabilität → Exsudation von Blutplasma ins umgebende Gewebe und → Transmigration von Blutzellen
- Neutrophile Granulozyten, Monozyten, evtl. Erythrozyten → Proliferation und Differenzierung ortsständiger Zellen und immigrierter Blutzellen
- Monozyten, Makrophagen, Epitheloidzellen
- Proliferation kleiner Blutgefäße und Fibroblasten.

Klinik

Kardinalsymptome der Entzündung sind:
- Rötung (Rubor)
- Überwärmung (Calor)
- Schmerz (Dolor)
- Schwellung (Tumor)
- Schonhaltung (Functio laesa).

Allgemeinsymptome:
- Fieber
- Leukozytose: neutrophile Granulozytose
- Tachykardie
- Erhöhte BSG.

Entzündungsarten

Einteilung nach Beginn und Dauer

Akute Entzündungen:
- **Akut:** plötzlich auftretend, schnell, heftig verlaufend (z. B. akute Appendizitis)
- **Perakut:** sehr schneller Beginn, oft mit erheblichen Gewebeschäden
- **Subakut:** eine Zwischenform.

Chronische Entzündungen:
- Primär chronisch: von vornherein chronischer Verlauf, z. B. chronische Polyarthritis
- Sekundär chronisch: aus einer akuten Entzündung hervorgegangen, bei der die Heilung ausblieb, z. B. chronische Hepatitis C
- Chronisch-rezidivierend: akuter Entzündungsschub einer chronischen Entzündung, z. B. eitrig exazerbierte chronische Cholezystitis.

Einteilung nach Art des Exsudats

Seröse Entzündung. Das eiweißreiche Exsudat besteht v. a. aus zellfreiem Blutserum und enthält kein Fibrinogen bzw. Fibrin.
- Oft folgenlose Ausheilung: **Restitutio ad integrum**
- Tritt auf als erste Antwort des Organismus auf eine Schädigung des Gewebes (Durchgangsstadium) oder in der Umgebung anderer schwererer Entzündungen
- Beispiele: Entzündungen der Schleimhäute, z. B. Schnupfen.

Fibrinöse Entzündung. Infolge der Exsudation des Vollplasmas und der Gerinnung von Fibrinogen zu Fibrin bildet sich fibrinreiches evtl. serofibrinöses Exsudat.
- Fibrinöse Begleit-Pleuritis, -Peritonitis, -Perikarditis bei Pneumonie, Darmentzündung, Herzinfarkt (Pericarditis epistenocardica), Operationen
- Urämie
- Pseudomembranöse Kolitis.

Eitrige Entzündung. Das Exsudat enthält neutrophile Granulozyten und oft auch Monozyten – oft werden die Entzündungen durch Bakterien verursacht. Als Übergangsformen kommen serös-eitrige und fibrinös-eitrige Entzündungen vor.
- Eitrige Meningitis, Bronchopneumonie, eitrige Pyelonephritis
- Spezialformen eitriger Entzündungen:
  - **Abszess** (→ Abb. 6.1): Eiteransammlung in einem durch die Entzündung entstandenen Hohlraum
  - **Empyem:** Eiteransammlung in einem präformierten Hohlraum
  - **Phlegmone** (→ Abb. 6.2): diffuse Ausbreitung neutrophiler Granulozyten im Gewebe.

Hämorrhagische Entzündung. Ein erythrozytenreiches Exsudat liegt vor bei schwerer Gefäßschädigung, die Gefäße sind nur verändert, aber nicht zerstört.
- Milzbrand durch Exotoxine
- Pocken
- Pest
- Virusgrippe.

Nekrotisierende Entzündung. Charakteristisch sind die Nekrosen durch die Einwirkung nekrotisierender Noxen oder infolge einer Mikrozirkulationsstörung.
- Bakterielle Endokarditis
- Chemische Säuren oder Laugen
- Ösophagitis
- Pankreatitis
- Typhus abdominalis.

Je nach Art der Entzündung überwiegen folgende Zelltypen:
- Akute bakterielle Entzündung: neutrophile Granulozyten, Monozyten, Makrophagen
- Akute virale Entzündung: Lymphozyten
- Chronische Entzündung: Lymphozyten, Plasmazellen, eosinophile Granulozyten
- Granulationsgewebe: neutrophile Granulozyten, Makrophagen, Fibroblasten, kleine Gefäße, ggf. Lymphozyten und Plasmazellen
- Granulomatöse Entzündung: Lymphozyten, Epitheloidzellen (spezialisierte Makrophagen), Riesenzellen.

Verlaufsformen

Akute Entzündung

Eine akute Entzündung wird organisiert, wenn der Gewebeschaden zu ausgedehnt ist oder ein Abtransport von Exsudat und Zelldebris nicht möglich ist. Sie kann – in Abhängigkeit von der Virulenz des Erregers und der Abwehrlage des Organismus – wie folgt verlaufen:

- Exsudatauflösung
- Regeneration, Organisation: Abräumaktion der Makrophagen → Kapillareinsprossung → Bildung von Granulationsgewebe → Bindegewebsbildung und Vernarbung
- Postinfektiöse Zweiterkrankungen
- Chronifizierung
- Hämatogene Erregeraussaat (Bakteriämie, Fungämie, Sepsis oder Septikopyämie).

Chronische Entzündung

Eine chronische Entzündung entwickelt sich, wenn das auslösende Agens nicht beseitigt werden kann und den Entzündungsprozess weiter unterhält. Chronische Entzündungen können aber auch ohne vorangegangene akute Reaktion auftreten, z. B. primär chronische Polyarthritis.

Bei der chronischen Entzündung bestehen folgende Pathomechanismen:

- Verminderung der Granulozyten
- Zunahme der Lymphozyten und Plasmazellen
- Persistenz der Makrophagen, Ausbildung von Riesenzellen
- Ständiger Organisationsversuch durch Kapillareinsprossung, Fibroblastenproliferation, Ausbildung einer Fibrose.

Die chronische Entzündung ist histologisch an der Ausbildung folgender chronischer Entzündungsformen erkennbar.

Chronisch-nichteitrige Entzündung. Die immunologische Entzündungsreaktion mit zytotoxischen Lymphozyten oder Antigen-Antikörper-Reaktionen wird verursacht durch:

- Umweltnoxen
- Bestimmte Keime.

Chronisch-eitrige Entzündung. Unterschieden werden zwei Formen.

- Chronisch-mukopurulente Entzündung: Besiedelung von schleimhautbesetzten Hohlräumen mit pyogenen Keimen. Dies führt zu einer chronischen Schleimhautschädigung mit Plattenepithelmetaplasie und Schleimhautatrophie
  - Chronisch-mukopurulente Bronchitis
  - Chronisch-mukopurulente Rhinosinositis
- Chronisch-granulierende Entzündung: durch Neubildung eines kapillarreichen, resorptiven Mesenchyms, dem Granulationsgewebe, gekennzeichnete, chronische Entzündung.

Chronisch-granulierende Entzündung. Unterschieden werden je nach Funktion des Granulationsgewebes:

- Demarkation des gesunden von nekrotischem Gewebe
- Resorption nekrotischen Gewebes, Organisation
- Reparation von Gewebedefekten, Defektheilung
  - Chronischer Abszess
  - Chronische Fistel
  - Chronisches Ulkus.

Granulomatöse Entzündungen. Chronische Entzündungen mit einem bis mehrere Millimeter großen Knötchen aus Entzündungszellen, die als **Granulomzellen** wie folgt unterschieden werden:

- Makrophagen
- Epitheloidzellen: entstehen aus Makrophagen
- Mehrkernige Riesenzellen: entstehen durch ungeordnete oder geordnete Verschmelzung von Makrophagen oder Epitheloidzellen.

Typische Granulome sind:

- **Epitheloidzellige Granulome:** Durch relativ toxische Substanzen, z. B. Mykobakterien verursachte scharf begrenzte Knötchen mit zahlreichen Epitheloidzellen. Man unterscheidet:
  - Granulome vom Sarkoidosetyp
  - Granulome vom Tuberkulosetyp.
- **Histiozytäre Granulome:** Durch wenig toxische Substanzen, z. B. Urate, Fremdkörper, verursachte unscharf begrenzte knötchenförmige Ansammlungen von phagozytierenden Histiozyten. Man unterscheidet:
  - Rheumatisches Granulom
  - Rheumatoides Granulom
  - Fremdkörpergranulom.

Eine granulomatöse Entzündung ist nicht gleichbedeutend mit einer granulierenden Entzündung!

CHECK-UP

- ☐ In welche Phasen teilt man eine Entzündungsreaktion ein?
- ☐ Welche Zellen und Entzündungsmediatoren überwiegen in den jeweiligen Phasen?
- ☐ Nennen Sie die fünf Kardinalsymptome einer Entzündung.
- ☐ Was ist eine Functio laesa?

Abszess

Als Abszess(→ Abb. 6.1) ist eine Eiteransammlung in einem Hohlraum definiert, der sich von der Umgebung abgrenzt.

Ätiologie

Die entzündliche Gewebeeinschmelzung wird meist durch eine bakterielle Infektion mit Staphylococcus aureus, Streptokokken und Coli-Bakterien ausgelöst.

Klinik

Weitere Symptome:

- Evtl. Eiterabgang, Fieber, Schüttelfrost
- Komplizierend sind Fistelbildung und septischer Verlauf.

Diagnostik

- Labor: Leukozytose, erhöhte Entzündungsparameter, Erregernachweis.
- Inspektion: entzündeter Knoten
- Sonografie: Abszessdarstellung, ggf. Biopsie
- CT: bei inneren Abszessen.

Therapie

- Allgemeinmaßnahmen: ruhig stellen.
- Medikamentös: Antiseptika (lokal), hoch dosiert Antibiotika (systemisch).
- Operativ: entsprechend der Richtlinien der Wundbehandlung durch chirurgische Inzision, bei lokalen Eiterungen (u. U. mehrfache Inzision oder breite Eröffnung) oder Ausräumen der Nekrosen, Spülung, Drainage.

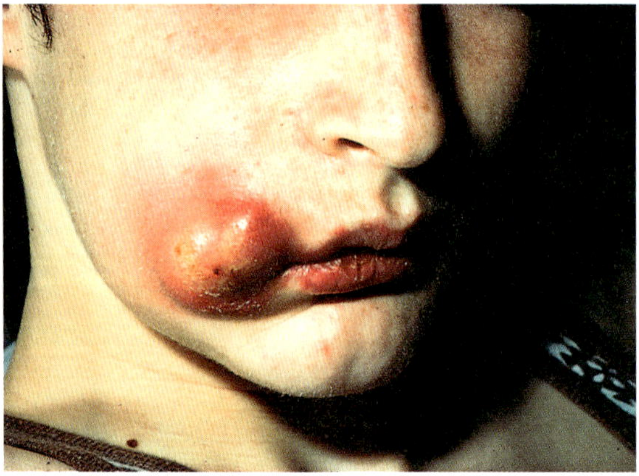

Abb. 6.1 Abszess am rechten Mundwinkel [R234]

CHECK-UP

- ☐ Was ist ein Abszess?
- ☐ Wie wird ein Abszess therapiert?

Phlegmone

Phlegmone (➜ Abb. 6.2) sind eine sich flächenhaft ausbreitende Entzündung des Bindegewebes.

Ätiologie

Über eine Verletzung der Haut dringen Staphylokokken oder hämolysierende Streptokokken in die Hautschichten ein und bewirken eine eitrige Entzündung, die sich entlang von Sehnen und Muskeln ausdehnen kann, z. B. Sehnenscheidenphlegmone bei Nadelstichverletzungen in den Daumen.

- Phlegmone sind im Gegensatz zu Abszessen nicht abgekapselt.
- V-Phlegmone ist eine eitrige bakterielle Entzündung, die in den Beugesehnenscheiden der Hand lokalisiert ist.

Betrifft die Verletzung die Sehnenscheiden des 2.–4. Fingers, bleibt die Entzündung isoliert in der Sehnenscheide. Bei einer Verletzung der Sehnenscheiden von Daumen oder Kleinfinger steigt die Infektion bis zur Handwurzel ab, die dünnen Trennwände der Synovialsäcke werden durchbrochen und rufen eine v-förmige Infektion von Daumen zum Handgelenk zum Kleinfinger hervor.

Klinik

- **Lokale Entzündungszeichen:** teigig geschwollen, leicht schmerzhaft; entwickeln sich bevorzugt an Händen/Beinen
- **Allgemeinsymptome:** Fieber, Myalgien, schlechtes Allgemeinbefinden
- Evtl. Eiterbildung.

Diagnostik

- Inspektion: fünf Kardinalsymptome (s. o.)
- Labor: Leukozytose, erhöhte Entzündungsparameter, Erregernachweis.

Therapie

- Allgemeinmaßnahmen: ruhig stellen.
- Medikamentös: Antiseptika (lokal), hoch dosiert Antibiotika (systemisch).
- Operativ: entsprechend der Richtlinien der Wundbehandlung durch chirurgische Inzision, bei lokalen Eiterungen (u. U. mehrfache Inzision oder breite Eröffnung) oder Ausräumen der Nekrosen, Spülung, Drainage.

Um hämatogene Komplikationen zu vermeiden, ist eine gleichzeitige systemische antibiotische Therapie angezeigt, z. B. Penicillin.

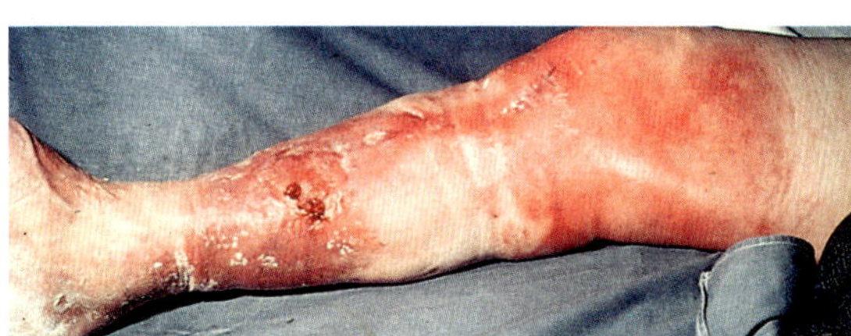

Abb. 6.2 Phlegmone des Unterschenkels, die von kleineren Hautverletzungen ausgeht und auf den distalen Oberschenkel übergreift [R234]

CHECK-UP

- ☐ Muss eine Phlegmone immer chirurgisch behandelt werden?
- ☐ Welche möglichen Konsequenzen können sich aus einer zurückhaltenden Therapie ergeben?

Erysipel

Die akute, flächenhafte und scharf begrenzte Entzündung der Haut und deren Lymphwege manifestiert sich v. a. an Gesicht, Armen und Beinen (→ Abb. 6.3).

Ätiologie

Die Entzündung wird hervorgerufen durch Streptokokken der Gruppe A. Eintrittspforte sind Verletzungen und Hautrhagaden, die Ausbreitung erfolgt lymphogen.

Risikofaktoren sind pAVK, Diabetes mellitus und Lymphödeme.

Klinik

Ausgeprägtes Krankheitsgefühl:
- Hohes Fieber, Schüttelfrost, Übelkeit, Erbrechen, Kopfschmerzen
- Regionale Lymphknotenvergrößerung.

Hautveränderungen:
- Wunde als Eintrittspforte: „flammende" Rötung, scharf begrenzt an Gesicht, Kopf, Unterschenkel und Arm
- Schwellung, Juckreiz, Druckschmerz, Überwärmung, aber keine Eiterbildung.

Komplikationen. Diese entstehen durch Kreuzreaktion der Streptokokken-Antikörper:
- Endokarditis oder Myokarditis, rheumatisches Fieber
- Phlegmone
- Thrombose, Thrombophlebitis
- Chronisches Lymphödem, Elefantiasis
- Glomerulonephritis
- Sepsis
- Meningitis.

Diagnostik

- Inspektion: v. a. im Gesicht und Unterschenkeln
- Labor: BSG-Erhöhung, Leukozytose, Erregernachweis, Anti-Streptolysin-Titer erhöht.

Therapie

Allgemeinmaßnahmen:
- Bettruhe, feucht-kalte Umschläge auf die Eintrittspforte, Hochlagerung der Extremität, desinfizierende Substanzen
- Bei Gesichtsbefall: flüssige Kost, Patient darf nicht sprechen.

Medikamentös. Kombination aus hoch dosiertem Penicillin und Schmerz- und Fieberbekämpfung.

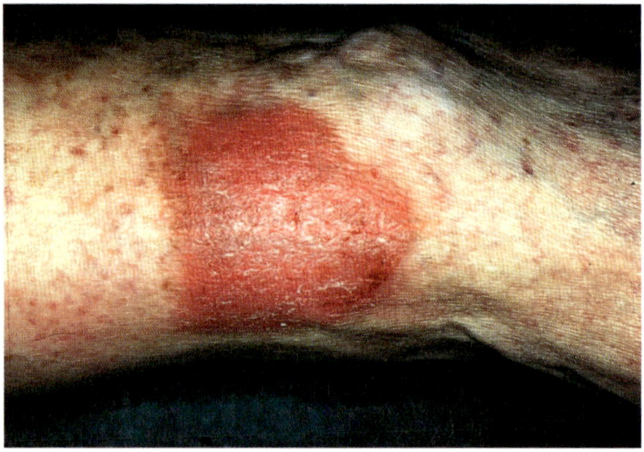

Abb. 6.3 Erysipel an der unteren Extremität [R234]

CHECK-UP

- ☐ Was ist der Unterschied zwischen einer Phlegmone und einem Erysipel?
- ☐ Bei welcher Patientengruppe erwarten Sie bevorzugt die Ausbildung eines Erysipels?
- ☐ Nennen Sie 5 Komplikationen eines Erysipels.

Tetanus

An Tetanus erkranken jährlich in Deutschland bis zu 70 Menschen, weltweit etwa eine Million Menschen. Meist ist die Erkrankung Folge eine akute **Verletzung der Haut** durch Trauma, Verbrennungen, Operationswunden, aber auch Piercing bei Personen, die nicht oder nur unzureichend aktiv immunisiert wurden. Risikofaktoren für eine Tetanuserkrankung sind eine **Wundverunreinigung** in Verbindung mit mangelndem Impfschutz sowie gelegentlich eine Mischinfektion mit gramnegativen Bakterien. Da im höheren Alter die Tetanus-Antitoxin-Antikörperspiegel sinken, sind bevorzugt ältere Menschen betroffen: So ist das Tetanus-Risiko bei über 60-Jährigen bis zu 7-mal höher als bei 5- bis 19-Jährigen.

Ätiologie

Tetanus wird durch das Neurotoxin **Tetanospasmin** verursacht, das von **Clostridium tetani** in kontaminierten Wunden, d. h. unter anaeroben Bedingungen, produziert wird.

Clostridium tetani ist ein **obligat anaerobes, sporenbildendes grampositives Stäbchen,** das ubiquitär, in hohen Konzentrationen v. a. im Boden und in den Fäzes, insbesondere von Haustieren, vorkommt. Dieses wandert axonal retrograd und wird im Rückenmark und Hirnstamm angereichert, wo es die inhibitorischen Transmitter, Glycin und GABA, am α-Motoneuron hemmt.

Klinik

Die Inkubationszeit bei Tetanusinfektion liegt i. d. R. zwischen 1–2 Wochen, kann aber bis zu zwei Monaten betragen. Die Symptome äußern sich zunächst in einem uncharakteristischen **Prodromialstadium:**

- Kopfschmerzen
- Schwindel
- Müdigkeit
- Leistungsminderung
- Motorische Unruhe.

Nach einigen Tagen folgen pathognomische Symptome mit von kranial absteigend **unwillkürlichen spastischen Tonuserhöhungen:**

- Mimische Muskulatur: grinsendes Gesicht (**Risus sardonicus, →** Abb. 6.4)
- Kaumuskulatur: Kieferklemme (**Trismus**).
- Deszendierende tonische Muskelstarre ausgehend von Nackenmuskulatur und übergreifend auf Rückenmuskulatur (**Rigor**)
- Reklination des Kopfs und Hyperlordose der Wirbelsäule (**Opisthotonus**).

Innerhalb von 24 Stunden entwickelt sich folgende Symptomatik:

- Generalisierte Muskelspasmen
- **Laryngospasmus** mit Atemwegsobstruktion und Dyspnoe
- Schwere Funktionsstörung des autonomen Nervensystems:
  - Tachykardie, Hypertonie, Schwitzen
  - Äußere Reize, z. B. akustische, visuelle oder taktile, lösen **reflektorisch Spasmen** aus und verstärken diese – es kann sich ein lebensbedrohlicher Laryngospasmus entwickeln.

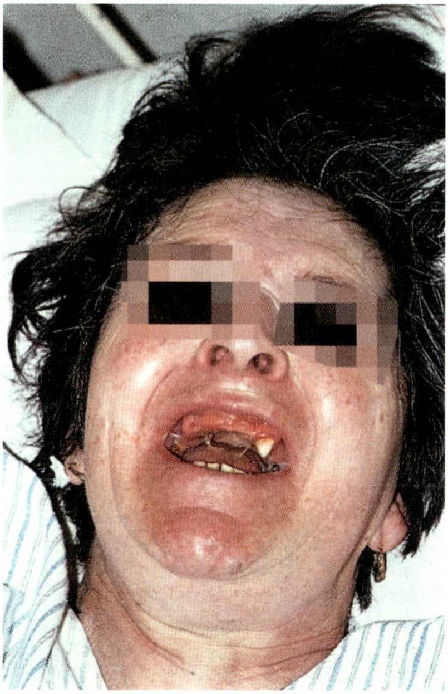

Abb. 6.4 Risus sardonicus bei Tetanusinfektion. Fratzenhaft, lachender Gesichtsausdruck durch massiven Tonus der Gesichtsmuskulatur [R234]

Tab. 6.1 Stadieneinteilung des Tetanus nach Ablett

Grad	Ausprägung	Klinik
I	**Leicht**	Leichter bis mäßiger Trismus, keine Spasmen, keine oder nur leichte Dysphagie
II	**Mäßig**	Mäßiger Trismus, deutliche Rigidität, leichte bis mäßige, kurze Spasmen, Tachypnoe › 30, leichte Dysphagie
III	**Schwer**	Schwerer Trismus, generalisierte Tonuserhöhung, prolongierte Spasmen, Tachypnoe › 40, Tachykardie › 120/min, Apnoe-Anfälle
IV	**Sehr schwer**	Grad III plus schwere autonome Dysregulation insbesondere kardiovaskulär mit tachy- und bradykarden Rhythmusstörungen oder Asystolie

Zur Verlaufsdokumentation und insbesondere für klinische Studien dient die Stadieneinteilung nach Ablett (➜ Tab. 6.1).

Diagnostik

Die Diagnose des Tetanus ist eine klinische.

Anamnese: Verletzungen, offene Wunden, Operationen.
Klinische Untersuchung: typische Klinik!
Clostridium tetani kann typischerweise aus den Wunden nicht kultiviert werden. Die Inokulation von Patientenserum in eine Maus dient zum Toxinnachweis im Serum, ist jedoch häufig nicht ausreichend verlässlich. Das Gleiche trifft auf den quantitativen Antitetanus-Toxoid-IgG-Nachweis im ELISA zu, insbesondere korreliert der Titer nicht mit der Schwere der Erkrankung. In der Elektromyografie (EMG) finden sich eine kontinuierliche, nicht unterdrückbare Muskelaktivität sowie ein Fehlen oder eine Verkürzung der Silent Period.

Differenzialdiagnosen

- Tetanie im Rahmen einer Hyperkalzämie
- Strychnin-Intoxikation
- Bakterielle Meningitis, Opisthotonus-Meningismus
- Dystone Reaktion nach Neuroleptika-Gabe, z. B. L-Dopa-Inhibitoren
- Tonische epileptische Anfälle
- „Stiff-Person"-Syndrom
- Rabies.

Therapie

Der generalisierte Tetanus ist eine Erkrankung mit hoher Letalität – sie liegt in westlichen Ländern bei 10–20 %.
Die Behandlung sowie die zu erwartenden Komplikationen erfordern die Aufnahme auf eine neurologische Intensivstation mit vollem kardiopulmonalem Monitoring in Intubationsbereitschaft. Dort wird Serum zur quantitativen Bestimmung von Anti-Tetanus-Toxoid-Antikörpern abgenommen, Serum und Harn auf Strychnin untersucht und eventuell Biperiden verabreicht, um eine akute dystone Reaktion auszuschließen.

Die Therapie des Tetanus beruht auf folgenden Grundprinzipien:
- Identifizieren der Eintrittspforte und Wunddébridement
- Neutralisieren des zirkulierenden Toxins und Immunisierung
- Supportive und symptomatische Therapie unter Beachtung der möglichen Komplikationen.

Identifizierung der Eintrittspforte. Obwohl es Einzelfälle von Tetanuserkrankungen gibt, in denen keine Verletzung oder Eintrittspforte ausgemacht werden konnte, gelingt in den meisten Fällen die Identifizierung der Eintrittspforte. Diese muss umgehend und gründlich **chirurgisch saniert** werden, um eine fortgesetzte Tetanospasmin-Produktion zu vermeiden. Avitales Gewebe muss sofort entfernt werden, da dieses das Wachstum der anaeroben Clostridien fördert.

Neutralisierung zirkulierender Toxine und Immunisierung:
- Einmalgabe von 500 I. E. humanem Tetanus-Immunglobulin (hTIG) i. m, dieses, z. B. Tetagam, kann ungebundenes TTX neutralisieren, aber nicht das bereits neuronal gebundene oder endozytierte TTX. Zusätzlich wird hTIG zirkulär in die Wundränder injiziert. Möglicherweise ist die intrathekale Applikation der i. m. Applikation überlegen – Aussagen hierzu sind allerdings widersprüchlich.

- Aktive Immunisierung mit Tetanus-Toxoid (TTX-Td) als Einmalgabe (z. B. Tetanol) i. m. in der Postakutphase. Da eine Tetanuserkrankung keine Immunität hinterlässt, soll bei unbekanntem Impfstatus oder weniger als drei früheren Immunisierungen nach Stabilisierung des Patienten TTX-Td (Tetanol) empfohlen werden. TTX-Td ist die inaktivierte Form von Tetanospasmin. Die Immunisierung mit TTX-Td soll zusätzlich zum hTIG erfolgen, jedoch nicht in dieselbe Extremität. Die Gabe von TTX-Td darf auch bei Schwangeren durchgeführt werden.

Supportive und symptomatische Therapie. Zusätzlich zur antibiotischen Therapie (Metronidazol, Penicillin) werden die Spasmen mit folgenden Medikamenten behandelt:

- Benzodiazepine intravenös, z. B. Diazepam
- Baclofen intrathekal: In einigen Fällen wurde über eine erfolgreiche intrathekale Behandlung mit dem GABA-Agonisten Baclofen berichtet. Diese erfolgt über einen getunnelten Katheter in den lumbalen Subarachnoidalraum.
- Dantrolen, das den Kalziumeinstrom am Muskel hemmt, wurde in Einzelfällen erfolgreich zur Behandlung tetanischer Spasmen eingesetzt. Es ist nur zugelassen zur Behandlung der malignen Hyperthermie.
- Nichtdepolarisierende Muskelrelaxanzien, z. B. Vecuronium, Pancuronium: In vielen Fällen erfordert die Kontrolle der Spasmen, der Laryngospasmus oder die vegetative Symptomatik ohnehin eine Sedierung und Beatmung, in diesen Fällen können auch nichtdepolarisierende Muskelrelaxanzien eingesetzt werden.

CHECK-UP

- ☐ Ist Tetanus eine ansteckende Erkrankung? Führt eine überstandene Infektion zu einem lebenslangen Schutz?
- ☐ Was ist bei einer Tetanusimpfung zu beachten?
- ☐ Nennen Sie 3 auffallende klinische Befunde beim Tetanus.

Nekrotisierende Fasziitis

Die nekrotisierende Fasziitis (NF) ist eine lebensbedrohliche Weichteilinfektion, bei der sich ein rasch fortschreitendes Gangrän des Subkutangewebes bildet, das sich entlang der Faszie ausbreitet. Die Inzidenz der Erkrankung beträgt 0,4 bis 1,0 Fälle auf 100.000 Einwohner und hat eine Letalität von 40 %. Die Erkrankung tritt bevorzugt bei Menschen mit peripheren Durchblutungsstörungen, Störungen des Lymphabflusses oder Immundefizienz auf, häufig bei Diabetikern.

Ätiologie

Man unterscheidet nach den auslösenden Erregern:

- Nekrotisierende Fasziitis Typ 1: **aerob-anaerobe Mischinfektion,** v. a. nach chirurgischen Eingriffen und Bagatelltraumen
- Nekrotisierende Fasziitis Typ 2: **Streptokokken der Gruppe A.**

Klinik

Das Überleben der Patienten mit NF ist abhängig von der frühzeitigen Diagnose. Diese beruht primär auf dem klinischen Bild, da es keine beweisenden Laborparameter gibt.

- Anfangs unspezifische Symptomatik mit lokalen Schmerzen an der Eintrittswunde und Fieber, innerhalb von Stunden ausbreitende bläulich-livide Verfärbung der umliegenden Haut
- Charakteristisches Leitsymptom: starker lokaler Schmerz, „**pain out of proportion**" infolge der Ischämie der Faszie
- Bei Berührung Knistern durch **subkutanes Gas** und Blasenbildung
- Später Nekrosen der Haut und Unterhaut und Ausschüttung von Exotoxinen → Schock

und Multiorganversagen (Toxic Shock Syndrome [TSS])
- Kompartmentsyndrom der Extremität
- Spezielle Form: **Fournier-Gangrän** im Genitalbereich

Diagnostik

- Anamnese: Trauma
- Klinische Untersuchung: typische Symptomatik, Schock

Von den 6 Diagnosekriterien nach Fisher (1979) gilt der Nachweis von 5 Kriterien als beweisend für die NF.
- Nekrose der Faszie, die sich auf die angrenzende Haut ausdehnt
- Mittlere bis schwere systemische Intoxikation mit vermindertem mentalem Status
- Fehlen einer primären Muskelbeteiligung
- Fehlen von Clostridien im Wundabstrich
- Fehlen eines ursächlichen Gefäßverschlusses
- Leukozyteninfiltration, fokale Nekrosen der Faszie und des umgebenden Gewebes sowie mikrovaskuläre Thrombosen bei der histologischen Untersuchung.

Therapie

Nur bei frühzeitiger und radikaler chirurgischer Therapie haben die Patienten eine Überlebenschance.

Operativ:
- Sofortiges **radikales Débridement** der Haut mit subkutanem Fettgewebe und Faszie, ggf. Amputation
- Evtl. Second-Look-Operation bei unklarem Befund
- Nach Abheilung der Lokalinfektion ist mit beginnender Granulation eine operative Abdeckung der Defekte mittels **Hauttransplantation** anzustreben.

Postoperativ:
- Antibiotische Therapie: Aufgrund der Vielzahl an möglichen auslösenden Erregern ist immer eine **breite antibiotische Therapie** erforderlich, die auch Anaerobier mit einschließen muss
- Ggf. hyperbare O_2-Behandlung (HBO), Oxygenierung ischämischer Gewebe

Sehr häufig entwickelt sich ein septisches Geschehen mit nachfolgendem Multiorganversagen. Die Therapie folgt den etablierten Sepsis-Guidelines.

CHECK-UP

- ☐ Welche Symptomatik kann mit einer nekrotisierenden Fasziitis einhergehen?
- ☐ Welche Diagnosekriterien der nekrotisierenden Fasziitis gibt es und wer hat sie begründet?
- ☐ Wie wird eine nekrotisierenden Fasziitis therapiert?

7 Hals und Schilddrüse

Halszysten und Halsfisteln

Halszysten und Halsfisteln sind angeborene Fehlentwicklungen im Bereich der Halsweichteile. Nach den Lymphadenopathien, ist die mediane Halszyste die zweithäufigste umschriebene Schwellung bei Erkrankungen im Kindesalter.

Ätiologie

Unterschieden werden mediane und laterale Halszysten und Halsfisteln.

Mediane Halszysten und Halsfisteln. Diese Fehlbildungen sind Überbleibsel des **Ductus thyreoglossus,** der sich nicht vollständig verschlossen hat. Sie treten überwiegend bei **Kindern** auf, können sich aber auch im jugendlichen bzw. jüngeren Erwachsenenalter erstmals manifestieren.

Laterale Halszysten und -fisteln. Diese angeborene Fehlbildungen aus dem **Sinus cervicalis** oder dem 2.–4. Kiemenbogen zeigen sich als Fistelöffnungen meist in Höhe des Kehlkopfs am Vorderrand des M. sternocleidomastoideus. Sie können auch deutlich weiter kranial unterhalb des Mastoids oder in der Nähe des Jugulums lokalisiert sein.

Klinik

Halszysten. Indolenter, schluckverschieblicher, prall-elastischer Tumor.

- Mediale Halszyste: im Halsbereich submental median
- Laterale Halszyste: unter dem Kieferwinkel oder vor dem M. sternocleidomastoideus.

Halsfistel. Punktförmige Öffnung, gelegentlich spontane Absonderung von schleimig-eitrigem Sekret.

- Mediale Halsfistel: in der Medianlinie des Halses
- Laterale Halsfistel: am Vorderrand des M. sternocleidomastoideus.

Diagnostik

Anamnese und klinische Untersuchung. Inspektorisch und palpatorisch findet sich eine mehr oder weniger pralle, rundliche Resistenz unter der Haut.

Sonografie. Sehr geeignet zum Nachweis einer mit Flüssigkeit gefüllten Zyste.

Röntgen-Kontrastuntersuchung. Fisteln können meist nur bis zum Zungenbein sondiert und nach Instillation von Röntgenkontrastmittel radiologisch dargestellt werden.

Differenzialdiagnosen

Mediane Halszysten und -fisteln:

- Atherom
- Zystische Struma
- Ektope Schilddrüse
- Laryngozele.

Laterale Halszysten und -fisteln:
- Lipom
- Lymphozyste
- Lymphknotenschwellung
- Lymphadenitis tuberculosa
- Glomustumor.

Therapie

Mediane Halszysten und -fisteln. Diese werden **vollständig chirurgisch entfernt.** Auch der Hyoid muss entfernt werden, da der Ductus thyreoglossus durch diesen zieht. Infizierte Zysten werden genügend dosiert intravenös antibiotisch behandelt. Sie dürfen nicht eröffnet werden, da sich nach Inzision und offener Behandlung oft sekundäre Halsfisteln entwickeln, deren vollständige operative Entfernung etwas schwieriger ist. Allerdings ist im akut entzündlichen Zustand die Punktion einer Halszyste oft unvermeidlich.

Laterale Halszysten und -fisteln. Bereits die sichere diagnostische Abklärung erfordert die vollständige Entfernung. Geht eine abszedierende Entzündung von einer lateralen Halszyste aus, kann eine **Inzision, Drainage und offene Behandlung** über eine eingelegte Lasche erforderlich werden. Auch die Karotisgabel muss häufig reseziert werden, da die Zysten und Fisteln häufig durch diese ziehen, eine Tonsillektomie kann ebenfalls angezeigt sein.

CHECK-UP

- ☐ Durch welche embryonale Fehlentwicklung entsteht eine mediane Halszyste?
- ☐ Nennen Sie drei Differenzialdiagnosen der medianen Halszyste?
- ☐ Wie wird eine symptomatische Halszyste therapiert?

Struma

Als Struma, syn. Kropf, wird eine sicht-, tast- und messbare Vergrößerung der gesamten Schilddrüse oder von Teilen der Schilddrüse bezeichnet. Sie ist die weltweit am häufigsten vorkommende Endokrinopathie.

Ätiologie

Jodmangel, strumigene Substanzen. Die häufigste Ursache einer **endemischen Struma** ist **Jodmangel** (80–90 %), der bei einer täglichen Jodaufnahme von weniger als 50 µg gegeben sein kann: Alpine Regionen sind Endemiegebiete mit gehäufter Inzidenz. Zudem können folgende **strumigene Substanzen** die Entwicklung einer Struma initiieren oder fördern:
- Jod in hohen Dosen: Medikamente, z. B. **Amiodaron,** Tabletten mit Meeresalgen, z. B. Kelp
- thyreostatische Medikamente: Lithium, Carbimazol, Perchlorat, Propylthiouracil
- Pflanzenstoffe: Thiozyanate in Kassawawurzel, Kohlarten.

Thyreoiditiden. Bestimmte Schilddrüsenerkrankungen und Neoplasien können ebenfalls die Entwicklung einer Struma begünstigen:
- Subakute Thyreoiditis (**Thyreoiditis De Quervain**): durch Viren ausgelöst: Mumps, Grippe, Coxsackie, Masern, EBV
- Chronische autoimmune Thyreoiditis (**Hashimoto-Thyreoiditis**): häufigster Grund für Schilddrüsenvergrößerung in Industrieländern; häufiger bei Frauen, assoziiert mit bestimmten HLA-Merkmalen und anderen Autoimmunerkrankungen, z. B. Diabetes mellitus Typ I, chronische Polyarthritis; charakterisiert durch lymphozytäre Infiltrate und Auto-Antikörper:
  - Anti-Thyroideaperoxidase-Antikörper, mikrosomale Antikörper
  - Anti-Thyreoglobulin-Antikörper
  - Blockierende Anti-TSH-Rezeptor-Antikörper
- Neoplasien: Adenome.

Pathogenese

- Kropfbildung infolge Jodmangels und Defekten der Hormonsynthese → Anstieg der TSH-Sekretion
- TSH → diffuse Hyperplasie, sog. Anpassungshyperplasie des Schilddrüsengewebes, bei fortbestehendem Jodmangel → knotige, irreversible Struma

- Aus der diffusen TSH-abhängigen Struma kann sich auch eine multinoduläre TSH-unabhängige **autonome** Struma entwickeln. Dies ist auf eine fokale Aktivierung von TSH-Rezeptoren zurückzuführen.

Morphologisch wird die Struma wie folgt unterteilt.
- **Struma diffusa:** nicht abgrenzbare Vergrößerung der Schilddrüse mit gleichmäßiger Drüsenwucherung
- **Struma nodosa:** Knotenstruma mit soliden Raumforderungen
- **Struma cystica:** Knotenstruma mit liquiden Raumforderungen
- **Struma nodosa et cystica:** Knotenstruma mit soliden und liquiden Raumforderungen.

Klinik

Blande Struma:
- Schilddrüse: diffus oder knotig vergrößert
- Weitere Symptome: **Kompressionssymptome** bei ausgedehnten Strumen
  - Einengung der Trachea bei substernaler Ausdehnung → Dyspnoe, inspiratorischer Stridor, Schluckbeschwerden
  - Kompression des N. laryngeus recurrens → Heiserkeit

Thyreoiditis De Quervain:
- Schilddrüse: druckdolent, Schmerzen in Kinn und Ohren ausstrahlend
- Weitere Symptome: protrahierter Verlauf im Rahmen eines grippalen Infekts, Fieber und Halsschmerzen; zu Beginn evtl. Zeichen einer Hyperthyreose möglich; später wieder euthyreote oder selten hypothyreote Stoffwechsellage.

Hashimoto-Thyreoiditis:
- Schilddrüse: schmerzlos
- Weitere Symptome: zu Beginn evtl. hyperthyreote Zustandsbilder, später meist Hypothyreose bei autoimmuner Zerstörung der Schilddrüsenzellen.

Schilddrüsenmalignom:
- Schilddrüse: derbe Knoten, einzeln oder multipel, langsam wachsend
- Weitere Symptome: meist euthyreote Stoffwechsellage.

Diagnostik

- Anamnese: Endemiegebiet
- Klinische Untersuchung: Die Struma kann nach klinischen Kriterien (→ Tab. 7.1) in verschiedene Stadien unterteilt werden.

Zur Sicherung der Diagnose empfiehlt sich folgendes Vorgehen (→ Tab. 7.2). Die Bestimmung des TSH-Spiegels spielt in der Schilddrüsendiagnostik eine wichtige Rolle. Ein abnormer TSH-Wert spricht für eine Regulationsstörung der Schilddrüse und sollte weiter abgeklärt werden. Der TSH-Normalbereich beträgt 0,1–2,5 mU/l. Man spricht von einer Hypothyreose ist der Wert > 2,5 mU/l, eine Hyperthyreose liegt vor ist der Messwert < 0,1 mU/l.

Tab. 7.1 Diagnostik vor Schilddrüsenoperationen

Grad	Klinischer Befund
0	**Nicht tastbare** Struma, szinitgrafische Vergrößerung sichtbar
I	**Tastbare,** aber nicht sichtbare Struma
Ia	Tastbare, aber auch bei Reklination des Kopfs nicht sichtbare Struma
Ib	Tastbare und unter Reklination des Kopfs auch sichtbare Struma
II	Auch ohne Reklination des Kopfs **sichtbare Struma**
III	Sehr große Struma, aus größerer Entfernung sichtbar, mit lokalen **Komplikationen** verbunden: Einengung oder Verdrängung der Trachea

Tab. 7.2 Vereinfachtes Schema zur Diagnosesicherung von Schilddrüsenfunktionsstörungen [aus Berchtold Chirurgie, 6. Auflage, Elsevier]

Diagnose	bTSH	fT4	fT3
Ausschluss einer Funktionsstörung (= Euthyreose)	Normal: 0,1–2,5 mU/l	9,9–16,2 ng/l (12,7–20,8 pmol/l)	2,5–4,4 ng/l (3,9–6,7 pmol/l)
Hyperthyreose	Supprimiert: < 0,1 mU/l	↔, ↑	↑
Hypothyreose	Erhöht: > 2,5 mU/l	↓	↓

Differenzialdiagnosen

- Schilddrüsenmalignome
- Pendred-Syndrom: erbliche Erkrankung mit Kombination aus Hypothyreose, Struma und Innenohrschwerhörigkeit.
- Hashimoto-Thyreoiditis
- Thyreoiditis De Quervain.

Therapie

Konservativ. Bei hypothyreoter Stoffwechsellage mit folgenden Maßnahmen:

- T4-Substitution, z. B. L-Thyroxin
- Jod bei Jodmangel
- Antiinflammatorische Therapie bei Thyreoiditis
- Radiojodtherapie.

Operativ. OP-Indikation ist gegeben bei:

- Druck und Verdrängungszeichen von benachbarten Organen (Grad III)
- Strumen mit Autonomie
- Malignitätsverdacht.

Bei chirurgischer Resektion muss **präoperativ** eine **euthyreote Stoffwechsellage** eingestellt werden.

- Bei subtotaler Schilddrüsenresektion bleiben ein kleiner Rest und die Kapsel bestehen. Als Komplikationen kann sich eine **Läsion des N. laryngeus recurrens** entwickeln. Die Inzidenz liegt bei 1 % und steigt bei Rezidiv-Operationen auf 15 %.
- In seltenen Fällen, ca. 0.4 %, kann sich durch Läsion oder Resektion der Epithelkörperchen ein **Hypoparathyreoidismus** mit hypokalzämischer Tetanie entwickeln.

CHECK-UP

- ☐ Worauf stützt sich die Standarddiagnostik der Schilddrüse?
- ☐ Wie können Strumen eingeteilt werden?
- ☐ Wie stellt sich eine Hashimoto-Thyreoiditis dar?
- ☐ Welche Operationsindikationen kennen Sie?
- ☐ Warum sollte ein Patient mit Hyperthyreose präoperativ euthyreot eingestellt werden?
- ☐ Worauf muss intraoperativ bei Resektion der Schilddrüse besonders geachtet werden?

Hyperthyreose

Klinisches Syndrom infolge einer übermäßigen Schilddrüsenhormonkonzentration im Blut, die eine verstärkte periphere Wirkung der Schilddrüsenhormone verursacht. Die Prävalenz beträgt 2,5 %.

Ätiologie

Morbus Basedow (Grave's Disease). Der Erkrankungsgipfel liegt zwischen dem 20. und 40. Lebensjahr, betroffen sind bevorzugt Frauen (F:M = 5:1).

- Hyperthyreose, die durch TSH-Rezeptor-Autoantikörper hervorgerufen wird
- Autoimmunerkrankung: assoziiert mit HLA-DR3 und anderen Autoimmunkrankheiten, z. B. Diabetes mellitus Typ I, Morbus Addison, chronische Polyarthritis

Weitere häufige Formen:

- Toxisches autonomes Adenom, sog. **thyreoidale Autonomie**
- Toxische multinoduläre Struma
- Hyperthyreote Phase einer subakuten oder chronischen **Thyreoiditis**
- **Thyreotoxicosis factitia:** exogene Zufuhr von Schilddrüsenhormonen.

Seltenere Formen:

- TSH-sezernierendes HVL-Adenom: sekundäre Hyperthyreose
- T3-T4-Resistenz des HVL
- Metastasierendes Schilddrüsenkarzinom
- Struma ovarii: Teratom mit schilddrüsenhormonproduzierendem Gewebe.

Klinik

Morbus Basedow. Manifestiert sich durch klassische Symptomen-Trias, sog. **Merseburger Trias** mit folgenden Symptomen (→ Tab. 7.3):

- **Tachykardie**
- **Struma** (70–90 %)

Tab. 7.3 Organmanifestationen bei Schilddrüsenfunktionsstörungen [aus Berchtold Chirurgie, 6. Auflage, Elsevier]

Organsystem	Hyperthyreose	Hypothyreose
Herz-Kreislauf-System	Tachykardie, Palpitation, Vorhofflimmern, hohe RR-Amplitude	Bradykardie, Hypertonie, Arteriosklerose, KHK
Magen-Darm-Trakt	Beschleunigte Passage, Durchfall	Obstipation
Energiestoffwechsel	Wärmeintoleranz, Temperaturerhöhung, Cholesterin erniedrigt	Kälteintoleranz, Temperaturerniedrigung, Hyperlipidämie
Haut und Anhangsgebilde	Haut warm, feucht, gut durchblutet	Haut kühl, feucht, blass, schlecht durchblutet, Myxödem
Psyche und Persönlichkeit	Nervosität, innere Unruhe, Reizbarkeit	Verlangsamung, Verstimmung
Mentale Funktionen	Unkonzentriertheit, Rastlosigkeit	Verlangsamung, scheinbare intellektuelle Einschränkung
Nervensystem	Tremor, Reflexsteigerung	Verlängerung der Reflexzeit, Ataxie
Muskulatur	Myopathie: Atrophie der proximalen Muskelgruppen (Schulter-, Beckengürtel)	Myopathie: Pseudohypertrophie der Muskulatur
Reproduktionssystem	Einschränkung von Potenz und Fertilität	Einschränkung von Potenz, Libido und Fertilität

- **Exophthalmus** (40–60 %): endokrine Ophthalmopathie
- Dermopathie: prätibiales Myxödem (40 %), Akropachie.

Thyreotoxische Krise. Diese lebensbedrohliche Komplikation ist Folge einer plötzlichen Freisetzung von Schilddrüsenhormonen und Katecholaminen und manifestiert sich als hyperthyreote Stoffwechselentgleisung mit folgenden Symptomen: Fieber (38–41 °C) mit Schwitzen, Exsikkose und Flush.

- ZNS-Symptome mit Delirium, Sopor oder Koma
- Gastrointestinale Symptome: Nausea, Erbrechen, Diarrhö
- Kardiale Symptome: Tachykardie, Vorhofflimmern, dekompensierte Herzinsuffizienz bis hin zum kardiogenen Schock.

Diagnostik

Anamnese. Familiäre Disposition bei Morbus Basedow, zunehmende Ungeschicklichkeiten, Haarausfall, Wärmeintoleranz, Nervosität, Schlaflosigkeit.

Klinische Untersuchung. Feinschlägiger Tremor, u. U. Herzrhythmusstörungen bzw. absolute Arrhythmie, feucht-warme Haut.

Klinische Zeichen der endokrinen Ophthalmopathie sind:

- Vorstehendes Auge, syn. **Protrusio bulbi**
- Stellwag-Zeichen: seltener Lidschlag
- Dalrymple-Zeichen: Retraktion des Oberlids
- Graefe-Zeichen: Zurückbleiben des Oberlids bei Blicksenkung.

Labor:

- TSH supprimiert, fT3 und fT4 erhöht
- Antikörperbestimmung: TRAK bei Morbus Basedow positiv, MAK bei Hashimoto-Thyreoiditis positiv, Anti-TPO-Antikörper als Zeichen der autoimmunen Schilddrüsenerkrankung.

Sonografie. Evtl. Zeichen einer Entzündung oder Adenom.

Schilddrüsenszintigrafie. Evtl. warmer oder heißer Knoten, diffus vergrößerte Struma mit vermehrter Radiojodaufnahme.

Therapie

Eine manifeste Hyperthyreose stellt grundsätzlich eine Behandlungsindikation dar. Einzige Ausnahme bilden hier wenig symptomatische, selbstlimitierende Hyperthyreosen bei Thyreoiditiden, bei welchen meist symptomatisch behandelt und auf eine thyreostatische Therapie verzichtet werden kann.

Es gibt drei Therapieoptionen für die spezifische Therapie:
- Medikamentöse thyreostatische Therapie
- Operation
- Radiojodtherapie.

Medikamentös. Eingesetzt werden Substanzen zur Blockade der Synthese der Schilddrüsenhormone (Carbimazol, Propylthiouracil) und Substanzen zur Hemmung der Jodidaufnahme in die Schilddrüse (Perchlorat) bei folgenden Indikationen:
- Hyperthyreose: bis zum Erreichen der Euthyreose, dann evtl. andere Therapie wählen
- Morbus Basedow: als Langzeittherapie für mindestens 18 Monate, dann absetzen. Tritt ein Rezidiv auf (50 % der Fälle) erfolgt eine Radiojodtherapie oder Operation.
- Gravidität: in niedrigst notwendiger Dosis, nicht bei Thyreoiditis, da diese keine thyreostatische Therapie erfordert. Die Substanzen dürfen nicht mit Thyroxin kombiniert werden.

Radiojodtherapie. Diese kommt bei folgenden Indikationen zur Anwendung:
- Morbus Basedow
- Multifokale Autonomie
- Rezidiv nach Strumektomie
- Große Struma bei alten Menschen
- Falls OP kontraindiziert.

Operativ. Nach thyreostatischer Therapie kann eine OP – wenn möglich nur bei Euthyreose – erfolgen. Um das Antigen zu entfernen, wird eine **subtotale Strumaresektion** bzw. bei immunogener Hyperthyreose eine totale Thyreoidektomie (→ Abb. 7.2) durchgeführt.
- Unifokale Autonomie, sog. toxisches Adenom
- Komplizierte Struma: Verdrängungserscheinungen
- Malignitätsverdacht, „kalte" Knoten in multifokaler Autonomie
- Thyreotoxischer Krise
- Versagen der konservativen Behandlung.

CHECK-UP

- ☐ Was ist die Ursache des Morbus Basedow? Wer ist meist betroffen?
- ☐ Nennen Sie vier subjektive und vier objektive Symptome des Morbus Basedow.
- ☐ Wie äußert sich eine thyreotoxische Krise? Wie wird sie behandelt?
- ☐ Nennen Sie drei Indikationen für eine Radiojodtherapie bei Hyperthyreose.

Maligne Schilddrüsentumoren

Adenome der Schilddrüse sind als Folge des Jodmangels ausgesprochen häufig. Dagegen ist die jährliche Inzidenz von Schilddrüsenkarzinomen mit 2–3/100.000 Einwohner eher niedrig. Frauen sind 2-mal so häufig betroffen wie Männer.

Ätiologie

Genetische Faktoren und eine (v. a. im Kindesalter erfolgte) **Bestrahlung der Halsregion** gelten als Risikofaktoren für die Entwicklung von Schilddrüsentumoren. Der letzte Faktor ist intensiv an Patienten untersucht worden, die aus den Anrainergebieten der Stadt Tschernobyl stammen, in der 1986 eine radioaktive Katastrophe mit massiven Emissionen von Iod^{131} und $Cäsium^{137}$ auftrat. Die Inzidenz von Schilddrüsenkarzinomen (papillärer Typ) stieg zwischen 1990–1998 bei Kindern unter 15 Jahren von durchschnittlich 13 auf 109 Fälle pro 100.000 und Jahr. In der Tumorgenese ist auch ein Einfluss von Sexualhormonen anzunehmen, da Frauen häufiger betroffen sind und sich dieser geschlechtliche Unterschied erst nach der Pubertät manifestiert.

Einteilung

Die Einteilung der Malignome erfolgt nach ihrer Histologie und Ausdifferenzierung (→ Tab. 7.4).

Klinik

Leitsymptom. Charakteristisch ist ein **derber Knoten,** der trotz Suppressionstherapie wächst. Dieser Solitärknoten liegt nur bei etwa 40 % der

Tab. 7.4 Histologische Einteilung, Epidemiologie, Metastasierung und Therapie der Schilddrüsentumoren

Histologie	Epidemiologie	Metastasen	Operative Therapie	Nachbehandlung
Papilläres Karzinom	• 35–60 % • Alter < 40 J. • w:m 3:1	Lymphogen: Halslymphknoten	Totale Thyreoidektomie mit regionaler Lymphadenektomie	Radiojodtherapie. Beste Prognose
Follikuläres Karzinom	• 25–45 % • Alter > 40 J. • w:m 3:1	Hämatogen: Lunge, Knochen	Totale Thyreoidektomie + selektive Lymphadenektomie	Radiojodtherapie. Gute Prognose
Medulläres Karzinom	• 5–10 % • 40–50 J. • w:m 1:1	Lymphogen, hämatogen	Totale Thyreoidektomie + modifizierte radikale Neck-Dissection	Solitärmetastasen operieren. Mäßige Prognose. MEN-Typ-II ausschließen
Anaplastisches Karzinom	• 10–15 % • 40–50 J. • w:m 2:1	Hämatogen	Totale Thyreoidektomie, neoadjuvante Therapie	Radiatio, ggf. Chemotherapie. Schlechte Prognose

Fälle vor, 50 % der Patienten hat eine Struma. Vergrößerte zervikale Lymphknoten als Erstsymptom treten in 27 % der Fälle beim medullären Karzinom auf und 15 % der Fälle beim papillären Karzinom.

Spätsymptome. Die folgenden Spätsymptome und Befunde werden heutzutage nur noch beim undifferenzierten Karzinom beobachtet:

- **Nicht schmerzhafter und tastbarer derber Strumaknoten**
- Fixierte Haut
- **Spätsymptome** mit **schlechter Prognose:**
  - Derbe, höckrige, unverschiebliche Struma
  - Heiserkeit (Rekurrensparese)
  - Horner-Symptomkomplex
  - Stridor, Dyspnoe
  - Schluckbeschwerden
  - Obere Einflussstauung.

Jeder 4. Fall eines medullären Karzinoms tritt im Rahmen einer **multiplen endokrinen Neoplasie (MEN) Typ II** auf. Folgende Befunde sollten an eine MEN denken lassen:

- Rezidivierende Durchfälle unklarer Genese
- Tachykardien
- Hypertensive Krisen
- Phäochromozytom
- Primärer Hyperparathyreoidismus.

Diagnostik

Immunhistochemische Verfahren. Diese dienen bei Schilddrüsenkarzinomen zur Darstellung histogenetisch relevanter Marker. Der Nachweis von **Thyreoglobulin** dient beim follikulären und papillären Karzinom zur Identifizierung eines unbekannten, mutmaßlich thyreoidalen Primärtumors. Medulläre Schilddrüsenkarzinome können gut von anderen Tumoren oder Karzinoiden abgegrenzt werden, da sie **Kalzitonin** ausschütten.

Thyreoglobulin wird (selten) auch von ovariellen Tumoren oder von einer Struma maligna, die von einem Teratom ausgeht, gebildet.

Anamnese und Untersuchung:

- Anamnese: u. a. MEN in der Familie ausschließen
- Klinische Untersuchung: inkl. Prüfung der Stimmbandbeweglichkeit.

Bildgebende Verfahren. Verdächtig sind solide, echoarme Knoten (Sonografie). Die Schilddrüsenszintigrafie wird wie folgt durchgeführt:

- 99 m-Tc zur Beurteilung der endokrinen Aktivität
- Verdächtig sind **kalte Knoten** (→ Abb. 7.1): reduzierte oder nicht vorhandene Fähigkeit des Tumors, radioaktives Jod aufzunehmen.

Für das CT des Halses keine jodhaltigen Kontrastmittel verwenden.

Feinnadelbiopsie. Die Feinnadelpunktion (FNP) ist indiziert, wenn sich eine sonografisch echoarme Läsion nur vermindert als sog. kalter Knoten darstellt oder laut Anamnese und Tastbefund ein Malignitätsrisiko besteht. Die Treffsicherheit der FNP liegt über der einer intraopera-

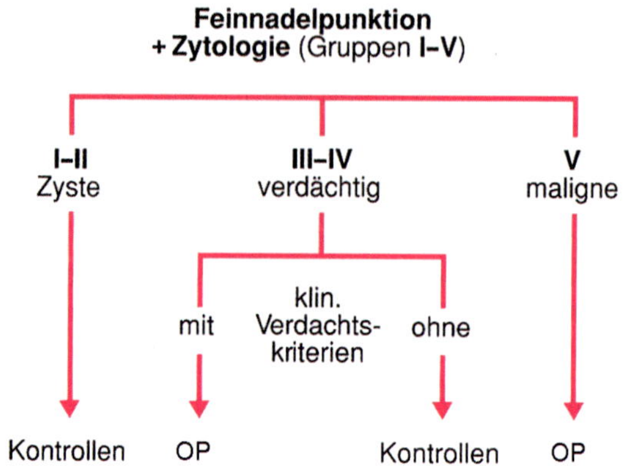

Abb. 7.1 Vereinfachter Algorithmus zur Abklärung eines kalten Knotens [M529]

tiven Schnellschnittuntersuchung. Nur follikuläre Tumoren sind zytologisch nicht sicher klassifizierbar.

Labor:
- Thyreoglobulin und CEA als Verlaufskontrolle für follikuläres und papilläres Karzinom
- fT3, fT4, TSH: supersensitive
- Serumkazium.

Die Klassifikation der Tumorausbreitung erfolgt nach den Regeln der UICC (2002, → Tab. 7.5). Das pTNM-System beschreibt die Tumorausbreitung (T), das Ausmaß des Lymphknotenbefalls (N) und die Fernmetastasen (M). Regionäre Lymphknoten sind die zervikalen und oberen mediastinalen Lymphknoten.

Tab. 7.5 TNM-Stadien des Schilddrüsenkarzinoms

TNM-Stadium	Charakteristikum
T1	Tumor < 2 cm in größter Ausdehnung und begrenzt auf Schilddrüse
T2	Tumor 2–4 cm in größter Ausdehnung und begrenzt auf Schilddrüse
T3	Tumor > 4 cm in größter Ausdehnung und begrenzt auf Schilddrüse
T4	Tumor Ausdehnung jenseits der Schilddrüsenkapsel
T4a	Tumor infiltriert eine oder mehrere Nachbarstrukturen: Subkutangewebe, Larynx, Trachea, Ösophagus, N. recurrens
T4b	Tumor infiltriert prävertebrale Faszie, mediastinale Gefäße oder umschließt die A. carotis
N1	Regionäre Lymphknotenmetastasen
M1	Fernmetastasen

Differenzialdiagnosen
- Riedel-Struma: harte fibrosierte Struma
- Lymphadenopathie z. B. bei Entzündungen, Mononukleose, HIV, malignen Lymphomen.

Therapie

Die Verfahrenswahl wird vom Zeitpunkt der Diagnosestellung (prä-, intra-, postoperativ), vom Tumortyp und vom Tumorstadium bestimmt.

Operativ. Um den Primärtumor und die regionären Lymphknotenmetastasen vollständig zu entfernen, ist eine Operation die Therapie der Wahl. Zudem muss jegliches funktionsfähiges Schilddrüsengewebe entfernt werden, damit eine Radiojodtherapie wirksam werden kann.
- **Totale Thyreoidektomie** (mit Kapsel und zervikaler Lymhadenektomie, → Abb. 7.2): Dieses Vorgehen ist der Regeleingriff für das

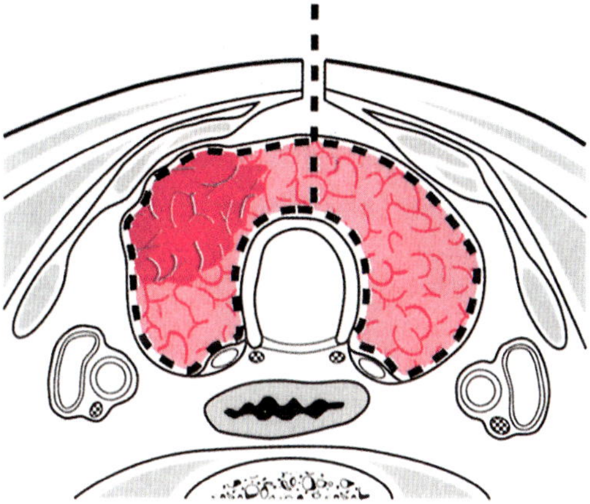

Abb. 7.2 Radikale Operation: Totale Thyreoidektomie [M529]

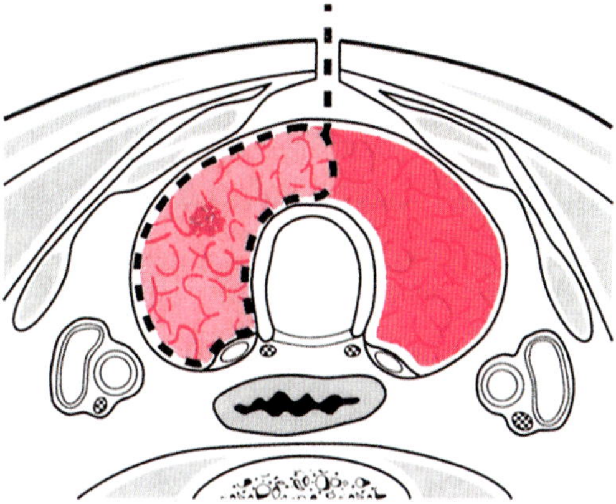

Abb. 7.3 Selektiv begrenzte Operation [M529]

follikuläre und papilläre Schilddrüsenkarzinom. Die **Nn. recurrentes** sollten identifiziert und zumindest eine Nebenschilddrüse dargestellt und belassen werden. Bei der Thyreoidektomie werden die perithyreoidalen, prälaryngealen und prätrachealen isthmusnahen Lymphknoten entfernt. Zur selektiv begrenzten Operation → Abb. 7.3.

- Beim **medullären Schilddrüsenkarzinom** kommt der OP ein herausragender Stellenwert zu, da es keine Behandlungsalternativen gibt. Obligat sind die Entfernung der zentralen Lymphknoten und die beidseitige systematische Dissektion der lateralen Halslymphknoten.
- Da das **anaplastische Karzinom** (→ Abb. 7.4) die schlechteste Prognose hat, wird die chirurgische Therapie äußerst radikal durchgeführt. Zum Zeitpunkt der Diagnosestellung ist die Erkrankung meist schon so weit fortgeschritten, dass nur noch palliative Resektionen, Tumorverkleinerungsoperationen und nicht selten auch die Tracheotomie zur Anwendung kommen.
- **Ipsilaterale Hemithyreoidektomie:** Diese kommt zur Anwendung bei nicht eindeutigem präoperativem Zytologiebefund sowie

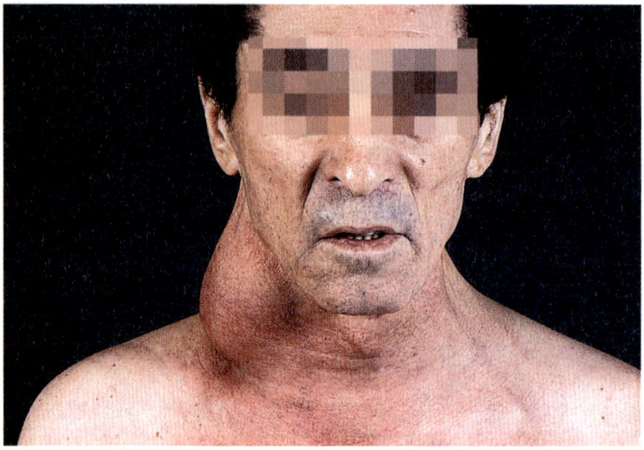

Abb. 7.4 Anaplastisches Schilddrüsenkarzinom [M529]

bei unklarer intraoperativer Schnellschnittdiagnose, z. B. follikuläre Neoplasie. Bei Bestätigung des Malignombefunds muss nur noch auf der kontralateralen Seite restthyreoidektomiert werden. Dieses Vorgehen senkt die operationsspezifische Morbidität, v. a. Recurrensparese, Epithelkörperchenentfernung, da ipsilaterale Wiederholungseingriffe mit entsprechend höherem Komplikationsrisiko vermieden werden.

Radiojodtherapie. Nach totaler Thyreoidektomie ist zusätzlich zur Ablation von noch vorhandenem Restschilddrüsengewebe, z. B. Lobus pyramidalis, der Nachweis bzw. Ausschluss von speichernden Lymphknoten- und Fernmetastasen angezeigt.

Chemotherapie. Eine palliative Chemotherapie erfolgt bei inoperablen Tumoren, meist bei **anaplastischen Schilddrüsenkarzinomen.**

- Eine Radiojodtherapie ist nicht angezeigt während der **Gravidität** (Schwangerschaftstest durchführen) und **Stillperiode.**
- Nach der Radiojodtherapie müssen für 6–12 Monate empfängnisverhütende Maßnahmen durchgeführt werden.

CHECK-UP

- ☐ Nennen Sie die histologische Einteilung der Schilddrüsenmalignome und ordnen Sie diese nach Epidemiologie, Metastasierung und Therapie.
- ☐ Wie gestaltet sich die TNM-Klassifizierung der Schilddrüsentumoren?
- ☐ Eine 51-jährige Patientin stellt sich mit spontan aufgetretener Heiserkeit vor. Woran müssen Sie denken? Welche diagnostischen Schritte leiten Sie ein?
- ☐ Welche weiteren Kriterien müssen den Verdacht auf ein malignes Wachstum lenken?
- ☐ Beschreiben Sie eine totale Thyreoidektomie.

Hyperparathyreoidismus

Es handelt sich um eine Überfunktion den Nebenschilddrüsen (➜ Abb. 7.5), die mit einem Parathormonüberschuss einhergeht.

Ätiologie

- **Primärer Hyperparathyreoidismus:** Störungen der Nebenschilddrüse, die mit einer erhöhten Kalziumkonzentration einhergehen
- **Sekundärer Hyperparathyreoidismus:** Grunderkrankungen, die den Kalziumspiegel im Blut senken
- **Tertiärer Hyperparathyreoidismus:** entwickelt sich aus einem länger bestehenden sekundären Hyperparathyreoidismus

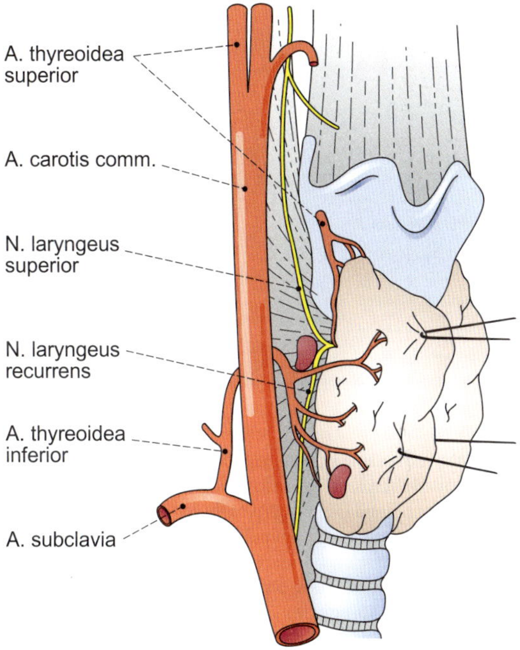

Abb. 7.5 Lage der Nebenschilddrüsen [M529]

Klinik

Durch den asymptomatischen Krankheitsverlauf, der längere Zeit anhält, wird der Hyperparathyreoidismus erst relativ spät erkannt. Während die Symptome des primären Hyperparathyreoidismus Auswirkungen eines erhöhten Kalziumspiegels im Blut sind, manifestiert sich die Klinik beim sekundären Hyperparathyreoidismus in Form einer renalen Osteopathie mit kompensatorisch meist normalem Kalziumspiegel.

- **Hyperkalzämie-Symptome:** Polyurie, erhöhtes Durstgefühl. Akut lebensbedrohlich ist eine hyperkalzämische Krise, die über Bewusstseinsstörungen bis zum Koma führen kann.
- **Renal:** Nierensteinkoliken und Nephrokalzinose
- **Gastrointestinal:** Übelkeit, Erbrechen, Gewichtsabnahme, Obstipation, Ulzera am Magen und Duodenum
- **Ossär:** Knochenerkrankungen, gesteigerter Knochenabbau, spontane Knochenbrüche. Heute eher selten: Osteodystrophia fibrosa cystica von Recklinghausen
- Neuromuskulär: Muskelschwäche, Leistungsminderung, Müdigkeit
- Psychisch: Affektlabilität, Depressionen.

„Stein-, Bein- und Magenpein."

Diagnostik

Wegweisend ist die Kombination aus erhöhtem Kalzium und Parathormon. Ergänzend kann durch den erhöhten Knochenumsatz eine Erhöhung der alkalischen Phosphatase nachweisbar sein.

- **Primärer Hyperparathyreoidismus:** erhöhter Kalziumspiegel im Blut, Hyperkalzurie im Urin, Parathormon erhöht, Serum-Phosphat normal
- **Sekundärer Hyperparathyreoidismus:** Normo-, Hyper- oder Hypokalzämie, Parathormon erhöht, Serum-Phosphat bei renaler Ursache stark erhöht, Grund ist eine prärenale Stauung bei Niereninsuffizienz
- **Röntgen und Knochenszintigrafie:** generalisierte Knochendemineralisation mit Akroosteolysen.

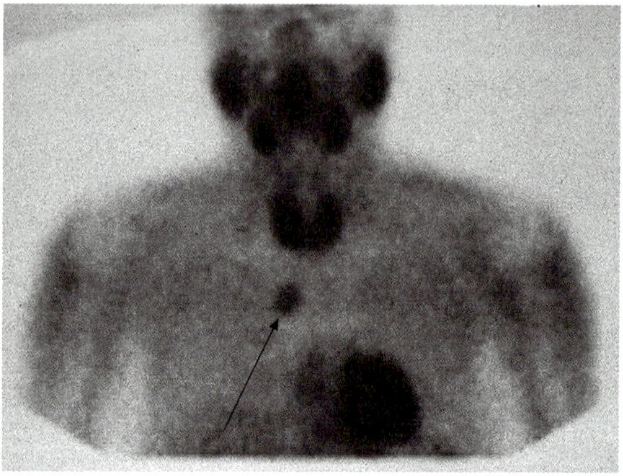

Abb. 7.6 Präoperatives Sestamibi-Szintigramm zur Lokalisationsdiagnostik bei primärem Hyperparathyreoidismus. Hier zeigt sich ein mediastinal rechts gelegenes Nebenschilddrüsenadenom (Pfeil) als ektopes Nebenschilddrüsenadenom bei normaler Topografie der Schilddrüse [M529]

Therapie

Eine operative Therapie ist angezeigt beim primären und tertiären Hyperparathyreoidismus, während beim sekundären Hyperparathyreoidismus die Behandlung der Grundkrankheit im Vordergrund steht.

- Diätetische Verminderung der Kalziumzufuhr (keine Milchprodukte)
- Steigerung der Kalziumausscheidung über die Niere, z. B. Furosemid Diuretikum und Kaliumsubstitution
- Hemmung des Knochenumsatzes durch Glukokortikoide, Kalzitonin, Biphosphonate.

Die Therapie der Wahl beim symptomatischen, primären Hyperparathyreoidismus ist die chirurgische Parathyreoidektomie.

CHECK-UP

- ☐ Was ist die Ursache für einen tertiären Hyperparathyreoidismus?
- ☐ Wie manifestiert sich ein primärer Hyperparathyreoidismus renal, ossär, neuromuskulär und gastrointestinal?
- ☐ Ein Patient stellt sich vor mit folgender Laborkonstellation: Phosphat erniedrigt, Parathormon erhöht, Serumkalzium erhöht. Welche Diagnostik würden Sie einleiten?
- ☐ Warum ist der Phosphatspiegel bei einem tertiären Hyperparathyreoidismus erhöht?

Larynxkarzinom

Obwohl das Larynxkarzinom in Mitteleuropa relativ selten vorkommt und nur 1–2 % aller bösartigen Tumoren ausmacht, ist es das häufigste aller Malignome des oberen Atmungs- und Verdauungstrakts. Es tritt bevorzugt bei Männern auf (90 % der Fälle).

Es handelt sich meist um **Plattenepithelkarzinome,** die an Grenzzonen zwischen Platten- und Zylinderepithel oder im metaplastischen Schleimhautepithel entstehen. Meist entwickeln sich die Karzinome aus so genannten **Leuko- und Erythroplakien,** die sich klinisch oft als Verhornungen zeigen.

Ätiologie

Trotz ungeklärter Ätiologie kann zweifelsfrei davon ausgegangen werden, dass bei dem multifaktoriellen Geschehen die folgenden exogenen und endogenen Risikofaktoren eine wesentliche Rolle spielen:

- Alter und Geschlecht
- Langjähriger Nikotinabusus
- Langjähriger Alkoholabusus
- Mangel an Vitamin C, Vitamin E und Folsäure
- Berufliche Exposition gegenüber Schadstoffen wie Asbest- und Zementstaub und polyzyklischen aromatischen Kohlenwasserstoffen
- Infektionen mit dem humanen Papillomavirus (HPV) Typ 16, 18, 31 und 33
- Chronischer gastroösophagealer Reflux
- Hyperplastische Laryngitis.

Einteilung

Abhängig von der anatomischen Region werden **supra-, epiglottische, glottische und subglottische Larynxkarzinome** unterschieden. Von der Lokalisation des Tumors im Kehlkopf hängt unter anderem die Ausbreitungstendenz ab. Glottische Larynxkarzinome sind mit einem Anteil von 65 % die häufigsten Tumoren vor den supraglottischen (33 %) und den subglottischen (~1 %).

Klinik

Die Symptomatik ist abhängig vom Sitz der Tumoren.

Suppraglottische Larynxkarzinome:
- **Dysphagien**
- **Kloßige Sprache**
- Spätsymptome: Heiserkeit, Ohrenschmerzen, blutiger Auswurf.

Glottische Larynxkarzinome:
- Frühsymptom: **Heiserkeit**
- **Dyspnoe**
- **Inspiratorischer Stridor.**

Diagnostik

Anamnese: Heiserkeit, Stimmveränderungen.
Klinische Untersuchung: Vergrößerte Lymphknoten tastbar.
Laryngoskopie:
- Direkte (z. B. Mikrolaryngoskopie): Entnahme und Auswertung von Probebiopsien, zudem Bestimmen der Größenausdehnung und Festlegen der therapeutischen Vorgehensweise
- Indirekte: Bestimmen der Größenausdehnung und Lokalisation des Tumors sowie der Stimmlippenbeweglichkeit.

Staging: CT, MRT, Sonografie des Abdomens, Skelettszintigrafie.

Differenzialdiagnosen

- Laryngitis
- Benigner Larynxtumor

Therapie

Die Therapie der Wahl ist die operative Entfernung des Tumors.
- Operative Kehlkopfteilresektion oder vollständige Kehlkopfentfernung (**subtotale oder totale Laryngektomie**)
- Bei Lymphknotenbefall zusätzlich Neck-Dissection und Radiotherapie
- Dauerhafte Tracheostomaanlage, Verlust der natürlichen Stimme und Nasenatmung
- Im Frühstadium ggf. Stimmlippenentfernung (**Chordektomie**) ausreichend
- Stimmrehabilitation: elektrische Sprachhilfe, Stimmprothesenimplantation.

CHECK-UP

- ☐ Nennen Sie fünf Risikofaktoren für das Auftreten eines Larynxkarzinoms.
- ☐ Beschreiben Sie die Klinik.
- ☐ Welche Therapieoptionen gibt es?

8 Mammachirurgie

Mastitis

Die Mastitis ist eine diffuse, phlegmonöse Entzündung der Brustdrüsen. Sie kann sich, wie in 50 % der Fälle bei jungen Müttern als Mastitis puerperalis manifestieren, aber auch bei nicht stillenden Frauen als non-puerperale Mastitis auftreten.

Ätiologie

Mastitis puerperalis. Die sog. Wochenbettmastitis tritt v. a. bei unerfahrenen Müttern und unzureichender Stillhygiene auf.

- **Infektion der Milchgänge,** zu 95 % durch **Staphylococcus aureus** verursacht
- Meist Genese über entstandene Rhagaden beim Stillen und unzureichende Hygiene.

Mastitis non-puerperalis. Diese entwickelt sich bei nicht stillenden Frauen und hier bevorzugt bei jungen Frauen: 60 % aller Patientinnen sind jünger als 30 Jahre. In den letzten Jahren nahm die Erkrankungshäufigkeit zu.

- Bakterielle Mastitis non-puerperalis: Staphylokokken (40 %)
- Abakterielle Mastitis non-puerperalis:
  - **Hyperprolaktinämie**
  - **Tranquilizer-Einnahme**
  - Ovulationshemmer-Einnahme
  - Nikotinabusus
  - Chronische Mastitis: Krankheitserreger, z. B. Actinomyces, Tuberkulose.

Klinik

Akute Mastitis:

- Brustdrüse gerötet, geschwollen und diffus druckdolent
- Sekundär kann es zur Abszedierung kommen
- Allgemeinsymptome: Fieber, Schüttelfrost, evtl. Lymphknotenschwellung.

Chronische Mastitis:

- Umschriebene, wenig schmerzhafte Induration, evtl. mit Bildung von Fisteln
- Allgemeinsymptome: Fieber, Lymphknotenschwellung.

Diagnostik

- Anamnese und klinische Untersuchung: Das klinische Bild ist wegweisend für die Diagnose
- Bakteriologische Untersuchung des Brustdrüsensekrets bzw. der Milch
- Sonografie: Abszess, Fistel

Differenzialdiagnosen

- Inflammatorisches Mammakarzinom
- Thrombophlebitis der Brust.

Therapie

Konservative Therapie. Im Anfangsstadium kann die Entzündung konservativ behandelt werden.

- Kühlung durch Alkoholumschläge
- Antibiotische Therapie im phlegmonösen Stadium, z. B. Cephalosporine
- Antiphlogistika, z. B. Diclofenac
- Mastitis puerperalis: Abpumpen der Milch zur Vermeidung eines weiteren Milchstaus, die Milch sollte verworfen werden, da sie stark keimhaltig ist!
- Mastitis non-puerperalis: evtl. **Prolaktinhemmer,** Antibiotika

Operative Therapie. Diese ist indiziert bei **Abszedierung.**

- Inzision des Abszesses durch einen kosmetisch günstigen Schnitt, z. B. semizirkulärer periareolärer Schnitt
- Bei Rezidiv, Resektion des befallenen Mammasegments.

■ CHECK-UP

- ☐ Welche Ursachen der Mastitis gibt es?
- ☐ Wie unterscheidet sich eine Mastitis differenzialdiagnostisch von einem Mammakarzinom?

Mammakarzinom

Das Mammakarzinom (→ Abb. 8.1) ist der **häufigste maligne Tumor der Frau** und macht 25 % aller Malignome aus. An Mammakarzinomen erkranken bevorzugt zwischen 60- und 70-jährige Frauen, vor dem 35. Lebensjahr kommen die Karzinome selten vor.

Risikofaktoren

Es sind allgemeine und determinierende Risikofaktoren (→ Tab. 8.1) bekannt, die die Entwicklung eines Karzinoms begünstigen. Man unterscheidet zwischen allgemeinen, exogenen Risikofaktoren und determinierenden, erblich bedingten Risikofaktoren. Die determinierenden Risikofaktoren stellen eine genetisch fixierte Prädisposition dar. Man nimmt an, dass sie die Ursache von 5–10 % der Brustkrebserkrankungen sind.

Einteilung und Klassifikation

Fast alle Mammakarzinome sind Adenokarzinome, die sich in der terminalen duktulolobulären Einheit gebildet haben. Je nach Wachstumstiefe und Einbruch in umliegendes Gewebe werden sie in invasive und nicht-invasive Karzinome (Carcinoma in situ) eingeteilt.

Noninvasives Mammakarzinom:

- Duktales Carcinoma in situ
- Morbus Paget
- Lobuläres Carcinoma in situ.

Invasives Mammakarzinom:

- Invasives duktales Mammakarzinom
- Invasives lobuläres Mammakarzinom
- Medulläres Mammakarzinom
- Muzinöses Mammakarzinom
- Tubuläres Mammakarzinom.

Zudem gibt es das **inflammatorische Mammakarzinom.** Hierbei handelt es sich um ein hoch malignes, undifferenziertes Karzinom mit Infiltration der subepidermalen Lymphwege (Lymphangiosis carcinomatosa). Das Staging des Mammakarzinoms wird nach der **TNM-Klassifikation** (→ Tab. 8.2) durchgeführt. Die Einteilung ist auf das männliche Mammakarzinom übertragbar.

Klinik

Infolge des Tumorwachstums entwickeln sich typische Veränderungen, auf die der Untersuchende besonders achten sollte.

Frühsymptome. Es gibt keine direkten Frühsymptome: Zu tasten ist ein palpabler, nicht druckschmerzhafter, unscharf begrenzter, meist derber Knoten in der Brust.

> Bei der Diagnose eines tastbaren Knotens befinden sich 50 % der Patientinnen bereits in Stadium T2 oder höher.

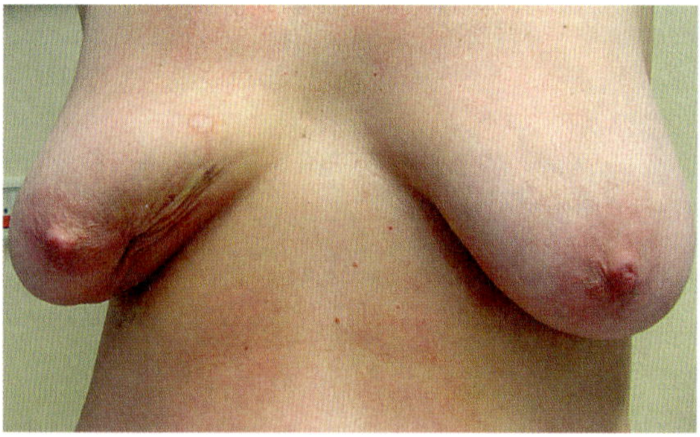

Abb. 8.1 Mammakarzinom [M438]

Tab. 8.1 Allgemeine und determinierende Risikofaktoren

Allgemeine Risikofaktoren	Determinierende Risikofaktoren
Geschlecht und keine Geburten (Nullipara) oder erste Schwangerschaft nach dem 35. Lebensjahr	Genetische Prädisposition: BRCA-1- und BRCA-2-Gen
Alter: stetige Risikoerhöhung ab 30. Lebensjahr	Familienanamnese: familiäre Brustkrebsbelastung, v. a. bei Verwandten ersten Grades vor dem 40. Lebensjahr
Größe (>1,67 m schlechter als < 1,52 m)	Strahlenexposition
Westliche Lebensweise	Hormonsubstitution in den Wechseljahren: insbesondere bei Einnahme länger als 5 Jahre
Frühe Menarche (< 12 Jahre); späte Menopause (> 55 Jahre)	
Body-Mass-Index > 35 (postmenopausal)	
Alkoholabusus, Nikotinabusus	

Spätsymptome. Spätzeichen sind folgende Befunde:

- Adhärenz: Unverschieblichkeit der Haut über Knoten
- Retraktion der Mamille
- Unterschiedliches Verhalten der Brüste beim Anheben der Arme, neu aufgetretene Größendifferenz der Brüste
- Peau d'orange: Orangenhautphänomen durch lokales Lymphödem
- Sekretion aus einer Brustwarze, z. B. wässrig, blutig oder eitrig
- Hautrötung wie bei starker Entzündung: prognostisch sehr ungünstiges inflammatorisches Karzinom, massive Ausbreitung in Lymphspalten
- Ekzemartige Hautveränderung, Ulzerationen
- Axilliäre Lymphknotenschwellung.

Tab. 8.2 TNM-Einteilung des Mammakarzinoms

TNM-Einteilung	Charakterisitk
T1	Tumor < 2 cm in größter Ausdehnung
T1a	> 0,1–0,5 cm
T1b	> 0,5–1,0 cm
T1c	> 1,0–2,0 cm
T2	Tumor 2–5 cm in größter Ausdehnung
T3	Tumor > 5 cm in größter Ausdehnung
T4	Tumor Ausdehnung jenseits der Haut und Brustwand
T4a	Ausdehnung auf Brustwand
T4b	Ödembildung, Hautulzerationen, Metastasen der gleichen Brust
T4c	T4a + T4b
T4d	Inflammatorisches Karzinom
N1	Regionäre Lymphknotenmetastasen (ipsilaterale axilläre LK oder LK entlang der Arteria mammaria interna)
M1	Fernmetastasen

Diagnostik

Anamnese und klinische Untersuchung:

- Anamnese: Risikofaktoren, Familienanamnese, gynäkologische Anamnese
- Klinische Untersuchung: Quadrantenpalpation der Brüste, Lymphknoten abtasten.

Mammografie. Gilt als einzig anerkannte Methode für die Erkennung von Brustkrebsvorstufen und kleinen Karzinomen. Ab 0,5 cm Größe können sich hier Mikroverkalkungen und Herdschatten mit sternförmigen Ausläufern zeigen.

- Screening-Mammografie ermöglicht altersabhängig die Senkung der Brustkrebssterblichkeit um 20–40 %
- Screening Empfehlung: 50.–70. Lebensjahr und danach alle 2 Jahre.

Mammasonografie. Die erste Untersuchungsmodalität bei jungen Frauen, Schwangerschaft und Stillzeit bietet folgende Interventionsmöglichkeiten:

- Aspirationszytologie
- Stanzbiopsie

- Sonolokalisation
- Entlastungspunktion.

Feinnadelbiopsie. Die histologische Bestimmung des Hormonrezeptorstatus des Karzinoms – 80 % der erkrankten Frauen weisen einen positiven Östrogenrezeptorstatus auf – hat großen Einfluss auf eine mögliche postoperative Hormontherapie, z. B. mit Tamoxifen, und auf die damit verbundene Verbesserung der Prognose.

Das **Staging** und die **Metastasensuche** sehen vor:
- Abdomensonografie: Leber
- Röntgen-Thorax: Lunge
- CT: Schädel
- Skelettszintigrafie: Knochenmetastasen sind am häufigsten.

Differenzialdiagnosen
- Abszesse
- Zysten
- Mammasarkom, 3 %
- Bei einer non-puerperalen Mastitis muss das inflammatorische Mammakarzinom stets ausgeschlossen werden.
- Benigne Tumoren der Brust.

Therapie
Die Therapie der Wahl ist die **operative Resektion.** Bei Inoperabilität kann eine palliative Tumormassenreduktion durchgeführt werden. Je nach Stadium stehen die folgenden OP-Verfahren zur Verfügung.

Brusterhaltende Verfahren (BET). Das operative Standardverfahren wird durchgeführt bei Tumoren bis zu 3 cm Durchmesser.
- Tumorentfernung mit ca. 2 cm Sicherheitsabstand: Tumorexzision, Segmentresektion, Lumpektomie, Quadrantektomie (nach Veronesi)
- Entfernung des befallenen Sentinel-Lymphknotens (Wächterlymphknoten)
- Im Anschluss immer Radiotherapie der verbleibenden Brust.

Mastektomie. Diese erfolgt bei Tumoren über 3 cm Durchmesser und beim inflammatorischen Mammakarzinom:
- Meist eingeschränkt radikale Mastektomie nach Patey
- Entfernung der Mamille (Ablatio mammae)
- Resektion der regionären und axillären Lymphknoten unter Erhalt der Brustmuskulatur
- Historisch und heute eher selten angewandt: Radikalmastektomie nach Halstedt mit Resektion der gesamten Brust inklusive der Brustmuskulatur und aller benachbarten Lymphknoten.

Verfahren zur Brustrekonstruktion:
- Autologe Rekonstruktion: Latissimus-dorsi-Lappen oder TRAM-Flap (transversaler muskulokutaner Lappen mit dem unteren Anteil des M. rectus abdominis)
- Implantierbare Prothesen.

Adjuvante Therapie. Im Anschluss folgt meist ein multimodales Therapiekonzept bestehend aus Strahlen-, Chemo-, Hormon- und/oder Antikörpertherapie.
- Chemotherapie: bei fast allen Mammakarzinomen
- Hormontherapie: bei positivem Östrogen- oder Progesteronrezeptorstatus
- Radiotherapie: bei fast allen Mammakarzinomen > 5 cm, nach brusterhaltender Operation oder als Palliativtherapie.

CHECK-UP
- ☐ Welche Symptome können auf ein Mammakarzinom hinweisen?
- ☐ Nennen Sie zwei Operationsmethoden, die beim Mammakarzinom zur Anwendung kommen können.
- ☐ Was versteht man unter einem Sentinel-Lymphknoten?
- ☐ Nennen Sie mindestens fünf Risikofaktoren für ein Mammakarzinom.
- ☐ Wie sieht das Therapiekonzept bei Mammakarzinomen aus?

9 Herz- und Thoraxchirurgie

Herzklappenerkrankungen

Während in früheren Jahrzehnten in westlichen Ländern Herzklappenerkrankungen die häufigste Ursache für herzchirurgische Eingriffe waren, ist heutzutage die koronare Herzkrankheit (KHK) der wichtigste Anlass für chirurgische Interventionen. Dennoch werden heutzutage in Deutschland jährlich ca. 5.000 Herzklappenoperationen bei erwachsenen Patienten durchgeführt.

Unterschieden werden hereditäre oder durch Schädigungen erworbene Herzklappenfehler. Diese Defekte können zur Klappenstenose oder Klappeninsuffizienz führen, die einzeln oder als sog. „kombiniertes Klappenvitium" auch gemeinsam auftreten können.

Erworbene Herzklappenfehler werden durch folgende Erkrankungen und Veränderungen hervorgerufen.
- **Rheumatisches Fieber,** bevorzugt bei Mitral- und Aortenklappen
- **Degenerative Veränderungen** von Klappenbestandteilen, z. B. Kalzifikation, Mitralklappenprolaps, Marfan-Syndrom
- **Infektionen,** z. B. Endokarditis, Myokarditis oder Kombination aus beiden
- **Kardiale Grunderkrankung:** Zustand nach Myokardinfarkt, pulmonale Hypertonie (Überdehnung der Klappen)

Die hämodynamische Kompensationsleistung des Herzens (z. B. Hypertrophie) kann Herzklappenfehler bei langsamer Entwicklung kompensieren, bei akutem Verlauf, z. B. infolge einer Endokarditis jedoch kaum.

Erworbene Aorten- und Mitralklappenerkrankungen rheumatischer Genese sind die häufigsten Herzklappenerkrankungen. Die Einteilung nach Schweregrad erfolgt nach der New York Heart Association (NYHA).
- NYHA I Keine subjektiven Beschwerden, körperliche Belastung nicht eingeschränkt
- NYHA II Beschwerden bei schwerer körperlicher Belastung
- NYHA III Beschwerden bei leichter körperlicher Belastung
- NYHA IV Ruhebeschwerden, Dekompensation (mit und ohne Schock)

Aortenklappenstenose

Die Aortenklappenstenose (AS) beim Erwachsenen, ist heute die **häufigste Erkrankung der Herzklappen** (25 %) in den industrialisierten Ländern. Betroffen sind bevorzugt ältere Patienten und hier v. a. Männer.

Ätiologie

Ursächlich ist oft eine **kongenital bikuspide Aortenklappe** (→ Abb. 9.1) oder **degenerative Verkalkung** im Alter.

Die Öffnung einer normalen Aortenklappe hat eine Fläche von 2–4 cm^2. Wenn diese unter 1,5 cm^2 sinkt, entsteht ein erhöhter Druckgradient zwischen dem linken Ventrikel und der aortalen Ausflussbahn gegen den der linke Ventrikel ankämpft. In den Richtlinien des AHA/ACC wird entsprechend des Schweregrads der Verengung unterschieden

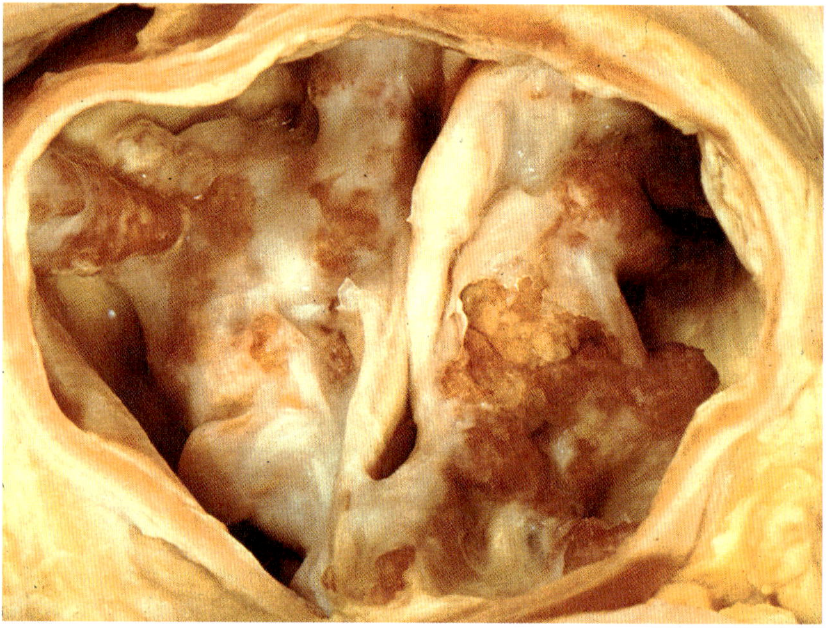

Abb. 9.1 Verkalkte Aortenklappenstenose, sekundär biskupidalisiert [R234]

zwischen einer leichten (Öffnung von > 1,5 cm^2), mittelschweren (Öffnung 1–1,5 cm^2) bzw. einer schweren (Öffnung < 1 cm^2) Aortenklappenstenose.

Klinik

Auch eine schwere Aortenklappenstenose kann über lange Zeit symptomlos oder symptomarm verlaufen.

- **Kardinalsymptome:** eingeschränkte Belastungstoleranz, Synkopen und Angina pectoris
- **Weitere Symptome:** Herzrhythmusstörungen, Zeichen der Linksherzinsuffizienz (u. a. Lungenödem, Zyanose, Husten)

Schwerwiegende Komplikationen der Aortenklappenstenose sind der plötzliche Herztod und eine Aortendissektion.

Diagnostik

Eine schwere Aortenklappenstenose liegt vor bei einem Gradienten > 50 mmHg zwischen linker Kammer und Aorta ascendens und einer Klappenöffnungsfläche (KÖF) < 0,75–1 cm^2.

- Anamnese: Alter, Risikofaktoren
- Auskultation: lautes, **raues,** spindelförmiges **Systolikum,** p. m. 2. ICR rechts
- EKG: Linkstyp, Linkshypertrophiezeichen
- Echokardiografie: erhöhter Druckgradient, verminderte Klappenöffnungsfläche
- Angiografie: pathologische Segelbeweglichkeit und erhöhter Druckgradient, Status der Koronararterien.

Therapie

Die einzige wirksame Behandlung der Aortenstenose ist der **chirurgische Aortenklappenersatz.** Es liegen verschiedene Empfehlungen hinsichtlich des besten Zeitpunkts für diese Intervention vor. Es besteht allerdings ein Konsensus alle symptomatischen Patienten und die schwere Aortenklappenstenose operativ zu behandeln. Ohne chirurgischen Eingriff haben Patienten mit einem oder mehreren der Kardinalsymptome eine schlechte Prognose. Der Aortenklappenersatz bringt eine Verbesserung der Symptome und eine Verlängerung der Lebensdauer.

- Zunächst bedarfsgerechte medikamentöse Therapie

- Bei kongenitaler Stenose und zur Überbrückung bei Dekompensation bis OP palliativ ggf. Ballonvalvuloplastie
- Operativer Aortenklappenersatz, je nach Alter mit biologischer (> 65. LJ) oder mechanischer (< 65. LJ) Prothese
- Trancatheter Aortic Valve Implantation (TAVI): neuere Verfahren, wie der transfemorale Aortenklappenersatz mit biologischer Prothese kommen heute immer mehr zur Anwendung.

- Eine postoperative Antikoagulation ist indiziert bei einer mechanischen Kunstklappe sowie bei Rhythmusstörungen, die die Entwicklung von Thromben begünstigen, z. B. Vorhofflimmern.
- Bei biologischer Prothese ohne Rhythmusstörung sind keine Antikoagulanzien zu verabreichen.

Aortenklappeninsuffizienz

20 % aller Aortenklappenfehler sind reine Aorteninsuffizienzen. Es besteht eine chronische linksventrikuläre Volumenbelastung infolge der Schlussunfähigkeit der Aortenklappe mit Rückstrom von Blut aus der Aorta ascendens in den linken Ventrikel. Diese Volumenbelastung führt zur Linksherzhypertrophie und linksventrikulären Dilatation.

Ätiologie

Häufigste Ursache der Aortenklappeninsuffizienz ist die **rheumatische** und **bakterielle Endokarditis,** die zur Schädigung der Aortenklappe führt und in deren Folge die Aortenklappe nicht mehr suffizient schließt. Selten führen **Bindegewebserkrankungen,** z. B. Marfan-Syndrom, zur Dilatation der Aortenwurzel.

Klinik

Die klinische Symptomatik tritt erst in späteren Stadien der Erkrankung in den Vordergrund und ist meist das Resultat einer zunehmenden Dekompensation des linken Ventrikels. Die verminderte Pumpfunktion führt zu:

- Leistungsminderung
- Herzrhythmusstörungen
- Angina pectoris
- Dekompensationszeichen sind: Herzinsuffizienz, Dyspnoe, Orthopnoe und Lungenödem.

Therapeutische Maßnahmen sollten möglichst rasch nach Diagnosestellung eingeleitet werden.

Diagnostik

Anamnese. Rheumatisches Fieber, Fieber, grippaler Infekt.

Auskultation. **Decrescendoförmiges Diastolikum,** p. m. 2. ICR rechts.

EKG. Linkstyp, Linkshypertrophiezeichen.

Echokardiografie:

- Diastolisches Regurgitationssignal
- Dilatation des linken Ventrikels
- Dilatation des linken Vorhofs bei höherem Schweregrad.

Angiografie. Die Herzkatheteruntersuchung gibt Aufschluss über das Ausmaß des diastolischen Rückflusses. Beurteilt wird das Kontrastmittelvolumen, das nach Infusion in die Aorta ascendens nach Schluss der Aortenklappe in den linken Ventrikel zurückfließt. Übersteigt dies ein physiologisches Volumen, spricht man von Regurgitation.

- **Grad I:** Es besteht eine minimale Regurgitation. Der linke Ventrikel kontrastiert sich zu keiner Zeit komplett. Die Regurgitationsfraktion liegt bei unter 20 %.
- **Grad II:** Die Regurgitationsfraktion liegt zwischen 20 und 40 %. Der Ventrikel kontrastiert sich nach einigen Herzaktionen komplett. Die Kontrastmitteldichte im Ventrikel ist jedoch geringer als in der Aorta ascendens.
- **Grad III:** Die Kontrastmitteldichte in Aorta ascendens und linkem Ventrikel ist gleich. Die Regurgitationsfraktion beträgt 40–60 %.
- **Grad IV:** Die Regurgitationsfrequenz übersteigt 60 %. Die Kontrastmitteldichte im Ventrikel ist höher als in der Aorta ascendens.

Therapie

Alle symptomatischen Patienten sowie Patienten, die an einer ausgeprägten Aorteninsuffizienz leiden, sollten operiert werden.

- Medikamentös: In frühen Stadien können v. a. Vasodilatatoren eingesetzt werden, um die Nachlast zu senken, z. B. ACE-Hemmer.
- Zunächst bedarfsgerechte medikamentöse Therapie
- Operative Aortenklappenreparatur: Je nach Pathologie kann die native Aortenklappe u. U. repariert werden und bedarf somit keinem Ersatz.

- Operativer Aortenklappenersatz, je nach Alter mit biologischer (> 65. LJ) oder mechanischer (< 65. LJ) Prothese
- Trancatheter Aortic Valve Implantation (TAVI): neuere Verfahren, wie der transfemorale Aortenklappenersatz mit biologischer Prothese kommen heute immer mehr zur Anwendung.

Mitralklappenstenose

Bei einer Mitralklappenstenose handelt es sich um eine Öffnungsbehinderung der Mitralklappe mit Behinderung des Bluteinstroms aus dem linken Vorhof in den linken Ventrikel. Mit dem Rückgang des rheumatischen Fiebers als Hauptursache macht die Mitralklappenstenose nur noch < 20 % aller Klappenvitien aus.

Ätiologie

Eine Mitralklappenstenose entsteht meist als Folge einer immunologischen Reaktion nach **Streptokokkeninfekten,** z. B. nach rheumatischem Fieber, Scharlach, Erysipel oder Tonsillitis, seltener nach anderen immunologischen Erkrankungen oder nach degenerativen Verkalkungen. Frauen sind häufiger betroffen als Männer.

Eine Mitralklappenstenose kann je nach Klappenöffnungsfläche in drei Schweregrade unterteilt werden. Von einer mittleren Mitralklappenstenose spricht man bei einer Klappenöffnungsfläche < 1,5 cm^2 (normal: > 4 cm^2), was eine Änderung der kardialen Hämodynamik bewirkt. Die Ausbildung eines Druckgradienten zwischen dem linken Vorhof und dem linken Ventrikel geht mit einer linksatrialen Dilatation einher, was zu Vorhofflimmern und pulmonaler Hypertonie führen kann.

Klinik

- Leistungsverminderung aufgrund erniedrigten Herzzeitvolumens
- Tachyarrhythmia absoluta bei Vorhofflimmern
- Belastungsdyspnoe
- Nächtlicher Husten: **Asthma cardiale,** Hämoptyse
- Periphere Zyanose, **Facies mitralis** (Mitralbäckchen): rötlich-zyanotische Wangen
- Dekompensation mit Lungenödem bis hin zur Rechtsherzinsuffizienz mit pulmonaler Hypertonie.

Diagnostik

Bei einer Mitralstenose ist diagnostisch zu berücksichtigen.
- Klinische Untersuchung: Mitralvitien in Linksseitenlage in Exspiration auskultieren
- Auskultation: diastolisches Decrescendogeräusch, lauter 1. HT, Mitralöffnungston mit p. m. über der Herzspitze.

Anamnese. Infektzeichen.

EKG:
- Bei Sinusrhythmus **P-mitrale** durch Druckbelastung des linken Vorhofs
- In fortgeschrittenen Stadium meist Vorhofflimmern
- Bei pulmonaler Hypertonie Rechtsherzbelastungszeichen.

Echokardiografie. Darstellung der verdickten und verkalkten Mitralklappe mit verminderter Beweglichkeit und Öffnungsamplitude. Typische diastolische Vorwölbung des vorderen Mitralsegels in den Ventrikel, sog. Doming.

Angiografie. Segelbeweglichkeit, Thromben bei Vorhofflimmern und Druckgradient.

Therapie

Medikamentös. Zunächst wird eine bedarfsgerechte medikamentöse Therapie durchgeführt.

Operativ. Die Indikation zur operativen oder interventionellen Therapie mit folgenden Maßnahmen besteht bei Schweregraden NYHA III und IV und einer Öffnungsfläche < 1,5 cm^2.
- Interventionelle Erweiterung der Mitralklappe durch **Ballonvalvuloplastie**
- **Offene oder geschlossene Kommissurotomie:** chirurgische Spaltung entzündlich verklebter oder verbackener Kommissuren der stenosierten Mitralklappe. Weitgehend ersetzt durch perkutane Ballonkathetervalvotomie
- Operativer Mitralklappenersatz; je nach Alter mit biologischer oder mechanischer Prothese.

Mitralklappeninsuffizienz

Die Mitralklappeninsuffizienz ist nach der Aortenklappenstenose die zweithäufigste Herzklappenerkrankung. Bei einer primären Mitralklappeninsuffizienz sind die anatomischen Strukturen des Klappenapparats geschädigt bei gleichzeitiger Schlussunfähigkeit der Klappe, während eine sekundäre Mitralklappeninsuffizienz durch Veränderungen des linken Ventrikels hervorgerufen wird.

Ätiologie

Früher meist Folge einer bakterielle Besiedlung der Mitralklappe im Rahmen eines rheumatischen Fiebers wird heutzutage eine Mitralklappeninsuffizienz v. a. durch einen Mitralklappenprolaps und die KHK verursacht.
Ursachen der Mitralklappeninsuffizienz sind u. a.:

- Mitralklappenprolaps (25–60 %)
- Dysfunktion des Papillarmuskels bei KHK (30 %)
- Spontane Sehnenfadenruptur
- Endokarditis, rheumatisches Fieber.

Einteilung

Eine Mitralklappeninsuffizienz (➔ Abb. 9.2) wird nach Carpentier morphologisch in drei Stadien eingeteilt:

- **Grad I:** Dilatation des Klappenapparats
- **Grad II:** Prolaps der Mitralklappensegel während der Systole
- **Grad III:** Die Klappensegel sind stets in den linken Vorhof vorgewölbt und kehren nicht wieder in ihre Ausgangslage zurück (Restriktion).

Klinik

Die klinische Symptomatik tritt erst in späteren Stadien der Erkrankung in den Vordergrund und ist meist das Resultat einer zunehmenden Dekompensation des linken Ventrikels. Die verminderte Pumpfunktion führt zu:

- Leistungsminderung
- Herzrhythmusstörungen
- Angina pectoris
- Dekompensationszeichen sind: Herzinsuffizienz, Dyspnoe, Orthopnoe und Lungenödem.

Therapeutische Maßnahmen sollten möglichst rasch nach Diagnosestellung eingeleitet werden.

Diagnostik

Anamnese. Rheumatisches Fieber, KHK.

Auskultation. Holosystolisches systolisches **Decrescendogeräusch,** p. m. 4. ICR links.

EKG:

- P-mitrale
- In fortgeschrittenen Stadium meist Vorhofflimmern
- Linksherzbelastungszeichen
- Bei fortgeschrittenen Stadien Zeichen der Rechtsherzbelastung.

Echokardiografie. Linke Ventrikeldilatation, pathologische Segelbeweglichkeit, erhöhtes Regurgitationsvolumen.

Angiografie. Quantifizierung und **Gradeinteilung der Insuffizienz** durch Kontrastmitteluntersuchung.

- **Grad I:** Bei minimaler Mitralinsuffizienz besteht keine komplette Kontrastierung des linken Vorhofs.
- **Grad II:** Die Regurgitationsfraktion beträgt etwa 20–40 %. Nach einigen Herzaktionen wird der linke Vorhof komplett kontrastiert. Die Kontrastintensität ist jedoch nicht so intensiv wie im linken Ventrikel.
- **Grad III:** Nach wenigen Herzaktionen erfolgt eine gleich starke Kontrastierung von linkem Ventrikel und linkem Vorhof. Die Regurgitationsfraktion beträgt zwischen 40–60 %.

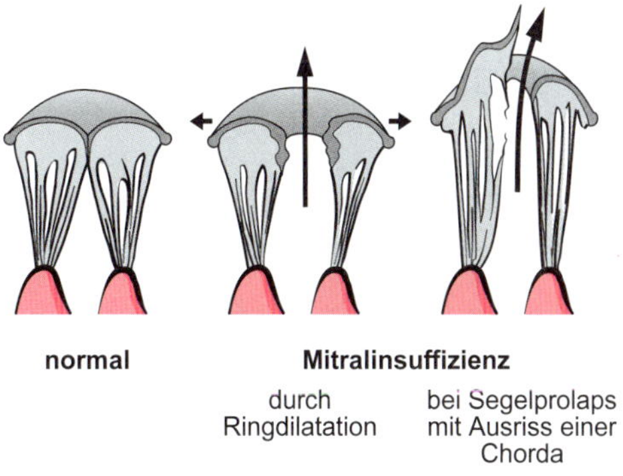

Abb. 9.2 Formen der Mitralklappeninsuffizienz. Dargestellt sind die anuläre Dilatation und der Segelprolaps, durch Ausdünnung des Klappenstützgewebes hervorgerufen, die Chordae sind verlängert, z. T. ausgerissen [L106]

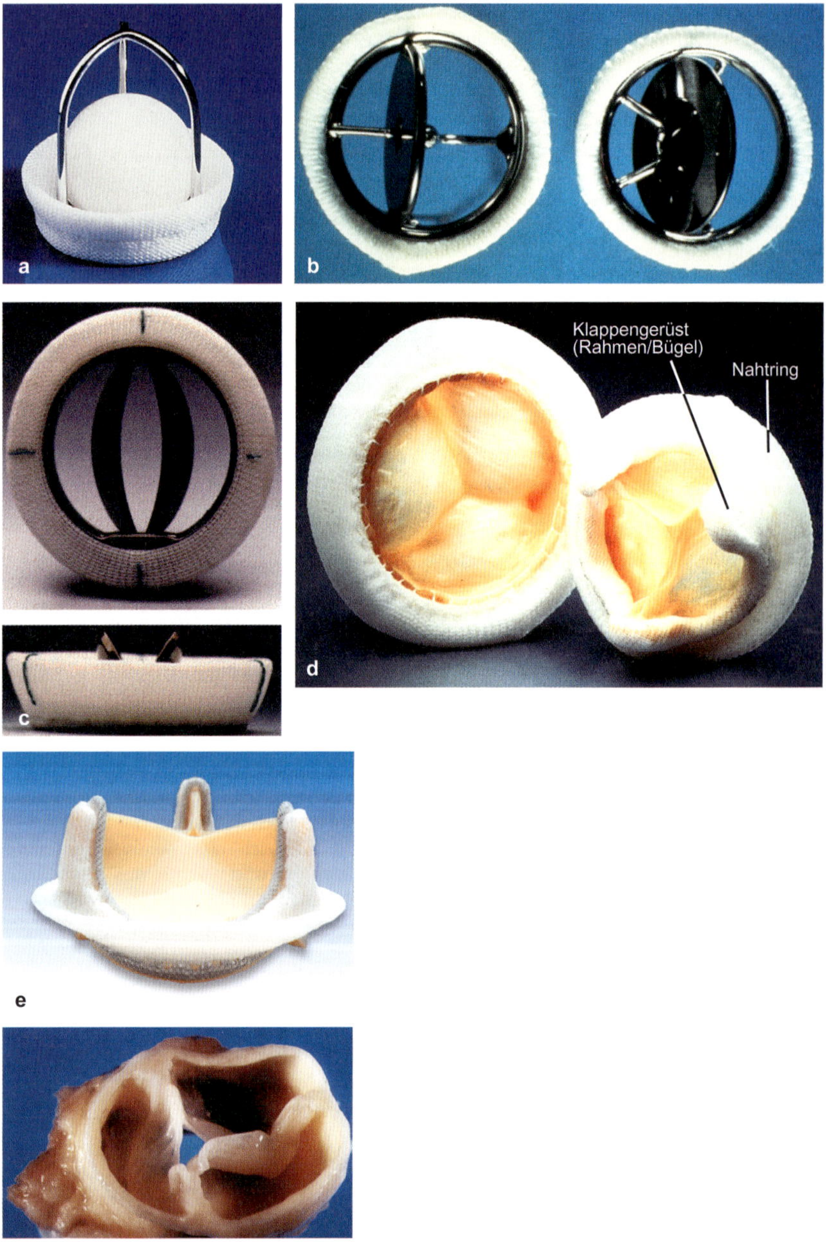

Abb. 9.3 Verschiedene Herzklappenprothesen [L106]
a) Kugelprothese (Starr-Edwards) mit einem Silikon-Kautschuk-Ball in einem Metallkäfig.
b) Kippdeckelprothese (Medtronic Hall) aus pyrolytischem Karbon und Titan.

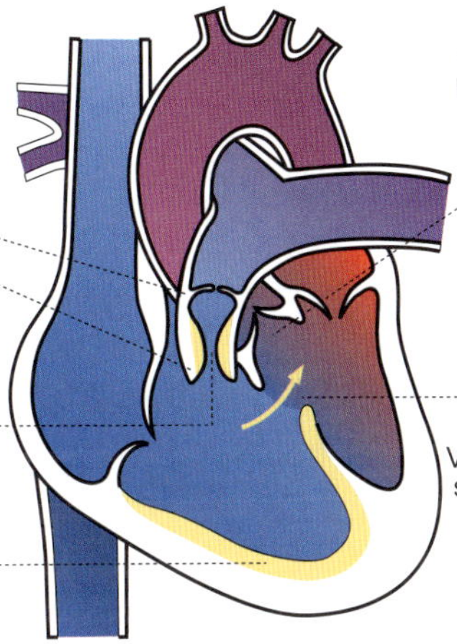

Abb. 9.4 Fallot-Tetralogie: Darstellung der Herzfehler-Kombination [L239]

- **Grad IV:** Mit der ersten Herzaktion erfolgt eine sofortige vollständige Kontrastierung des linken Vorhofs, die Kontrastmitteldichte ist im Vorhof höher als im Ventrikel. Die Lungenvenen füllen sich mit Kontrastmittel an. Die Regurgitation beträgt bis zu 80 %.

Therapie

Medikamentös. ACE-Inhibitoren, Diuretika, Vasodilatatoren werden zur Nachlastsenkung eingesetzt.

Operativ. Die Schweregrade NYHA II–III sind Indikationen zur OP. Bei der **Mitralklappenrekonstruktion** wird der Mitralklappenringansatz gerafft (**Anuloplastik**) und das prolabierte Segel quadrangulär reseziert. Ist dies nicht möglich, erfolgt ein Klappenersatz (→ Abb. 9.3) mit einer biologischen oder mechanischen Prothese.

Fallot-Tetralogie

Bei der Fallot-Tetralogie (TOF = tetralogy of Fallot) handelt es sich um den **häufigsten angeborenen zyanotischen Herzfehler.** Es besteht eine Kombination aus einer Pulmonalstenose, einem Ventrikelseptumdefekt (VSD), einer reitenden Aorta, d. h. die Aorta ist nach rechts verlagert, und einer rechtsventrikulären Hypertrophie. Dies führt zu einer zentralen Zyanose aufgrund des Rechts-Links-Shunts und der Minderperfusion der Lungen (→ Abb. 9.4).

Klinik

Häufig ist das Neugeborene aufgrund eines persistierenden Ductus arteriosus Botalli postpartal azyanotisch. Meist kommt es erst nach einigen Wochen oder Monaten infolge eines Verschlusses des Duktus und verminderter Lungenperfusion zur sichtbaren Zyanose!

←

c) Doppelflügelklappe (Edwards Mira). Die jeweiligen Klappengehäuse sind von einem flauschigen Nahtring umgeben, mit dessen Hilfe die Prothese am Anulus angeheftet wird.
d) Glutaraldehydkonservierte, auf einen Rahmen aufgezogene Schweineklappe.
e) Perimount-Klappe aus fixiertem Rinderperikard gefertigt. Dieser Prothesetyp zeichnet sich durch eine große Öffnungsfläche und eine lange Haltbarkeit aus.
f) Homograft (menschliche antibiotikakonservierte Aortenklappe samt Bulbus); sie wird in „Miniroot"-Technik implantiert. Dabei werden die erkrankte Aortenklappe und der Aortenbulbus reseziert, rechte und linke Koronararterie von der Gefäßwand abgetrennt. Danach befestigt man das Homograft-Rohr mit zwei Nahtreihen zwischen der linksventrikulären Ausflusstraktöffnung und der Aorta ascendens; die beiden Koronararterien werden reimplantiert

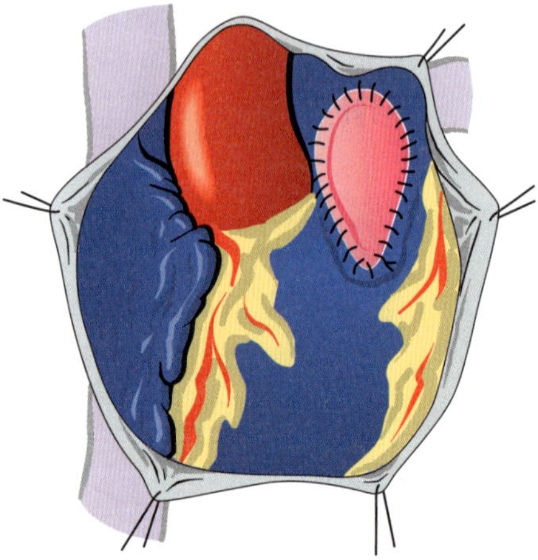

Abb. 9.5 Fallot-Tetralogie: Zustand nach plastischer Erweiterung [L106]

Zur Steigerung der Lungendurchblutung nehmen die Kinder oft eine typische **Hockstellung** ein und pressen die gebeugten Beine gegen den Körper.

Diagnostik

- EKG: Rechtsherzbelastungszeichen
- Echokardiografie: Darstellung des Ventrikelseptumdefekts und der rechtsventrikulären Ausflusstraktstenose, Bestimmung des Druckgradienten rechter Ventrikel zu Pulmonalarterie.

Therapie

Die OP-Indikation ist stets gegeben, da ohne OP nur 10 % das Erwachsenenalter erreichen. Der operative Eingriff erfolgt meist im ersten Lebensjahr.

Die Korrekturoperation besteht in einem Patchverschluss des VSD (➜ Abb. 9.5), Resektion der Ausflusstraktstenose und ggf. pulmonale Valvulotomie.

CHECK-UP

- ☐ Beschreiben Sie die NYHA-Stadien.
- ☐ Welche Symptome treten bei einer Aortenklappenstenose auf?
- ☐ Im Echokardiogramm eines 64-jährigen Patienten mit schwerer Aortenklappenstenose zeigt sich linksventrikuläre Hypertrophie. Was ist der Grund hierfür?
- ☐ Beschreiben Sie die Therapie der Aortenklappeninsuffizienz.
- ☐ Was sind die Vor- und Nachteile von biologischen und mechanischen Herzklappen?
- ☐ Welches Herzgeräusch erwarten Sie bei einer Mitralklappenstenose?
- ☐ Warum führt eine Mitralklappeninsuffizienz zu Dyspnoe?

Mediastinalerkrankungen

Mediastinaltumoren

Mediastinaltumoren kommen selten vor. Die Lage der Tumoren (➜ Tab. 9.1) ist abhängig vom Alter der Patienten. So sind die Tumoren bei Kindern häufig im hinteren Mediastinum lokalisiert und gehen bevorzugt von den Nervensträngen aus. Bei Erwachsenen – die meisten Mediastinaltumoren treten zwischen dem 30. und 50. Lebensjahr auf – handelt es sich meist um Tumoren des Immunsystems, z. B. Thymome und Lymphome, und des Bindegewebes.

Die vier häufigsten Tumorarten im Mediastinum (→ Abb. 9.6) sind **Thymome, neurogene Tumoren, Keimzelltumoren** und **Lymphome.**

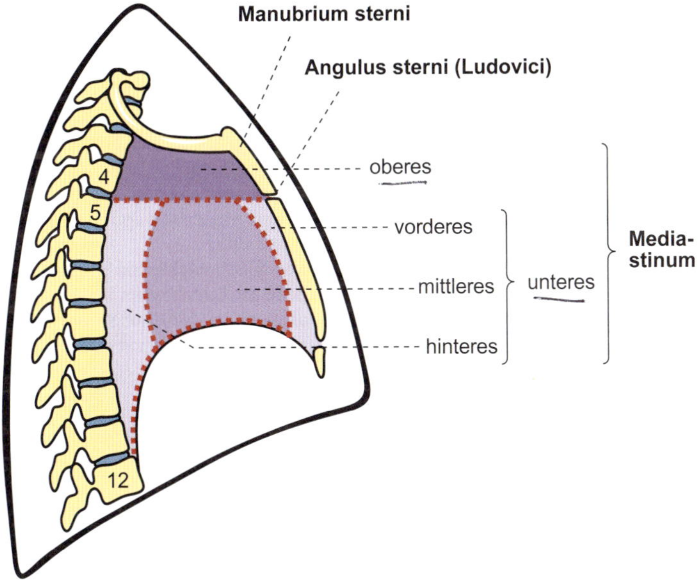

Abb. 9.6 Mediastinum [L106]

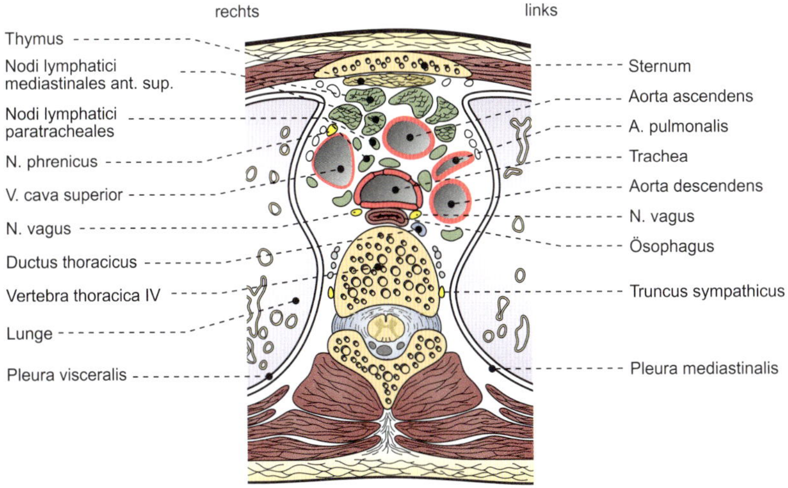

Abb. 9.7 Mediastinales Lymphsystem [L106]

Thymome. Obwohl primäre Thymustumoren (➔ Abb. 9.8) selten vorkommen, machen sie 15 % aller Mediastinaltumoren (➔ Abb. 9.9) aus, im vorderen-oberen Mediastinum stellen sie sogar die **häufigste Tumorgruppe** dar. In 5 % entwickeln sich die Neoplasien aus ektopem Thymusgewebe, insbesondere in Lunge, Trachea und den Halsgeweben. Das Thymom ist meist ein Zufallsbefund (Röntgen), etwa 40 % der Patienten leiden infolge des Tumors an **Dyspnoe** und Vena-cava-superior-Syndrom. Meist geht die Tumorerkrankung einher mit Autoimmunerkrankungen, insbesondere mit der **Myasthenia gravis:** 10–15 % der Myasthenie-Patienten haben ein Thymom, und bei ca. 45 % der Thymom-Patienten liegt eine Myasthenie vor.

Die meisten Patienten mit Thymomen sind frei von Symptomen, der Tumor wird bei einer Röntgen-Untersuchung zufällig entdeckt.

Lymphome. Im Bereich des Thymus oder benachbarter Lymphknoten entwickeln sich primäre Lymphome. Von besonderer Bedeutung ist der Morbus Hodgkin, das häufigste Lymphom im Mediastinum sowie das primär großzellige sklerosierende Lymphom des Mediastinums und das lymphoblastische Lymphom.

- Der **Morbus Hodgkin** zeigt sich im Mediastinum v. a. als **nodulär sklerosierender Typ.** Er hat dieselbe Prognose wie das Hodgkin-Lymphom anderer Lokalisation.
- Das seltener vorkommende **primäre großzellige sklerosierende Lymphom** tritt vorwiegend bei jungen Frauen im Alter von 15–35 Jahren auf. Bei dem hoch malignen Non-Hodgkin-Lymphom vom B-Zell-Typ mit ausgeprägter Sklerose mit schlechter Prognose kommen besonders aggressive Therapien zur Anwendung.
- **Das lymphoblastische Lymphom** ist das häufigste Lymphom im Kindesalter im Mediastinum. Das Non-Hodgkin-Lymphom mit hohem Malignitätsgrad geht häufig mit einer T-Zell-Leukämie einher.

Tab. 9.1 Typische Lage von Tumoren im Mediastinum

Vorderes Mediastinum	Hinteres Mediastinum
Oberes: • **Retrosternale Struma** • **Thymom** • **Keimzelltumoren**	• Neurogene Tumoren: Neurinome, Neurofibrome, Ganglioneurome, Paragangliome, Meningeome, Sympathikoblastome • Aortenaneurysma • Ösophagusdivertikel
Zentrales: • **Lymphome** • **Granulome**	
Unteres: • **Hiatushernien** • **Perikardzysten**	

Keimzelltumoren. Diese vorwiegend bei jungen Erwachsenen auftretenden Tumoren kommen ausschließlich im vorderen Mediastinum vor. Es können alle Subtypen der Ovarialtumoren primär im Mediastinum vorkommen. 75 % der Keimzelltumoren sind reife benigne **Teratome.** Bei malignen Tumoren (z. B. unreifes Teratom, Seminom, embryonales Karzinom, endodermaler Sinustumor) muss ausgeschlossen werden, dass es sich nicht um eine Metastasierung eines oft sehr kleinen primären genitalen Tumors handelt.

Neurogene Tumoren. Diese nur selten vorkommenden Neurinome (➔ Abb. 9.10) sind v. a. im hinteren Mediastinum zu finden. Bei Erwachsenen sind neurogene Tumoren zu 98 % benigne, im Kindesalter sind ca. 60 % der Tumoren maligne.

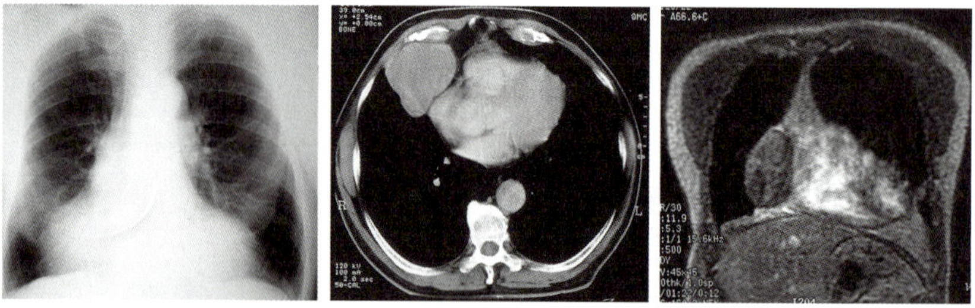

Abb. 9.8 Befund eines benignen Thymoms [M522]

Klinik

Meist werden die Mediastinaltumoren zufällig anlässlich einer Routine-Röntgen-Aufnahme des Thorax entdeckt.

> Selten treten folgende pathognomonischen Symptome auf: retrosternales Druckgefühl, Horner-Syndrom, Recurrens- oder Phrenikusparese, Einflussstauung, Schluck- und Atembeschwerden. In diesen Fällen handelt es sich meist um ein **fortgeschrittenes Tumorstadium,** das nicht mehr operabel ist.

- Typische Symptome eines **Thymoms:** Myasthenie, Anämie oder Hypogammaglobulinämie
- Beim kindlichen **Neuroblastom** sind hypertone Blutdruckwerte, eine gesteigerte Katecholamin-Produktion, aber auch eine Flush-Symptomatik, Hinweise auf einen Tumor.

Diagnostik

Labor. Blutbild, Leukozyten, Thrombozyten und Differenzialblutbild.

- **LDH** verweist auf die Aktivität von Lymphomen, Leukosen und soliden Tumoren
- Bei Verdacht auf einen malignen Keimzelltumor sind **AFP** und β-**hCG** im Serum zu bestimmen, zudem sollte ein Schwangerschaftstest im Urin durchgeführt werden.

Bildgebende Verfahren. Angezeigt sind eine Computertomografie mit Kontrastmittelverstärkung und eine MR-Tomografie.

- **CT:** gibt Aufschluss über die exakte Lokalisation, sowie über Verkalkungen und zystische Areale. Durchgeführt wird die **CT-gesteuerte Punktion** mit der Feinnadel oder Stanze.
- Die **MRT** ist angezeigt bei neurogenen Tumoren zum Nachweis intraspinaler Tumoranteile.

Funktionsdiagnostik. Bei unklaren Befunden oder zum Staging kommen die Ösophagografie und Ösophagoskopie, endoluminale Ultraschallsonografie (EUS), Angiografie, Szintigrafie, Bronchoskopie, Ösophagoskopie zur Anwendung.

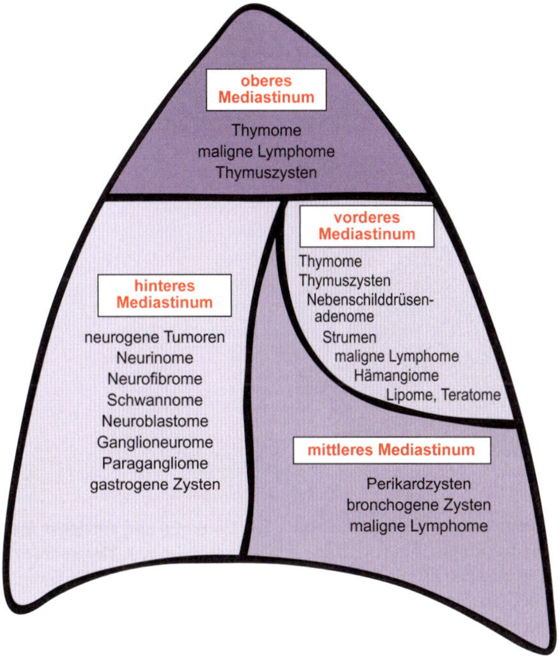

Abb. 9.9 Häufigste Lokalisation von Mediastinaltumoren [L106]

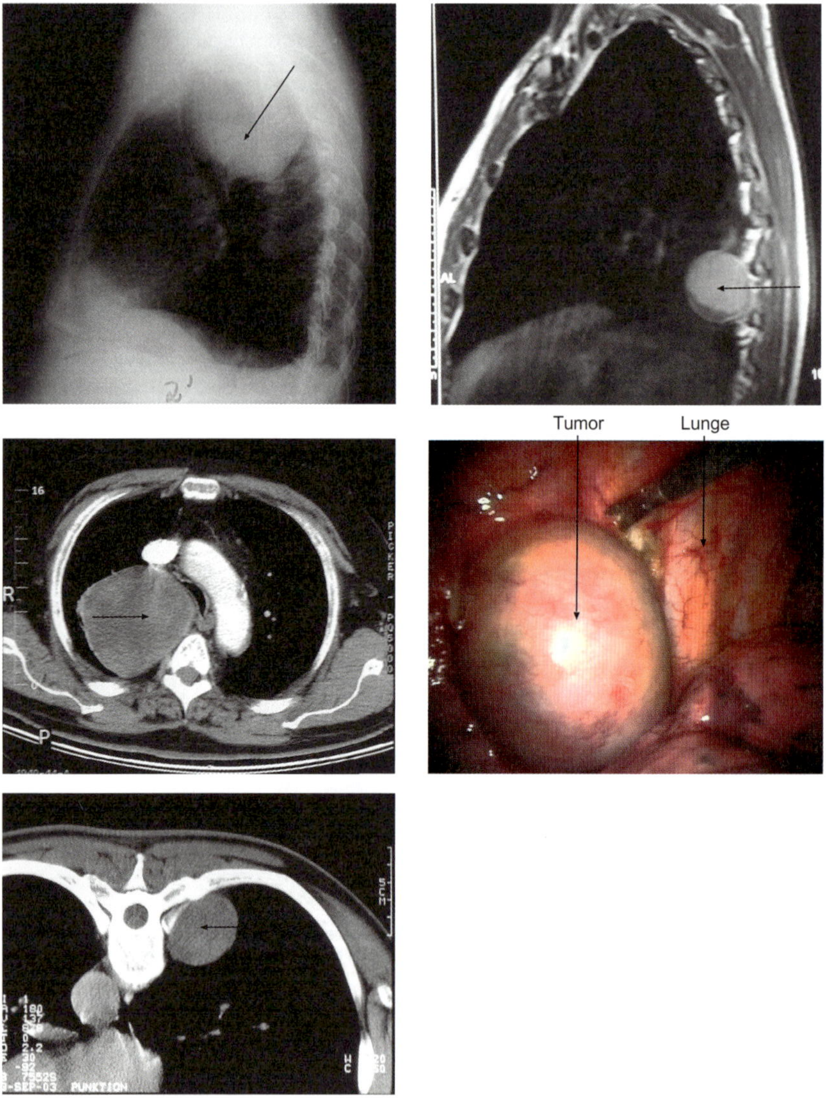

Abb. 9.10 Neurogene Tumoren [M522]

Histologische Sicherung. Da bei den meisten Mediastinaltumoren die primäre Resektion des Tumors angestrebt wird, fallen histologische Sicherung und definitive Therapie zusammen.

- **Oberes vorderes Mediastinum:** Mediastinoskopie, parasternale Mediastinotomie, z. B. Lymphom
- **Vorderes und mittleres Mediastinum: Sternotomie, z. B. Thymom** (→ Abb. 9.8)
- **Hinteres Mediastinum:** anterolaterale oder posterolaterale Thorakotomie, z. B. Neurofibrom.

Therapie

Meist werden Mediastinaltumoren während eines **diagnostisch-therapeutischen Eingriffs** entfernt. Diesen Eingriff tolerieren auch ältere Patienten gut, da vitale Strukuren nicht betroffen sind. Der operative Eingriff ist technisch einfach und erfordert, v. a. bei benignen Tumoren und Zysten, meist keine zusätzliche Therapie. Bei bestimmten Tumoren ist ein exakt geplantes, histologie- und stadiengerechtes multimodales Vorgehen angezeigt. Ebenso sollte bei Hinweisen auf weitere Resektionen (z. B. Lunge, Brustwand) eine Risikoabschätzung und histologische Sicherung vorausgehen, um mögliche andere Therapieformen einleiten zu können. Multimodal behandelt werden maligne Lymphome, maligne extragonadale Keimzelltumoren und primär nicht resektable Tumoren sowie Metastasen.

Retrosternale Struma

Die retrosternale Struma ist die häufigste benigne mediastinale Raumforderung und häufig Teil der Halsstruma. Sie beeinträchtigt mechanisch die mediastinale Struktur, z. B. Kompression der Vena cava superior oder der Trachea, weshalb meist die operative Indikation gegeben ist.

Klinik

Die retrosternale Struma ist meist unauffällig und symptomlos und meist Zufallsbefund im Röntgenbild. Beschwerden werden hervorgerufen durch den Druck des Tumors auf andere anatomische Strukturen:

- Husten
- Dyspnoe
- Brustschmerzen
- Heiserkeit.

Differenzialdiagnosen

Mediastinale Tumoren.

Diagnostik

- Schilddrüsenfunktionstest: freies T_3 und T_4, TSH basal, evtl. TRH-Test
- Röntgen-Thorax
- Szintigrafie
- Tracheazielaufnahme in zwei Ebenen
- Ösophagusbreischluck
- Laryngoskopie der Stimmbänder
- Evtl. CT.

Therapie

Die Resektion erfolgt mit dem Kocher-Kragenschnitt. Andernfalls wird die Schnittverlängerung im Sinne einer medianen Sternotomie unter Freilegung des Mediastinums durchgeführt.

Mediastinitis

Die Mediastinitis ist eine **schwere,** zumeist bakteriell bedingte, oft **tödlich verlaufende** Erkrankung.

Ätiologie

Akute Mediastinitis. Sie entsteht meist infolge einer Ösophagus- oder Tracheaperforation. Sie kann zudem als Komplikation nach iatrogenen Eingriffen, wie nach Endoskopie oder Operationen, z. B. bei Anastomoseninsuffizienz, auftreten. Weitere Ursachen können sein: fortgeleitete HNO-Infektion oder hämatogene Streuung der Erreger im Rahmen einer Pneumonie, Pleuritis oder Masernerkrankung.

Chronische Mediastinitis. Diese wird v. a. durch eine chronische Infektion hervorgerufen.

Klinik

- **Septisches Krankheitsbild** mit Fieber, Tachykardie, Tachypnoe und Schüttelfrost
- **Retrosternale Schmerzen,** Halsschmerzen
- Dysphagie, Husten
- **Hautemphysem (s. Abb. 9.11)**
- **Kreislaufversagen.**

> Die Mediastinitis ist ein schweres Krankheitsbild mit septischen Temperaturen, Tachykardie, Tachypnoe und Schock. Notfall!

Diagnostik

- Anamnese: vorangegangene Operation, Zahnbehandlung, Trauma, Infektion im HNO-Bereich

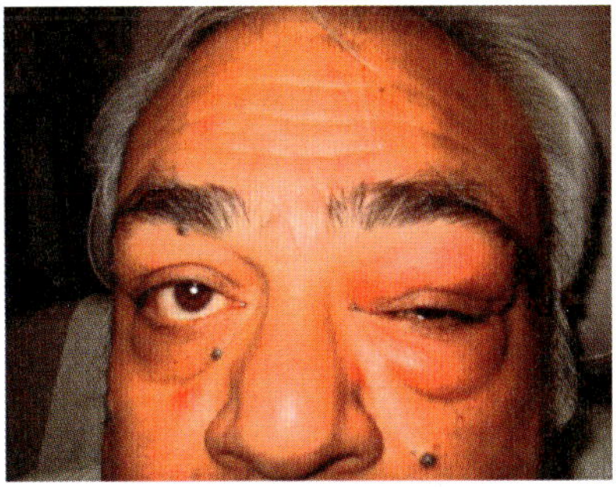

Abb. 9.11 Hautemphysem [F321]

- Röntgen-Thorax und CT-Thorax:
  - **Verbreitetes, unscharf begrenztes Mediastinum** „Schornsteinphänomen"
  - Hautemphysem durch Gaseinschluss
  - Abszess, Erguss.

Therapie

> Unmittelbar nach der Diagnosestellung muss die operative **Naht der Perforation** erfolgen.

- Intraoperative Einlage einer **Saug-Spül-Drainage** und mehrtägige Spülung des betroffenen Areals
- Hoch dosierte Breitbandantibiotika
- **Mediastinotomie** und großzügige Freilegung des Entzündungsherdes
- Versorgung von ösophagealen und trachealen Perforationen und Saug-Spül-Drainage.

Mediastinalemphysem

Die Luftansammlung im Mediastinum ist Folge einer mediastinalen Pathologie und bedarf der Behandlung der Grunderkrankung.

Ätiologie

Das Pneumomediastinum entwickelt sich nach z. B. traumatischer oder iatrogener Perforation intrathorakaler Hohlorgane, nach pulmonaler Bullaruptur mit und ohne Pneumothorax und Infektionen im Bereich des Mediastinums.

Klinik

- Häufig beschwerdefrei mit tastbarem subkutanen Hautemphysem an Hals, Gesicht und vordere Thoraxwand
- Evtl. Heiserkeit, Dyspnoe und je nach Ursache septisches Krankheitsbild.

Diagnostik

- Hautemphysem: macht sich bei Palpation als Knistern bemerkbar
- Röntgen-Thorax: Pneumomediastinum, Hautemphysem.

Therapie

Die Therapie der Wahl besteht in der operativen Versorgung von ösophagealen und trachealen Perforationen sowie in der Druckentlastung des Emphysems durch Drainage, Antibiotika.

CHECK-UP

- ☐ Welche Auswirkungen kann eine retrosternale Struma haben?
- ☐ Welche diagnostischen Schritte würden Sie einleiten?
- ☐ Beschreiben Sie die Klinik eines Patienten, der an einer akuten Mediastinitis leidet.
- ☐ Welche Therapiemöglichkeiten haben Sie?
- ☐ Was ist die häufigste Ursache eines Mediastinalemphysems?

Lungenerkrankungen

Pneumothorax, Hämatothorax und Spannungspneumothorax

Man spricht von einem Pneumothorax, wenn die Lunge teilweise oder komplett kollabiert. Das Eindringen von Luft in den Pleuraspalt führt zu einem Verlust des negativen Drucks im Hemithorax. Ein Hämatothorax beschreibt eine Ansammlung von Blut im Pleuraraum.

Einteilung

Zu unterscheiden sind der Pneumo-, Hämato- und Spannungspneumothorax.

- **Pneumothorax:** junge Patienten, meist Ruptur angeborene Lungenblase (Bulla), bei älteren Patienten Ruptur von Emphysemblasen
- **Hämatothorax:** stumpfes oder penetrierendes Thoraxtrauma
- **Spannungspneumothorax** (→ Abb. 9.12): Notfall! Luft aus dem Thorax kann nicht entweichen, was das Mediastinum verlagert und sekundärer Kompression der intrathorakalen Venen verursacht.

Klinik

- Akut einsetzende Atemnot, stechende Schmerzen auf betroffener Seite, Husten

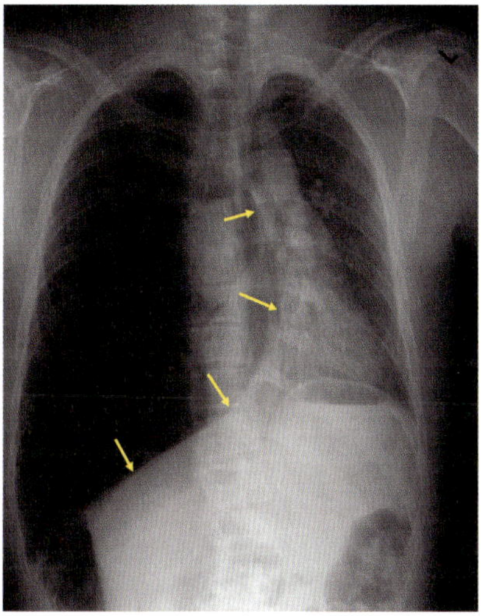

Abb. 9.12 Spannungspneumothorax. Das Röntgenbild des Thorax mit rechtsseitigem Pneumothorax [M522]

- Gestörte Atemmechanik mit Nachhinken einer Thoraxhälfte, paradoxe Atmung
- Spannungspneumothorax: Ventilmechanismus führt zu Aufblähen des Lungenflügels mit Verlagerung des Mediastinums und Herzens zur Gegenseite. Dies resultiert in Tachykardie, Einflussstauung, Hypotonie bis hin zum Schock.

Diagnostik

- Hypersonorer Klopfschall und abgeschwächtes Atemgeräusch auf betroffener Seite
- Rö-Thorax in Exspirationsstellung
- EKG, BGA.

Therapie

Bei V. a. Spannungspneumothorax sind folgende Maßnahmen angezeigt:

- Sofortige Entlastungspunktion, ggf. auch ohne vorherige Röntgen-Thoraxübersicht
- Einlage einer Kanüle im 2.–3. ICR ventral, Medioklavikularlinie
- Erstereignis ohne radiologisch erkennbare Bullae: Thorax-Drainage.

Operationsindikationen. In folgenden Fällen sollte eine **operative Sanierung** vorgenommen werden:

- Erstereignis mit radiologisch oder thorakoskopisch erkennbaren **Bullae**
- Erstes **Rezidiv** nach Drainagebehandlung
- **Beidseitiger** synchron aufgetretener Pneumothorax: Stabilisierung einer Seite durch Operation
- Erstereignis mit **Spannungspneumothorax**
- **Hämatopneumothorax.**

Operative Maßnahmen:

- **Thorax-Drainage:**
  - Einlage in Lokalanästhesie Zugang im **5. oder 6. ICR vordere Axillarlinie**
  - Bei umschriebenem Pneumothorax entsprechend Einlage einer großlumigen Drainage, 24 oder 28 Charriere
  - **Sog** mit einer bis zu 20 cm hohen Wassersäule über 3–5 Tage bzw. bis Sistieren der Luftleckage
  - Ggf. Wasserschloss.
- **Videoassistierte Thorakoskopie** (VATS), ggf. auch Thorakotomie:
  - Komplette Inspektion der Lunge
  - Übernähen der Leckagestelle oder Entfernen der blasentragenden Lungenareale
  - Partielle parietale Pleurektomie oder Pleurodese
  - Postoperativ: anfangs **Sog** mit einer bis zu 20 cm hohen Wassersäule, ggf. Wasserschloss.

Pleuraerguss

Pleuraergüsse werden in eiweißarme **Transsudate** und eiweißreiche **Exsudate** unterteilt. Die Flüssigkeitsansammlung im Pleuraspalt hat je nach zugrunde liegender Erkrankung eine unterschiedliche Beschaffenheit und kann eitrig, blutig oder milchtrübig sein.

Einteilung

Transsudate werden durch Herz-, Leber- und Niereninsuffizienz verursacht. Exsudate durch entzündliche Erkrankungen, z. B. Pankreatitis, primäre und sekundäre Tumoren, z. B. Mesotheliom oder autoimmunologische Erkrankungen, z. B. SLE hervorgerufen.

Klinik

- Zunehmende Dyspnoe und Leistungseinschränkung
- Fieber, Husten
- Gedämpfter Klopfschall über Erguss, abgeschwächtes oder fehlendes Atemgeräusch

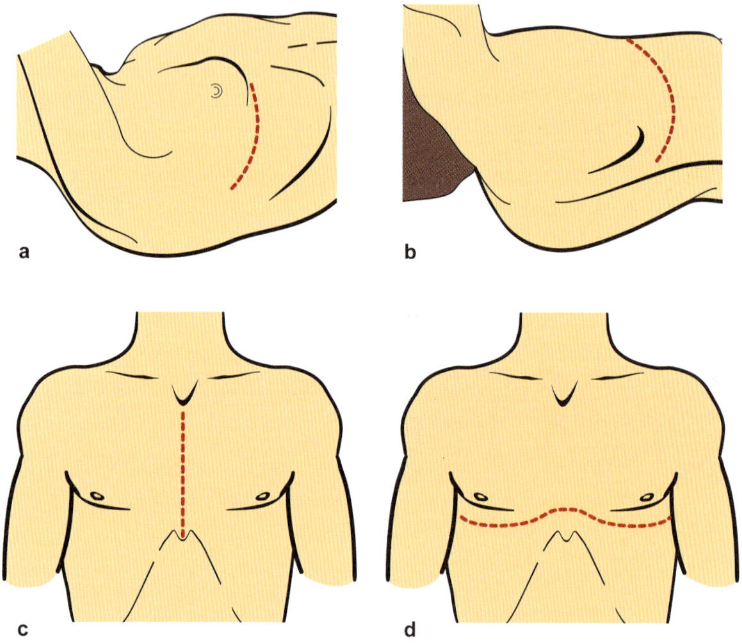

Abb. 9.13 Standardzugänge zum Thorax [L106]
a) Antero-laterale Thorakotomie.
b) Postero-laterale Thorakotomie.
c) Mediane Sternotomie.
d) Clamshellinzision

- Atemabhängige Thoraxschmerzen unterschiedlicher Stärke.

Diagnostik

- Perkussion, Auskultation
- Sonografie zum Nachweis und zur gezielten Punktion
- **Röntgen-Thorax:** subpulmonale Flüssigkeitsansammlung
- CT: differenzialdiagnostische Aussagen zu pleuralen und parenchymatösen Veränderungen, maligne Erkrankungen
- Diagnostische Pleurapunktion bei jedem neu aufgetretenen Pleuraerguss, da Tumoren zu 50 % ursächlich sind.

Therapie

Transsudate werden kausal behandelt, da sie extrapulmonal verursacht werden, Exsudate werden pneumologisch therapiert.

Parapneumonischer Erguss und Pleuraempyem. Ein parapneumonischer Erguss wird bei ⅓ aller Pneumonien beobachtet. Dieser erfordert bei pH-Werten zwischen 7,2 und 7,0 eine **Thoraxdrainage,** bei pH-Werten unter 7,0 ist eine über mehrere Wochen durchgeführte **Saug-Spüldrainage.** Bei der Thoraxdrainage ist evtl. eine intrapleurale Fibrinolyse erforderlich.

Maligner Pleuraerguss. Eine regelmäßige Entlastungspunktion ist angezeigt, besser ist eine **Pleurodese,** z. B. mit Talkumsuspension oder thorakoskopisch mit Talkumpuder.

Chylothorax. Der Druck auf den Ductus thoracicus kann minimiert werden durch eine Drainage sowie durch eine Diät mit spezieller fettmodifizierter Kost. Oft wird eine Pleurodese durchgeführt.

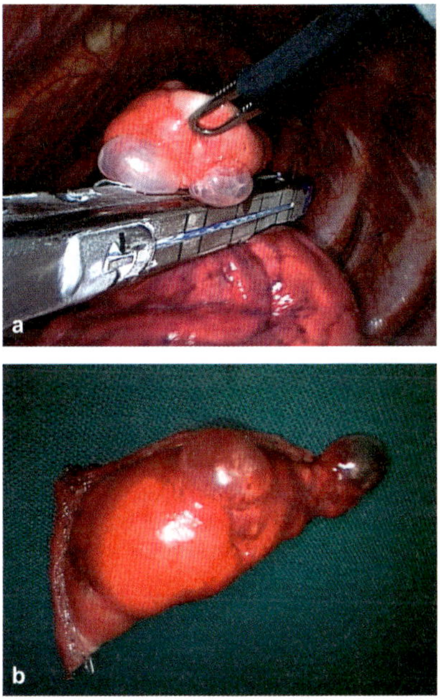

Abb. 9.14 Mit dem Klammernahtgeräte (Stapler) wird die blasig veränderte Lungenspitze bei einem Patienten mit primärem Spontanpneumothorax abgetrennt [L106]
a) Das Lungengewebe ist durch eine dreifache Klammerreihe luft- und blutungsdicht verschlossen
b) Das Resektat zeigt die Klammerreihe und die entfernten Blasen

Lungensequestration

Lungensequestrationen repräsentieren ca. 7 % der pulmonalen Fehlbildungen. Es handelt sich hierbei um funktionsuntüchtige Lungenanteile bzw. zusätzliche Lungenlappen, die direkt von der Aorta gespeist werden und keinen Anschluss zum Bronchialsystem haben.

Ätiologie

Angeborene Fehlbildung.

Einteilung

Man unterscheidet extralobäre Lungensequester (25 %) mit einem separaten Pleuraüberzug von intrapulmonalen Sequester (75 %), die innerhalb des Lungenlappens liegen (→ Abb. 9.15).

Klinik

- Meist keine klinischen Symptome
- Bei einem Anschluss an das Bronchialsystem können rezidivierende bakterielle Infektionen entstehen.

Diagnostik

Die Diagnose wird gesichert durch Röntgen-Thorax, CT, Doppler-Sonografie, Angiografie.

Therapie

Es erfolgt eine frühzeitige chirurgische Resektion des funktionsuntüchtigen Lungengewebes.

Bronchialkarzinom

Das Bronchialkarzinom ist heutzutage bei den Männern weltweit die häufigste Krebserkrankung, bei Frauen ist jede 3. Tumorerkrankung

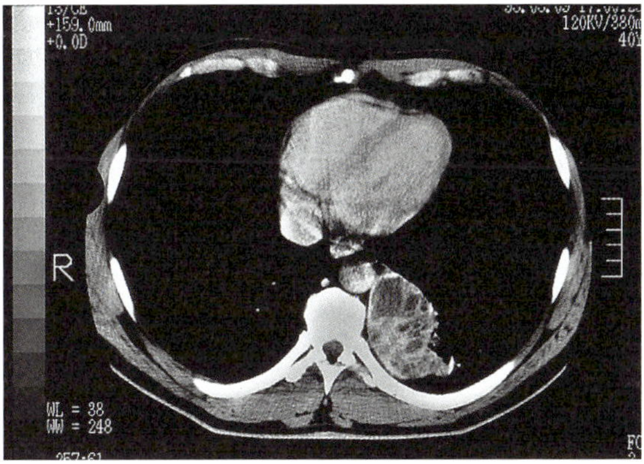

Abb. 9.15 Lungensequester des linken Unterlappens [M522]

ein Bronchialkarzinom. Das Verhältnis von Männern zu Frauen beträgt 3:1 mit einem Altersgipfel um das 60. Lebensjahr. Die Häufigkeit des Bronchialkarzinoms ist direkt mit der Zunahme des Nikotinkonsums assoziiert.

Ätiologie

- **Rauchen:** Aktives Rauchen – 85–90 % aller Lungenkrebspatienten sind aktive Raucher, aber nur 10–15 % aller Raucher bekommen ein Lungenkarzinom – und Passivrauchen begünstigen die Entwicklung eines Bronchialkarzinoms. Eine deutliche Zunahme von Lungenkrebserkrankungen ist in den kommenden Jahrzehnten aufgrund veränderter Rauchgewohnheiten (mehr Frauen, mehr Jugendliche) zu erwarten.
- Umweltgifte, z. B. Asbest, Arsen, Nickel
- Natürliche Strahlenbelastung.

Einteilung

95 % aller Bronchialkarzinome lassen sich in zwei große Gruppen einteilen.

Nicht kleinzelliges Bronchialkarzinom (NSCLC, non small cell lung cancer). Es macht 75 % der Fälle aus, zu den NSCLS zählen:

- Plattenepithelkarzinom (45 %): führt zu Stenosen des Bronchus
- Adenokarzinom (20 %): schnelle hämatogene, selten lymphogene Ausbreitung
- Großzelliges Bronchialkarzinom (10 %): rasche hämatogene und lymphogene Ausbreitung.

Kleinzelliges Bronchialkarzinom (SCLC, small cell lung cancer). Es macht 20 % der Fälle aus, charakteristisch für das SCLC ist:

- Hochmaligne, rasche hämatogene und lymphogene Ausbreitung
- Paraneoplastische Symptome möglich
- Frühe Skelettmetastasierung.

5 % der Bronchialkarzinome sind weder als NSCLC noch als SCLC zu klassifizieren, sie gehören zu anderen Karzinomarten:

- Neuroendokrines Karzinom
- Sarkom
- Mukoepidermoidkarzinom
- Adenozystisches Karzinom.

Prognose

Die 5-Jahres-Überlebensrate ist trotz moderner Therapieansätze mit 13 % (alle Stadien) sehr schlecht. Hinsichtlich der Gesamtprognose muss das kleinzellige und nicht-kleinzellige Bronchialkarzinom unterschieden werden.

Nicht kleinzelliges Bronchialkarzinom. Obwohl das lokale Wachstum typisch ist, gibt es bei Diagnosestellung bereits bei 40–60 % disseminierte Tumorzellen im Blut und Knochenmark. Die frühen Tumorstadien (Ia und Ib) ohne Lymphknotenbefall haben mit einer 5-Jahres-Überlebensrate von 60 bzw. 38 % eine vergleichsweise gute Prognose.

Kleinzelliges Bronchialkarzinom. Die frühe Fernmetastasierung ergibt eine sehr schlechte Prognose. Die mittlere Überlebenszeit (alle Stadien) liegt zwischen 6–16 Monaten. Eine 5-Jahres-Überlebensrate wird selten erreicht.

Klinik

Es gibt weder pathognomonische klinische Zeichen noch eine spezielle Frühdiagnostik des Bronchialkarzinoms. Nur Hämoptysen oder Hämoptoe zeigen mit einer höheren Wahrscheinlichkeit ein Bronchialkarzinom an.

Uncharakteristische Symptome. Husten, Auswurf, Nachtschweiß, Fieber Gewichtsverlust.

Spezielle Symptome:

- Reizhusten > 3–4 Wochen ab dem 40. Lebensjahr
- Therapieresistenter Reizhusten
- Dyspnoe und Thoraxschmerzen
- Chronische Pneumonie
- Heiserkeit durch N.-recurrens-Parese
- Horner-Syndrom: Ptosis, Miosis, Enophthalmus.

Paraneoplastische Syndrome:

- Cushing-Syndrom
- Syndrom der inadäquaten ADH-Sekretion (SIADH): hypotone Hyperhydratation, Natriurese
- Karzinoid-Syndrom: Flush-Symptomatik, Diarrhö
- Erhöhtes Parathormon: Hyperkalzämie.

Diagnostik

Der chirurgischen Therapie sollte folgendes Tumor-Staging (→ Tab. 9.2, → Tab. 9.3) vorausgehen:

- Lokoregionäre Tumorausbreitung (Ausschluss von Fernmetastasen)
- Kardiopulmonale Funktionsreserve
- Operationsbezogen prohibitive Risikofaktoren.

Tab. 9.2 TNM-Einteilung des Bronchialkarzinoms [aus Berchtold Chirurgie, 6. Auflage, Elsevier]

Stadium		TNM
Stadium 0		Carcinoma in situ
Stadium I	Stadium IA	T1 N0 M0
	Stadium IB	T2 N0 M0
Stadium II	Stadium IIA	T1 N1 M0
	Stadium IIB	T2 N1 M0
		T3 N0 M0
Stadium III	Stadium IIIA	T3 N1 M0
		T1 N2 M0
		T2 N2 M0
		T3 N2 M0
	Stadium IIIB	T4 N0–2 M0
		T1–4 N3 M0
Stadium IV		Alle M-Stadien

Tab. 9.3 Lungenrundherde [aus Berchtold Chirurgie, 6. Auflage, Elsevier]

Tumoren	benigne	Hamartom Lipom, Fibrom, Chondrom Papillom, Adenom
	semimaligne	Karzinoid, adenoidzystisches Adenom (Zylindrom)
	maligne	Bronchuskarzinom (kleinzellig, nicht kleinzellig)
Entzündungen		Granulome Tuberkulom (falls Tbc-spezifisch) Rundatelektase
Gefäßfehlbildungen		Arteriovenöse Malformation
Pseudotumoren		Lymphknotenhyperplasie

Röntgen-Thorax. Rundherd, Hilusvergrößerung, Atelektase, Pleuraverdickung, -erguss?

CT:
- CT-Thorax mit Kontrastmittel: Standard
- CT-gesteuerte Feinnadelbiopsie: zu 90 % erfolgreich, allerdings Gefahr der Zellverschleppung gegeben.

Sputumuntersuchung. Morphologischer Tumornachweis.

Endoskopien:
- Bronchoskopie: Gewebegewinnung zur histologischen Untersuchung
- Mediastinoskopie: bei mediastinalen Lymphknotenvergrößerungen.

Prüfung der Operabilität. Inhalations- und Perfusionsszintigrafie, Lungenfunktionsuntersuchung:
- Vitalkapazität < 50 %: Kontraindikation gegen Thorakotomie
- Tiffeneau-Test: ein FEV1 > 2,5 l spricht für Operabilität.

Videoassistierte Thorakoskopie (VATS). Diagnostisches oder therapeutisches Verfahren bei unklaren Befunden.

Das Staging sieht folgende Maßnahmen vor:
- Abdomen-Sonografie
- Skelettszinitigrafie
- Tumormarker: NSE, CYFRA 21-1, CEA
- Schädel-CT.

Differenzialdiagnosen
- Lungentuberkulose
- Metastase in der Lunge, u. a. bei Nierenzellkarzinom, Prostatakarzinom, Mammakarzinom

Bei chronischem Husten oder chronischer Pneumonie immer ein Bronchialkarzinom ausschließen!

Therapie
Nicht kleinzelliges Bronchialkarzinom. Bei der Auswahl der Therapieverfahren sind die Lebensqualität und die Einstellung des Patienten zu seiner Erkrankung zu berücksichtigen.
- Stadium I und II: anatomische **Resektion mit systematischer Lymphadenektomie,** dies betrifft 30 % aller diagnostizierten Tumoren dieses Typs. Ziel ist die radikale Entfernung des Tumors (R0-Situation). Ist es nicht möglich mithilfe konservativer Verfahren eine histologische Sicherung intrapulmonaler Rundherde vorzunehmen, erfolgt eine **videoassistierte Thorakoskopie** (VATS) oder explorative Thorakotomie, um die Dignität und den

Resektionsumfang abzuklären. Ein Malignomnachweis würde zu einer Ausweitung der zu resezierenden Gewebemenge führen.
- Bei peripheren Tumoren wird eine Lappenresektion, sog. **Lobektomie** durchgeführt.
- Bei Tumorinvasion der Brustwand ohne Lymphknotenbefall (N0) ist eine En-bloc-Resektion der Brustwand und betroffenen Lappen angezeigt. Die intraoperative histologische Beurteilung der Resektionsränder mit resezierter Brustwand ist obligat, da nur tumorfreie Ränder eine Aussicht auf Heilung garantieren (R0-Resektion).
- Sitzt der Tumor zentral oder ist das Wachstum lappenübergreifend, erfolgt eine Resektion eines ganzen Lungenflügels (**Pneumonektomie**) oder bei rechtsseitigem Befall die Entfernung zweier benachbarter Lappen (untere oder obere **Bilobektomie**).
- Die atypische Keil- oder Segmentresektion (engl. wedge resection) wird nur bei Patienten mit eingeschränkter Operabilität durchgeführt, da eine erhöhte Lokalrezidivrate besteht.

Möglicherweise müssen Teile der Brustwand, Mittelfellorgane oder es Zwerchfells mitentfernt werden. Bei radikalen Eingriffen ist die Integrität der entfernten Struktur, z. B. Perikardium oder Diaphragma, wiederherzustellen.
Da von den **Lymphknoten** der Lunge sowie vom Lungenhilum und Mittelfell häufig Lokalrezidive ausgehen, müssen diese potenziellen Abflussbahnen der Tumorzellen reseziert werden. Frühzeitig vorgenommen (Ia und Ib, kein Lymphknotenbefall) liegt die 5-Jahres-Überlebensrate bei 60–70 %. Im Stadium I/II entwickeln sich rotz kurativer Resektion (R0) in bis zu 70–80 % aller Fälle im weiteren Verlauf Fernmetastasen und bei 10–30 % Lokalrezidive. Möglicherweise, so die Annahme, ist die hohe Rückfallrate auf präoperativ vorhandene nicht oder nur schlecht erfassbare Mikrometastasen (30–50 % der Patienten) zurückzuführen.

Das tumorfreie Überleben kann laut aktuellen Studien signifikant verlängert werden, wenn der Operation eine adjuvante Chemotherapie folgt. Die Option einer adjuvanten Chemotherapie im Stadium Ib ist Gegenstand der aktuellen Leitlinien-Diskussion. Gegenwärtig gibt es **zwei Konzepte:**
- Auf die präoperative Strahlentherapie (lokale Tumorverkleinerung) folgt die Operation mit nachfolgender erneuter Strahlenbehandlung mit dem Ziel der Dosisaufsättigung.
- Multimodales Therapiekonzept: Eine erfolgreiche Tumorverkleinerung vorausgesetzt folgt auf eine neoadjuvante kombinierte Radio-Chemotherapie die Operation mit Resektion des Resttumoranteils. Dieses Vorgehen zeigt im Vergleich zum ersten Konzept signifikante Überlebensvorteile.

Kleinzelliges Bronchialkarzinom. Im Frühstadium (very limited – limited disease – T1–T2, N0, N1) – dieses wird nur bei 15 % aller SCLC-Patienten diagnostiziert – ist eine primäre chirurgische Intervention angezeigt. Bei N0-Patienten erhöht sich dadurch die 5-Jahres-Überlebensrate auf 60 %. Die stadiengerechte Resektion mit systematischer Lymphadenektomie muss immer in den multimodalen Therapieansatz der Chemo-Radio-Therapie integriert werden.

CHECK-UP

- ☐ Nennen Sie Symptome eines Pneumo- und Spannungsthorax.
- ☐ Wie verfahren Sie bei einem Spannungspneumothorax?
- ☐ Wo ist der Zugang bei Einlage einer Thoraxdrainage?
- ☐ Was versteht man unter Lungensequestration? Beschreiben Sie die pathophysiologischen Gegebenheiten.
- ☐ Was erwarten Sie im Röntgen-Thorax zu sehen?
- ☐ Was kann sich hinter einem Lungenrundherd verbergen? Nennen Sie mindestens fünf Ursachen.
- ☐ Beschreiben Sie das kleinzellige Bronchialkarzinom.
- ☐ Nennen Sie Formen des nicht kleinzelligen Bronchialkarzinoms.
- ☐ Wie therapieren Sie ein nicht kleinzelligen Bronchialkarzinoms?

10 Gefäßchirurgie

Arterien

Aortenaneurysma

Die umschriebene Aussackung der Aorta kann alle Körperregionen betreffen, sie tritt jedoch am häufigsten im Bauchraum (85 %) auf, meist bei M ab dem 50. Lebensjahr, 10 % aller Hypertoniker und pAVK-Patienten sind betroffen.

Ätiologie

Ursache sind angeborene oder erworbene Wandveränderungen der Aorta. Es liegt meist eine Arteriosklerose zugrunde.

Einteilung

Die Ausweitung kann die gesamte Zirkumferenz oder nur Teile der Wand betreffen. Man unterscheidet (→ Abb. 10.1):

- **Aneurysma verum** (echtes Aneurysma): Ausweitung aller drei Wandschichten (Intima, Media, Adventitia) als Folge eines Traumas oder einer Gefäßwandschwäche (→ Abb. 10.2)
- **Aneurysma spurium** (falsches Aneurysma): durch Gefäßverletzung, z. B. nach Punktion, gelangt Blut nach extravasal
- **Aneurysma dissecans:** Einblutung zwischen die Gefäßwandschichten mit und ohne Anschluss an das Gefäßlumen infolge eines Intimaeinrisses.

Eine Ruptur eines Aneurysmas ist lebensgefährlich und stellt einen absoluten Notfall mit sofortiger OP-Indikation dar.

Klinik

Ein Aneurysma verläuft meist asymptomatisch, häufig handelt es sich um einen Zufallsbefund. Abhängig von Lokalisation und Ausdehnung können folgende Symptome auftreten:

- **Abdominelles Aneurysma** (BAA): chronische Abdominal-, Flanken- und Rückenschmerzen, Harndrang, unterschiedlich starker Leistenpuls
- **Thorakales Aneurysma** (AAA): Schluckbeschwerden, Husten, Dyspnoe, Durchblutungsstörungen in den Armen, Schwindel.

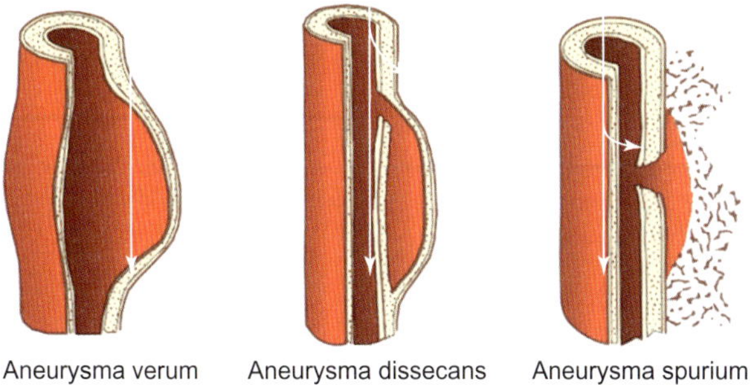

Abb. 10.1 Aneurysmaformen [L234]

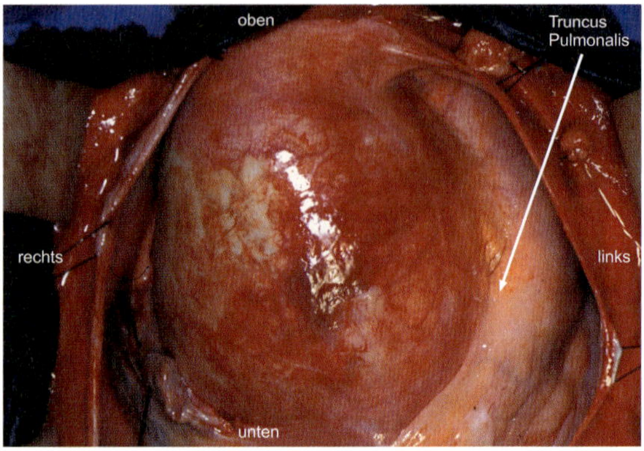

Abb. 10.2 Aneurysma verum der Aorta ascendens. OP-Situs: Erweiterung der Aortenwurzel mit Verdrängung der A. pulmonalis [R234]

Bei einer gedeckten Perforation tritt der Flanken- und Rückenschmerz akut auf!

Diagnostik

In wenigen Fällen ist das Aneurysma als pulsierender Tumor im Bauchraum tastbar (BAA).

- Rö-Thorax und Abdomen: evtl. sichelförmige Verkalkung sichtbar, Mediastinalverbreiterung, Pleuraerguss, Perikarderguss
- CT-Angiografie des Thorax und Abdomen: pathologisch dilatierte Aorta, Aneurysmadiameterdarstellung, Beurteilung der arteriellen thorakalen und viszeralen Abgänge, z. B. A. subclavia.

Therapie

- Konservativ: bei asymptomatischem Aneurysma mit einem Durchmesser < 5 cm oder bei zu hohem operativen Risiko
- Operativ: bei symptomatischem Aneurysma oder Durchmesser > 5 cm:
  Resektion und Prothesenimplantation: Eröffnung des Aneurysmas in Längsrichtung, aortale Interposition einer Rohr- oder Y-förmigen Kunststoffprothese, Schließung der Gefäßwand über der Prothese
- Minimalinvasive OP: endovaskuläre Technik (Stent-Implantation).

- Eine Notfall-OP erfolgt bei gedeckter oder freier Ruptur sowie bei einer Typ-A-Aortendissektion.
- Langzeitergebnisse nach Einsatz einer Prothese im offenen Verfahren sind sehr gut – nach 10 Jahren sind 95 % der eingesetzten Prothesen noch funktionsfähig.

Aortendissektion

Der Einriss der Intima (Entry) erfolgt zu 95 % im Bereich der **thorakalen** und nur zu 5 % im Bereich der abdominalen Aorta.

Ätiologie

Prädisponierend ist eine **Arteriosklerose,** selten ein Marfan-Syndrom: Sie bedingen eine Strukturschwäche der mittleren Gefäßwand (Mediadegeneration).

Einteilung

Die Einteilung der Aortendissektion erfolgt anhand der Stanford-Klassifikation nach Lage des Entrys (→ Abb. 10.3).

- Typ A: proximaler Einriss an Aorta ascendens oder Aortenbogen. Absoluter Notfall!
- Typ B: proximaler Einriss an Aorta descendens distal des Abgangs der linken A. subclavia.

Klinik

Leitsymptom ist ein heftiger, akut einsetzender Schmerz mit reißender oder stechender Qualität, ggf. Dyspnoe bis zum Kreislaufversagen.

Die Lokalisation des Einrisses bestimmt die Schmerzlokalisation und die weitere Symptomatik:

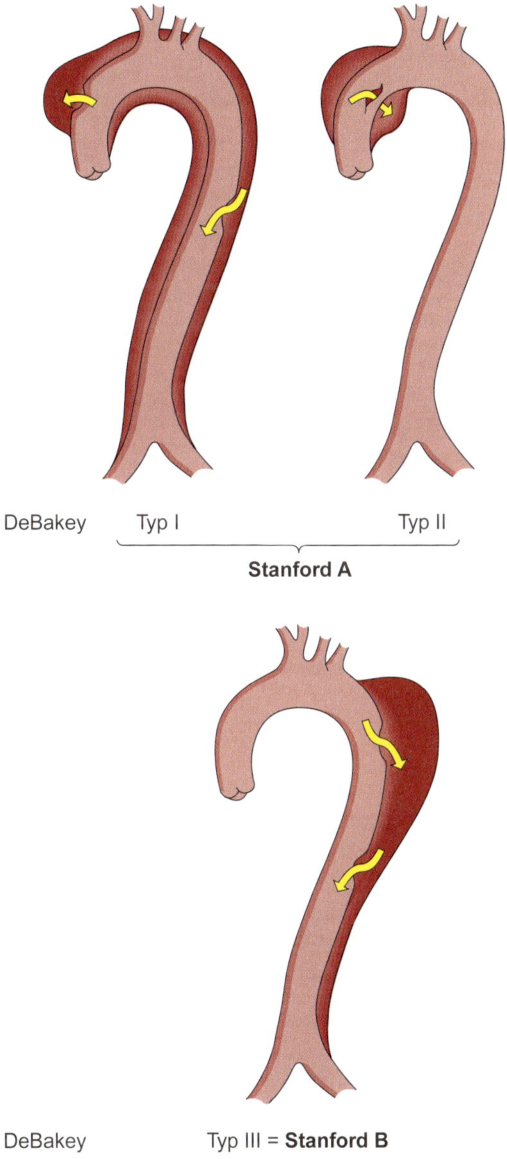

Abb. 10.3 Einteilung der akuten Aortendissektion nach DeBakey oder Standford [L106]

- Proximale Dissektion: Schmerzbeginn oft im Brustbereich
- Distale Dissektion: Schmerzbeginn häufig im Rücken zwischen den Schulterblättern
- Je nach Lokalisation: Puls- oder Blutdruckdifferenzen der Extremitäten, Apoplex-Symptome, Lähmungserscheinungen.

Diagnostik

> Die Diagnostik erfolgt unter hohem Zeitdruck, da Lebensgefahr besteht.

In manchen Fällen ist die Aortendissektion als pulsierender Tumor im Bauchraum tastbar.
- Rö-Thorax und Abdomen: sichelförmige Verkalkung sichtbar, Mediastinalverbreiterung, Pleuraerguss, Perikarderguss
- CT-Angiografie des Thorax und Abdomen: pathologisch dissezierte Aorta, Dissektionsverlauf, Beurteilung der arteriellen thorakalen und viszeralen Abgänge, z. B. A. subclavia.

Therapie

Akute Dissektion. Vermeidung von Komplikationen, Normalisierung einer Hypertonie, Schmerztherapie.

Typ-A-Dissektion. Notfall-OP – mediane Sternotomie, Anschluss an die Herz-Lungen-Maschine, Implantation einer rohrförmigen Kunststoffprothese, ggf. Aortenklappenersatz.

Typ-B-Dissektion. Meist erfolgt eine konservative Therapie, in anderen Fällen:
- Interventionelle Stent-Implantation, Blutdruck-Regulierung
- OP nur bei lebensbedrohlichen Komplikationen, z. B. viszerale Ausfälle, Paresen, Ischämie der unteren Extremitäten.

Akuter Arterienverschluss einer Extremitätenarterie

Es handelt sich um eine akute Ischämie, bei der nach Ablauf von 6 Stunden irreversible Schäden auftreten können. Mit annähernd 50 % manifestiert sich der embolische Gefäßverschluss meist an der A. femoralis.

Ätiologie

Ursachen sind:
- 70 %: **Embolien,** z. B. Vorhofflimmern, Endokarditis
- 20 %: arterielle Thrombosen
- 10 %: Trauma, Dissektion, Mesenterialinfarkt, Sepsis, Fremdkörper.

Klinik

Die charakteristischen Symptome einer peripheren arteriellen Embolie werden im englischen Sprachraum als „die 6 P“ zusammengefasst (→ Tab. 10.1).

Tab. 10.1 Die 6 „P“ nach Pratt

Pain	Plötzlich einsetzender, sehr starker Schmerz
Paleness	Blässe der betroffenen Extremität, später Marmorierung und Zyanose
Paresthesia	Sensibilitätsstörungen, Kältegefühl
Pulselessness	Pulslosigkeit distal der Verschlussstelle
Paralysis	Schwäche bzw. Bewegungsunfähigkeit
Prostration	Schock, besonders bei weit proximal gelegenen Verschlüssen

> Beim Leriche-Syndrom, der akuten oder chronischen Stenose der Aortenbifurkation, treten zusätzlich zu den Schmerzen und zur Blässe der betroffenen Extremität Impotenz und Muskelschwund auf.

Diagnostik

- Klinische Untersuchung: 6 P‘s, Hauttemperaturdifferenz, neurologische Ausfälle
- Doppler-Sonografie: Pulsstatus
- Suche nach Emboliequellen: EKG, z. B. Vorhofflimmern, Echokardiografie, z. B. intrakardiale Thromben.

Therapie

> Sofortige Klinikeinweisung und als Sofortmaßnahme Heparin i. v.

- Konservativ: Fibrinolyse bei peripheren inkompletten Verschlüssen am Arm unterhalb der A. cubitalis, am Bein unterhalb der A. poplitea
- Operativ: bei kompletter Ischämie mit irreversiblem Gewebeuntergang
  - Indirekt: Fernembolektomie mittels Fogarty-Katheter
  - Direkt: Arteriotomie und Thrombendarteriektomie (TEA)
  - Ggf. Bypass-Operation, z. B. femoro-poplitealer Bypass mit autologer V. saphena magna.

Periphere arterielle Verschlusskrankheit (pAVK)

Bei der pAVK handelt es sich um arterielle Durchblutungsstörungen, die durch Stenosen oder durch Komplettverschluss bevorzugt die unteren Extremitäten betreffen. Die Patienten sind meist „von Kopf bis Fuß" gefäßkrank. Die häufigste arterielle Gefäßkrankheit, die häufig mit einer generalisierten Atherosklerose einhergeht, tritt bei Männern meist unter 55 Jahren, bei Frauen etwa ein Jahrzehnt später auf.

Es besteht bei manifester pAVK ein vierfach erhöhtes Myokardinfarktrisiko und ein zwei- bis dreifach erhöhtes Schlaganfallrisiko (sog. **Kreuzrisiko der Arteriosklerose).** Bei symptomatischer pAVK beträgt die 5-Jahres-Mortalität 20 %, bei symptomatischer pAVK 25 %.

Ätiologie

Einer chronischen pAVK liegen in etwa 95 % der Fälle arteriosklerotische Veränderungen zugrunde.

Die pAVK manifestiert sich bevorzugt an der **unteren Extremität (90 %).**
- Beckentyp: 35 %
- Oberschenkeltyp: 50 %
- Peripherer Typ: 15 %.

Risikofaktoren

Atherogene Risikofaktoren bei pAVK sind:
- **Nikotinabusus**
- **Diabetes mellitus**
- **Arterielle Hypertonie**
- **Hyperlipid- und Hypercholesterinämie**
- Adipositas
- Hyperurikämie
- Kollagenosen
- Vaskulitiden
- Angioneuropathien, z. B. Raynaud.

Einteilung und Klinik

Die chronische pAVK wird klinisch **nach Fontaine** wie folgt unterteilt (→ Tab. 10.2).

Tab. 10.2 Stadieneinteilung nach Fontaine

Stadium	Symptomatik
Stadium I	Stenosen oder Verschlüsse **ohne Beschwerden**
Stadium IIa	**Claudicatio intermittens** mit einer Gehstrecke > 200 m
Stadium IIb	Claudicatio intermittens mit einer Gehstrecke < 200 m
Stadium III	**Ruheschmerzen**
Stadium IVa	**Nekrosen**
Stadium IVb	**Ulzera, Gangrän**

Stadium II – Claudicatio intermittens. Stadium mit belastungsabhängigen Schmerzen. Der Patient ist durch die Ischämieschmerzen gezwungen, sich nach einer kurzen Strecke auszuruhen, dadurch kommt es zu einer Verkürzung der Gehstrecke – sog. **Schaufensterkrankheit,** bis sich die Schmerzen gebessert haben.
- Kalte Peripherie und blasse Haut
- Infektion der **Nekrosen** führt zu **Ulzera** und **Gangrän**
- Wundheilungsstörungen, v. a. bei Diabetes mellitus.

Stadium III–IVb. Stadium der kritischen Ischämie mit Ruheschmerz und Ulzera. Das Mortalitätsrisiko ist **signifikant erhöht,** v. a. bedingt durch Myokardinfarkt und Schlaganfall, zudem besteht ein hohes Risiko einer Amputation der betroffenen Extremität.

Die Stenose oder der Verschluss befindet sich immer proximal der Schmerzlokalisation oder die Schmerzlokalisation distal der Stenose. So führt eine Stenose im Oberschenkel zu Wadenschmerzen.

Diagnostik

Anamnese und klinische Untersuchung. Nach der Anamnese (atheromatöse Risikofaktoren, u. a. Nikotinabusus) und der ersten klinischen Untersuchung (Inspektion, seitenvergleichende Palpation, Auskultation der Extremitätenarterien) müssen erste Tests durchgeführt werden.
- **Ratschow-Lagerungsprobe:** Der auf dem Rücken liegende Patient hebt die Beine in die Vertikale und führt 2 Minuten kreisende Bewegungen durch. Der dann sitzende Patient lässt nun die Beine von der Liege herunterhängen. Bei einer pAVK blasst das Bein bereits während der Bewegungsphase ab, es rötet sich erst etwa 5 Sekunden nach dem Aufsitzen, die Venen füllen sich verspätet.

- Der **Hautstatus** wird nach Integrität, Turgor, Schweißbildung und Temperatur beurteilt. Begutachtet wird ebenfalls die Muskelatrophie und Deformität der Extremität, um beim Diabtetiker differenzieren zu können zwischen einer primär ischämischen und neuropathischen Läsion.
- **Knöchel-Arm-Index (ABI):** Der ABI-Wert, der mittels Dopplerverschlussdruck ermittelt wird, gilt als diagnosesichernd. Liegt der ABI-Wert in Ruhe unter 0,9, handelt es sich um eine pAVK.

Farbkodierte Duplexsonographie. Um den Stenosegrad der Aorta und ihrer Äste sowie der Becken- und Beinarterien und die Flusseigenschaften zu bestimmen, ist die Duplexsonografie besonders gut geeignet.

MR-Angiografie (MRA). Nicht invasive Gefäßsystemdarstellung.

Arterielle digitale Subtraktionsangiografie (DSA). Die invasive Gefäßsystemdarstellung eignet sich auch als interventionelle Therapie in Form einer perkutanen transluminalen Angioplastie (PTA).

Differenzialdiagnosen

Nicht atherosklerotisch bedingte Durchblutungsstörungen:
- Vaskulitiden
- Kollagenosen
- Funktionelle Durchblutungsstörungen.

Kompressionssyndrome, z. B. A.-poplitea-Kompressions- oder Soleus-Syndrom

Erkrankungen des Bewegungsapparats:
- LWS: z. B. Lumbago
- Coxarthrose, Gonarthrose
- Spinalstenose
- Muskuläre Erkrankungen
- Rheumatische Erkrankungen
- Tendopathien.

Erkrankungen des Nervensystems:
- Polyneuropathien
- Radikuläre Neuropathien.

Therapie

Konservativ. Erfolgt ab Stadium IIa mit folgenden Maßnahmen:
- Aufklärung über die Grunderkrankung Atherosklerose
- Einschränkung und Ausschaltung von artheromatösen **Risikofaktoren**
- Bewegungstherapie: **Gehtraing** mit Dokumentation der Gehstrecke.

Medikamentös:
- Langfristige Therapie mit **Thrombozytenaggregationshemmern,** z. B. ASS, Heparin Prostaglandin-Therapie über 14 Tage nach Ausschluss einer Herzerkrankung
- Analgetika
- Antibiotische Therapie im Stadium IV.

Begleiterkrankungen. Angezeigt sind z. B. die Rekompensation einer bestehenden Herzinsuffizienz sowie die Einstellung des Diabetes mellitus.

> Die Abfolge der Behandlung orientiert sich an dem IRA-Schema:
> - **I**nfektbehandlung
> - **R**evaskularisation
> - **A**mputation.

Interventionell. Erfolgt ab Stadium IIa mit folgenden Maßnahmen:
- Digitaler Subtraktionsangiografie (**DSA**) und perkutane transluminale Angioplastie (**PTA**): Ballondilatation kurzstreckiger Stenosen, ggf. mit Stent-Implantation
- CT-gesteuerte lumbale Sympathikolyse: bei fehlender Rekonstruktionsmöglichkeit zur Förderung des Kollateralsystems durch Anästhetikainjektion in die Ganglien zwischen LWK 2–4.

> Eine PTA läuft immer in OP-Bereitschaft!

Operativ. Die Indikation für ein chirurgisches Vorgehen ist ab Stadium III und in Ausnahmefällen ab Stadium IIb gegeben.
- Thrombendarteriektomie (**TEA**): Ausschälung der arteriosklerotischen inneren Gefäßwand mit Spatel oder Ringdesobliterator
  - Offene TEA
  - Eversions-TEA: Arterie wird abgesetzt und unter Zug des arteriosklerotischen Materials von innen nach außen gestülpt.
- Bypass-OP: mit körpereigener Vene, z. B. V. saphena magna oder Kunststoffprothese
- Interponat: nach Resektion eines Segments Einfügen des Gefäßersatzes (körpereigene Vene oder Kunststoffprothese)
- Erweiterungs-Patch-Plastik: Einnähen eines Patches (körpereigene Vene oder Kunststoff)

in eine Längsarteriotomie zur Vergrößerung des Lumens.
- Amputation – Indikationen:
  - Ausgedehnten Nekrosen oder Infektion
  - Radiologisch osteolytisch veränderter Knochen
  - Sichtbares Gelenk
  - Fehlende Rekonstruktionsmöglichkeit.

Arteriovenöse Fistel

Arteriovenöse Fisteln (AV-Fisteln) sind angeborene oder erworbene Verbindungen (→ Abb. 10.4) zwischen Arterien und Venen (Shunts).

Ätiologie

Meist handelt es sich um erworbene Fisteln, die traumatisch durch Stich- oder Schussverletzungen bedingt sind. Selten kommt es zu angeborenen AV-Fisteln, z. B. bei persistierendem Ductus arteriosus Botalli.

Klinik

Die Symptome sind abhängig von Lokalisation und Ausdehnung der Fistel:
- Pulsierender Tumor vor der Abflussstörung, Minderdurchblutung im Gefäßgebiet hinter der Fistel
- Spätfolgen bei erhöhtem Shuntvolumen: Herzinsuffizienzsymptome mit Dyspnoe und peripheren Ödemen.

Diagnostik

- Auskultation: pulssynchrones Maschinengeräusch
- Doppler- oder Duplex-Sonografie zur Gefäßdarstellung
- Angiografie zur Sicherung der Diagnose.

Therapie

Angeborene AV-Fistel:
- Interventionelle radiologische Embolisation, hohes Rezidivrisiko
- Lasertherapie, Verödung

Erworbene AV-Fistel:
- OP-Indikation generell gegeben
- Durchtrennung der Fistel Resektion und Nahtverschluss, ggf. Resektion eines aneurysmatischen Arteriensegments.

Karotisstenose

Die meist arteriosklerotisch bedingte Verengung betrifft die A. carotis communis oder A. carotis interna (→ Abb. 10.5) und geht mit einer zerebralen Minderdurchblutung einher. 90 %

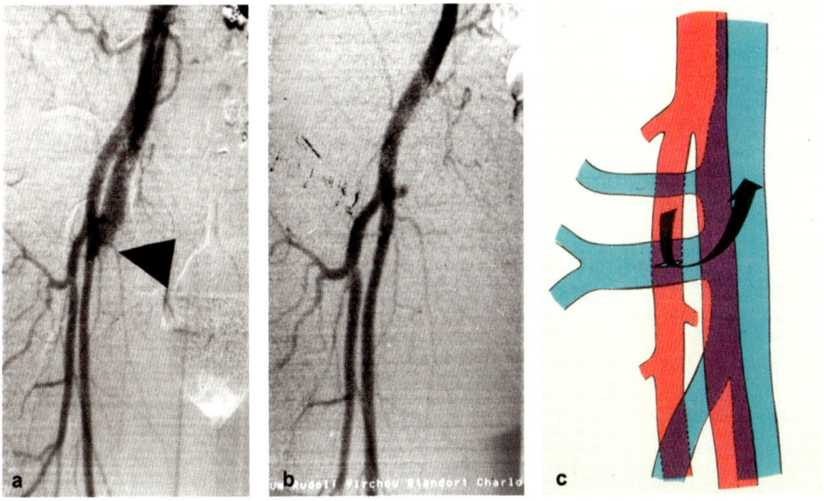

Abb. 10.4 Iatrogene inguinale AV-Fistel [M523]
a) Digitale Subtraktionsangiographie (DSA): inguinale AV-Fistel rechts (Pfeil; nach Herzkatheter)
b) DSA: Fistel operativ ausgeschaltet durch Separationsmethode
c) Inguinale AV-Fistel rechts: Punktion durch querverlaufende Profundavene in die A. profunda femoris

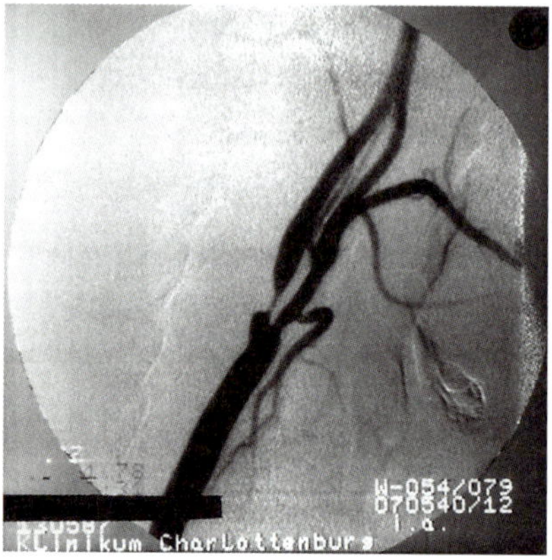

Abb. 10.5 Hochgradige Stenose der A. carotis interna [L106]

aller ischämischen Schlaganfälle sind auf Verengungen der Arteria carotis zurückzuführen. Die Anzahl an Neuerkrankungen in Deutschland steigt ab dem 65. Lebensjahr auf 8 von 100 Menschen an.

Ätiologie

Ursächlich für eine Karotisstenose ist die **Arteriosklerose.** Risikofaktoren sind u. a. **arterielle Hypertonie, Diabetes mellitus, Nikotinabusus,** Hyperlipidämie und Adipositas.

Klinik

- **Hemiparese** (Halbseitenausfälle)
- **Aphasie** (Sprachstörungen)
- **Amaurosis fugax** (einseitige Sehstörungen)
- Zerebrovaskuläre Insuffizienz: (→ Tab. 10.3) mit neurologischen Symptomen je nach betroffenen Hirnbereich und Dauer der Ischämie

Diagnostik

- Auskultation: Stenosegeräusch
- Doppler- und Duplexsonografie, Angiografie: Lokalisation und Bestimmung des Stenoseschweregrads
- Schädel-CT: Alter des Infarkts, Abgrenzung zwischen ischämischem und hämorrhagischem Infarkt.

Therapie

- Konservativ: bei symptomatischer Stenose < 70 % Reduktion von Risikofaktoren, Azetylsalizylsäure, Antihypertensiva, Statine
- Operativ: bei symptomatischer Stenose oder asymptomatischer Stenose > 70 % und bei Progredienz

Tab. 10.3 Stadieneinteilung der zerebrovaskulären Insuffizienz

Stadium	Symptomatik
Stadium I	Asymptomatische Karotisstenose
Stadium IIa	TIA (transitorisch-ischämische Attacke), Rückbildung der Symptome innerhalb von 24 h
Stadium IIb	PRIND (Prolongiertes Reversibles Ischämisches Neurologisches Defizit), Rückbildung der Symptome innerhalb von Tagen
Stadium III	Progredienter Infarkt mit neurologisch instabilem Zustand, z. T. reversibel
Stadium IV	Vollständiger Hirninfarkt mit chronisch neurologischem Defizit

  - Thrombendarteriektomie (TEA): Längsinzision des Gefäßes und Ausschälung des arteriosklerotischen Verschlussmaterials
  - Interventionelle Angioplastie (Karotis-PTA) und Stent-Implantation bei Rezidivstenosen.

Subclavian-Steal-Syndrom

Beim Subclavian-Steal-Syndrom ist die Armarterie (A. subclavia) in Höhe des Schlüsselbeins verschlossen. Der Arm erhält das Blut über eine zum Gehirn verlaufende Arterie (A. vertebralis), die dann retrograd (in falscher Richtung) durchströmt wird. Es handelt sich um ein Anzapfsyndrom („Steal"), wobei die Armarterie den Gehirnkreislauf anzapft, um genügend Blut zu erhalten. Bei Verschluss der A. subclavia erfolgt die Blutversorgung des gleichseitigen Arms also über das Gehirn.

Klinik

Bei Belastung des Arms treten folgende Symptome auf:

- Schwindel, plötzliches Hinfallen ohne Verlust des Bewusstseins (Drop-Attacks), Seh-, Hör- und Gleichgewichtsstörungen
- Schmerzhafte Bewegungseinschränkung der Armmuskulatur, zentrale Parästhesien.

Diagnostik

- Pulsabschwächung auf betroffener Seite, Blutdruckdifferenz an den Armen > 30 mmHg
- Faustschlussprobe als Provokationstest

- Auskultation der A. subclavia: evtl. Stenosegeräusch
- Carotis-Doppler: Strömungsumkehr in der A. vertebralis nachweisbar
- Angiografie: Nachweis der Stenose.

Therapie

- Interventionell: Ballondilatation (PTA = perkutane transluminale Angioplastie), ggf. mit Stent-Implantation
- Operativ: bei ausgeprägter Symptomatik
  - Anatomischer Bypass: Von der Aorta descendens zur A. subclavia
  - Extraanatomischer Bypass: mit Dacron-Prothese oder V. saphena von der homolateralen A. carotis communis oder kontralateralen A. subclavia zur betroffenen A. subclavia.

CHECK-UP

- ☐ Welche Ursachen können einem Aneurysma zugrunde liegen?
- ☐ Was ist eine Aortendissektion?
- ☐ Die „6-P-Regel“ fasst die Symptome einer akuten Extremitätenischämie zusammen. Wie lauten sie?
- ☐ Wie wird die Ratschow-Lagerungsprobe durchgeführt?
- ☐ Welches sind die wichtigsten Symptome der arteriovenösen Fistel?
- ☐ Beschreiben Sie die Stadieneinteilung der zerebrovaskulären Insuffizienz bei der Karotisstenose.
- ☐ Welche therapeutischen Optionen gibt es bei der Karotisstenose?
- ☐ Was ist ein Subclavian-Steal-Syndrom?

Venen

Varikosis

Die Varikosis ist durch die Ausbildung von Krampfadern (Varizen) gekennzeichnet und tritt am häufigsten an der unteren Extremität auf. Varizen sind oberflächlich gelegene, erweiterte und geschlängelte Venen.

Ätiopathogenese

Nach der Ursache werden die sehr viel häufigere primäre und die seltenere sekundäre Varikose unterschieden. Die sekundäre Varikosis entwickelt sich oft infolge vorbestehender Venenerkrankungen, z. B. nach tiefer Venenthrombose. In Abhängigkeit von der Lokalisation werden außerdem verschiedene Typen definiert: Stamm-, Seitenast-, Perforans- und retikuläre Varikose. Oft liegt eine Kombination der verschiedenen Typen vor (➜ Tab. 10.4).

Klinik

- Stammvarikosis: meist asymptomatisch, evtl. Schwere- und Spannungsgefühl nach langem Stehen
- Perforansvarikosis: ausgeprägtes Schwere- und Spannungsgefühl, nächtliche Muskelkrämpfe, Schmerzen, Juckreiz, Hyperpigmentation, Ulcus cruris venosum über dem Malleolus medialis
- Retikuläre und Besenreiservarikosis: meist nur kosmetisch störend.

Diagnostik

- Klinische Untersuchung: sichtbare Ausbuchtungen und Erweiterungen im Stehen
- Trendelenburg-Test: überprüft Suffizienz der Perforantes-Venen und der Klappen
- Perthes-Test: überprüft die Durchgängigkeit der tiefen Venen
- Phlebografie: Ausmaß der Varikosis.

Therapie

- Konservativ: Kompressionsverbände oder -strümpfe, Gefäßtraining und Bewegung, Ri-

Tab. 10.4 Formen der Varikosis

Art der Varikosis	Ursachen
Stammvarikosis	Klappeninsuffizienz der V. saphena magna und parva
Perforansvarikosis	Klappeninsuffizienz der Perforansvenen
Retikuläre und Besenreiservarikosis	Insuffizienz der subkutane Hautvenen

sikofaktoren minimieren, z. B. Nikotinkarenz, Übergewicht reduzieren
- Sklerotherapie: Sklerosierung von Besenreiservarikosis durch Injektion eines Verödungsmittels direkt in die Varize
- Operativ: Bei ausgeprägter Symptomatik, bei Stammvarikosis: Venen-Stripping mit Bacock-Sonde.

Cave: Das tiefe Beinvenensystem muss durchgängig sein! Präoperativ muss der Varizenstatus des stehenden Patienten detailliert beschrieben sein.

Phlebothrombose

Partieller oder kompletter thrombotischer Verschluss der tiefen Venen, meist im Becken- und Beinbereich mit Gefahr der Lungenembolie. Meist entwickeln sich die Thrombosen in den tiefen Bein- und Beckenvenen; seltener sind Thrombosen der Arm- und Schultervenen.

Ätiologie

Ursächliche Faktoren der Phlebothrombose sind in der **Virchow-Trias** beschrieben:
- Verlangsamung und Veränderung des Blutflusses: Immobilisation (Economy-Class-Syndrom), Herzinsuffizienz
- Gefäßwandschädigung: Trauma, Fraktur, OP, Entzündung
- Verstärkte Gerinnungsneigung: Schwangerschaft, Einnahme von Antikonzeptiva, APC-Resistenz, Faktor-V-Leiden-Mutation.

Klinik

- Schwere- und Spannungsgefühl, belastungsabhängiger Fußsohlen- und Wadenschmerz, ziehender Schmerz im Venenverlauf
- Schwellung, gespannte, bläulich-rote, glänzende, überwärmte Haut (➜ Abb. 10.6)
- Druckempfindlichkeit im Venenverlauf, sichtbare prätibiale Venen (Pratt-Zeichen)
- Positive Thrombosezeichen: Schmerzen beim Beklopfen der Wade, bei Druck auf Fußsohle und bei Dorsalflexion der Zehen
- Vielfach symptomarmer Verlauf, Diagnose erst nach Auftreten einer **Lungenembolie.**

Diagnostik

Körperliche Untersuchung. Zeichen der tiefen Venenthrombose (➜ Tab. 10.5).

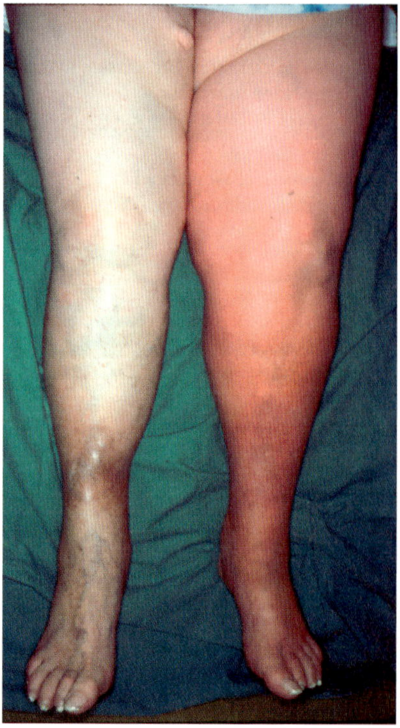

Abb. 10.6 Tiefe Beinvenenthrombose des linken Beins [M524]

Tab. 10.5 Zeichen für eine tiefe Venenthrombose

Art des Zeichens	Durchführung
Lowenberg-Zeichen	Manschettendruck zwischen 60–120 mmHg auf betroffener Seite schmerzhaft
Homans-Zeichen	Wadenschmerz bei Dorsalflexion des Sprunggelenks
Payr-Zeichen	Druckschmerz der Fußsohle und Plantarmuskulatur
Umfangsmessung	Seitendifferenz > 1 cm ist pathologisch

Labor. D-Dimere erhöht, Gerinnungsstatus mit AT III, Protein C und S, Suche nach APC-Resistenz.

Duplexsonografie. Nachweis der Thrombose, Aussage über Lokalisation, Ausdehnung und Nachweis flottierender, emboliegefährdeter Thrombosen.

Phlebografie. Bestimmung von Lokalisation und Ausdehnung der Thrombose.

Therapie

> Wegen der Gefahr der Lungenembolie Therapiebeginn schon bei klinischem Verdacht. Erstmaßnahme: Vollheparinisierung und strenge Bettruhe.

Konservativ:
- Gewichtsadaptierte Heparinisierung und Antikoagulation mit Kumarinderivaten, z. B. Marcumar, für 6–12 Monate
- Anfangs Druckverband, dann langfristig Kompressionsstrümpfe
- Fibrinolyse

Operativ. Eine Operationsindikation besteht bei:
- Frische Thrombose von Oberschenkel- und Beckenvenen, max. 7 Tage alt
- Phlegmasia coerulea dolens: foudroyant verlaufende Thrombose des gesamten Querschnitts einer Extremität mit gleichzeitiger Kompression der Lymphgefäße
- Flottierender Thrombus mit Emboliegefahr
- Erfolglose Lyse.

Angewendet werden folgende Verfahren:
- Thrombektomie mit Fogarty-Katheter unter Oberkörperhochlagerung
- Anlage einer temporären AV-Fistel bei proximalen Verschlüssen zur Rezidivprophylaxe
- Postoperativ: Heparinisierung, Druckverband und Frühmobilisation.

Paget-von-Schroetter-Syndrom

Akute, tiefe Venenthrombose der V. axillaris oder der V. subclavia. Prädilektionsstelle ist die Enge zwischen Klavikula und erster Rippe. Diese Form stellt ca. 2 % aller Thrombosen dar.

Ätiologie
- Traumatische Krafteinwirkung oder sportliche Überanstrengung, z. B. Tennis (Thrombose par effort)
- Thoracic-Outlet-Syndrom: Kompression des venösen Abflusses
- Tumorkompression
- Junge Frauen: hormonale Kontrazeptiva und Nikotinkonsum
- Iatrogen: z. B. zentraler Venenkatheter (ZVK).

Klinik
- Schwere- und Spannungsgefühl, Schwellung und Schmerzen im betroffenen Arm
- Gefüllte oberflächliche Oberarmvenen, evtl. Kollateralkreislauf sichtbar.

Diagnostik
- Doppler-Sonografie
- Phlebografie des Arms: Lokalisation des Verschlusses.

Therapie
- Konservativ: zunächst konservative Therapie mit Hochlagerung, Kompressionsverbände, Heparinisierung und Fibrinolyse, anschließend für 3 Monate Antikoagulation
- Operativ: bei Versagen der konservativen Therapie Thrombektomie mittels Fogarty-Katheter und Versorgung der Ursache, z. B. Resektion einer Halsrippe

CHECK-UP

- ☐ Wofür steht die Virchow-Trias?
- ☐ Nennen Sie klinische Zeichen einer Phlebothrombose.
- ☐ Wie wird die Phlegmasia coerulea dolens therapiert?
- ☐ Welche Venen sind bei einem Paget-von-Schroetter-Syndrom betroffen?

Lymphgefäße

Lymphangitis

Rasch ausbreitende bakterielle Infektion der intra- und subkutanen Lymphgefäße.

Ätiologie

Erreger der akuten oder chronischen Entzündung sind meist Streptokokken und Staphylokokken.

Klinik

- Typisch: scharf begrenzter roter Streifen, meist von Hautläsionen der oberen und unteren Extremitäten ausgehend und in Richtung des Herzens wandernd
- Schmerzhafte Schwellung der lokalen Lymphknoten, ggf. Lymphödem
- Septisches Krankheitsbild mit Fieber und Schüttelfrost bei schwerem Verlauf.

Diagnostik

- Klinische Untersuchung: Lokalisation der Eintrittspforte
- Szintigrafie: Speicherfähigkeit der Lymphknoten ist herabgesetzt
- Lymphangiografie im chronischen Stadium.

Therapie

Konservativ. Ruhigstellung der Extremität, Verbände mit Rivanol-Lösung, Antibiotika, Tetanusschutz.

Operativ. Sanierung der Eintrittspforte bei Abszess, Furunkel, Phlegmone.

CHECK-UP

- [ ] Wie wird eine Lymphangitis therapiert?

11 Ösophagus

Ösophagusdivertikel

Bei Ösophagusdivertikel handelt es sich um pathologische Ausstülpungen der gesamten Ösophaguswand (echtes Divertikel) oder Ausstülpung der Mukosa und Submukosa durch eine Muskellücke (falsches Divertikel). Am häufigsten tritt das Zenker-Divertikel auf.

Einteilung und Ätiopathogenese

Pulsionsdivertikel (Pseudodivertikel, falsches Divertikel). Ausstülpung der spinkternahen Ösophagusmukosa als Folge einer intraluminalen Druckerhöhung.

- **Zervikales Divertikel (Zenker-Divertikel,** 70 %): Koordinationsstörung zwischen Sphinkterschluss und Schluckakt resultiert in einer Vorwölbung der Mukosa durch die links laterale, pharyngeale Muskellücke (Killian-Dreieck → Abb. 11.1)
- **Epiphrenisches Divertikel** (9 %): Entsteht durch eine Funktionsstörung des unteren Ösophagussphinkters mit direkter Vorwölbung der Mukosa durch die geschwächte Muskulatur.

Traktionsdivertikel (echtes Divertikel; 20 %). Ausstülpung der gesamten, meist parabronchial gelegenen Ösophaguswand aufgrund einer unvollständigen embryonalen Trennung von Ösophagus und Trachea oder durch Zug durch extraluminäre Prozesse, z. B. Lymphadenitis.

Klinik

- Dysphagie, Fremdkörpergefühl im Hals
- Regurgitation von unverdauten Speiseresten, häufig nachts
- Foeter ex ore (Mundgeruch)
- Ggf. rezidivierende Aspiration.

Diagnostik

- Röntgen-Ösophagusbreischluck: bei Verdacht auf Perforation Barium-Schluck bzw. mit Gastrografin-Kontrasttest
- Ösophagoskopie: Ausschluss anderer Ursachen der Dysphagie.

Differenzialdiagnosen

Auszuschließen ist eine Dysphagie verursacht durch Tumoren, Strikturen, Achalasie, Dysphagia lusora.

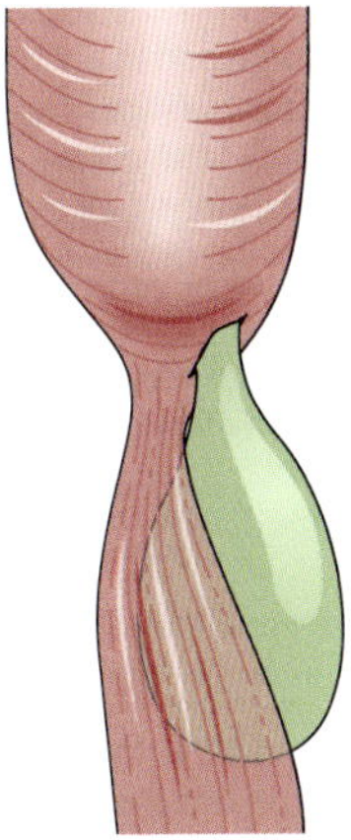

Abb. 11.1 Zenker-Divertikel im Killian-Dreieck [L106]

Therapie

Pulsionsdivertikel:

- **Zervikales Divertikel:** Unbehandelt kommt es im Verlauf zu einer Größenprogredienz daher ist eine operative Indikation unabhängig vom Beschwerdebild stets gegeben. Es erfolgt eine Divertikelabtragung und extramuköse Myotomie des funktionsgestörten oberen Ösophagussphinkters.
- **Epiphrenisches Divertikel:** Eine operative Therapie ist nur bei erheblichen Symptomen gerechtfertigt.

Traktionsdivertikel. Symptomlose Divertikel werden nicht behandelt, Fisteln zwischen Ösophagus und Trachea werden verschlossen.

CHECK-UP

- ☐ Was ist ein Zenker-Divertikel? Wie unterscheidet es sich von einem Traktionsdivertikel?
- ☐ Wann würden Sie ein Zenker-Divertikel behandeln? Welche operativen Verfahren gibt es?

Achalasie

Die neuromuskuläre Erkrankung mit Degeneration der Ganglienzellen im Auerbach-Plexus im distalen Ösophagus und unteren Ösophagussphinkter geht einher mit einer gestörten propulsiven Peristaltik und fehlenden schluckreflektorischen Sphinktererschlaffung.

Ätiologie

Die Ätiologie ist unklar.

Klinik

- Schleichende und progressive Dysphagie
- Regurgitation: tritt charakteristisch lange nach der Mahlzeit und in der Nacht auf
- Odynophagie (Schmerzen beim Schlucken und retrosternale Schmerzen)
- Reflux von Mageninhalt, evtl. Aspiration mit rezidivierenden Pneumonien.

Diagnostik

- Röntgen-Ösophagusbreischluck: typische trichterförmige Verengung („Sektglasform")
- Endoskopie evtl. mit Biopsie: Ausschluss anderer Ursachen der Dysphagie, Ösophaguskarzinom
- Manometrie: Funktionsstörung des tubulären Ösophagus, fehlende Sphinktererschlaffung.

Differenzialdiagnosen

- Kardiakarzinom
- Ösophaguskarzinom
- Ösophagitis
- Hypertensiver unterer Ösophagussphinkter
- Angina pectoris.

Therapie

Konservativ. Im **Anfangsstadium** können folgende Verfahren versucht werden:

- Kalziumantagonisten, z. B. Nifedipine; Nitrate, Molsidomin
- Endoskopische Ballondilatation: pneumatische Kardiadilatation
- Endoskopische Botulinumtoxin-Injektion.

Operativ. Bei jungen Patienten, bei Erfolglosigkeit interventioneller Verfahren und im fortgeschrittenen Stadium erfolgt **laparoskopische Myotomie** des unteren Ösophagussphinkters (nach Gottstein-Heller) und Bildung einer ventralen Fundoplikatio (nach Nissen-Rosetti) als Refluxbarriere.

interventionell "POEM" (perorale endoskopisch Mukosektomie

CHECK-UP

- ☐ Was ist die pathophysiologische Grundlage einer Achalasie?
- ☐ Was zeigt sich i. d. R. im Röntgen-Ösophagusbreischluck?
- ☐ Welche operativen Verfahren kennen Sie?

Ösophaguskarzinom

Das Ösophaguskarzinom betrifft häufig Männer ab dem 55. Lebensjahr. Die Inzidenz beträgt je nach Gebiet zwischen 3–5:100.000. Es handelt sich also um eine seltene Krebserkrankung. Ösophaguskarzinome treten gehäuft in Südostasien auf. Dies ist wahrscheinlich auf die dortigen Ernährungsgewohnheiten – die Nahrung hat einen hohen Fettanteil – zurückzuführen.

Da der Ösophagus keine Serosa hat, kann eine frühe Tumorausbreitung und Metastasierung erfolgen.

Histopathologisch überwiegen als epitheliale Tumoren **Plattenepithelkarzinome** (70 %), die meist in den oberen zwei Dritteln des Ösophagus zu finden sind. Das **Adenokarzinom** (20 %) findet sich meist distal am ösophagogastralen Übergang und bildet sich häufig auf Grundlage einer Barrett-Schleimhaut.

Die Adenokarzinome sind z. T. schwer vom Kardiakarzinom zu differenzieren und können daher unter dem Oberbegriff „Karzinom des ösophagogastralen Übergangs" zusammengefasst werden.

Risikofaktoren

Risikofaktoren für die Entwicklung eines Ösophaguskarzinoms sind:

- Refluxösophagitis
- **Barret-Ösophagus:** Zylinderepithelmetaplasie und Dysplasie im distalen Ösophagus mit 100-fach erhöhtem Risiko für die Entwicklung eines Adenokarzinoms. Die Barret-Dysplasie ist eine **Präkanzerose.**
- Achalasie: 2–20-prozentige Entartungshäufigkeit
- Langjähriger Nikotin- und Alkoholabusus
- Plummer-Vinson-Syndrom: sideropenische Dysphagie
- Hoher Nitrosamingehalt in der Nahrung
- Adipositas.

Klassifikation

Die TNM-Klassifikation erfolgt anhand der Richtlinien der UICC von 2002 (➜ Tab. 11.1).

Klinik

Symptome treten meist nur im Spätstadium auf:

Tab. 11.1 Richtlinien der UICC von 2002

T1	Tumor infiltriert die Lamina propria
T1a	Mukosa
T1b	Submukosa
T2	Tumor infiltriert die Muscularis propria
T3	Tumor infiltriert die Adventitia
T4	Tumor infiltriert die Nachbarstrukturen
T4a	Pleura, Perikard, Zwerchfell
T4b	Aorta, Wirbelkörper, Trachea
N1	Regionäre Lymphknotenmetastasen
M1	Fernmetastasen

- Leitsymptom: **Dysphagie** (90 %), aber erst bei 50 % Lumeneinengung
- Gewichtsabnahme (60 %)
- Retrosternale Schmerzen (40 %)
- Regurgitation (30 %)
- Heiserkeit, Husten, Rückenschmerzen.

Diagnostik

- Anamnese: **Nikotin- oder Alkoholabusus** (Plattenepithelkarzinom), **berufliche Expositionen,** z. B. Nitrosamine in der Gummiindustrie, bekannte **Refluxösophagitis** bzw. entsprechende Beschwerden
- Röntgen-Ösophagusbreischluck: Tumorlokalisation
- Endoskopie und Biopsie: Abschätzung der R0-Resektabilität
- Endosonografie: Darstellung der Infiltrationstiefe und Ausdehnung des Tumors
- Tumor-Staging: Röntgen-Thorax, CT-Thorax und Abdomen, Bronchoskopie

Differenzialdiagnosen

- Benigne Ösophagustumoren
- Kardiakarzinom
- Achalasie
- Ösophagusdivertikel
- Plummer-Vinson-Syndrom.

Therapie

Die Therapie des Ösophaguskarzinoms (➜ Abb. 11.2) wird derzeit nicht nach histologischen Entitäten unterschieden. Sie orientiert sich ausschließlich an der Tumorausbreitung und dem allgemeinen Gesundheitszustand des Patienten.

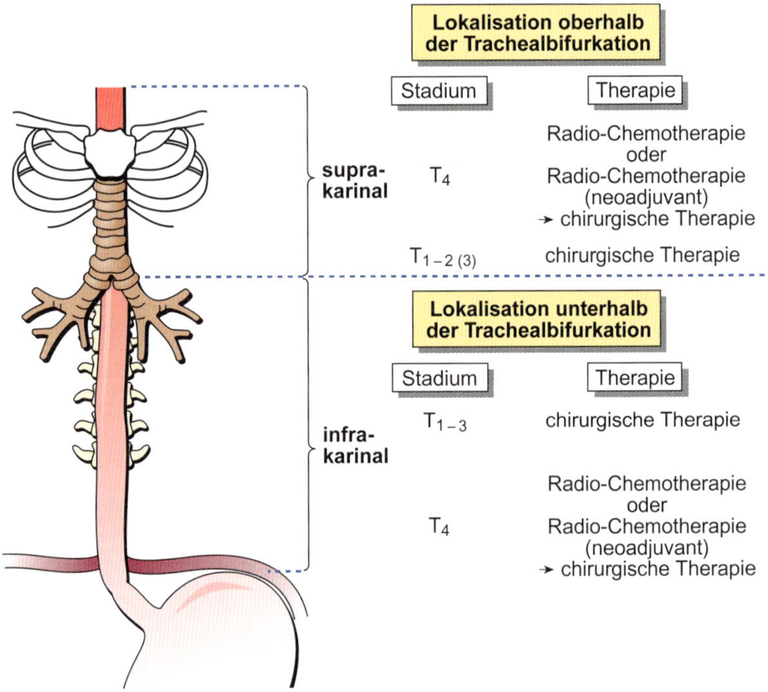

Abb. 11.2 Therapeutisches Vorgehen beim Ösophaguskarzinom [L106]

Operativ. Die Resektion mit Lymphadenektomie ist geeignet beim Ösophaguskarzinom im M0-Stadium, falls keine lokale Inoperabilität besteht, z. B. eine Infiltration der Trachea. Ein thorakoabdominaler Zugang mit Magenhochzug und zervikaler Anastomose ist erforderlich zur Resektion bei thorakalem oder abdominalem Sitz des Tumors.

Palliativ. Bei Inoperabilität palliative Therapie zur Sicherung der Nahrungsaufnahme:

- Endoskopische Tubus- oder Stent-Einlage
- Tumorverkleinerung mit Laser und nachfolgender Bestrahlung, sog. Afterloading-Verfahren
- Anlage einer perkutanen endoskopischen Gastrostomie (PEG).

Radiotherapie. Bei primär resektablen Ösophaguskarzinomen wird präoperativ eine Radio- oder kombinierte Radio-Chemotherapie durchgeführt, postoperativ erfolgt eine Bestrahlung, definitive Strahlentherapie oder palliative Behandlung.

CHECK-UP

- ☐ Nennen Sie fünf Risikofaktoren für die Entwicklung eines Ösophaguskarzinoms.
- ☐ Was ist ein Barrett-Ösophagus?
- ☐ Wie lautet die TNM-Einteilung des Ösophaguskarzinoms?
- ☐ Welche Therapieoptionen gibt es?

Ösophagusvarizen

Ösophagusvarizen sind Varizen der submukös gelegenen Vv. oesophageales. Treten Blutungen auf, besteht eine Letalität von 30 %. Die Rezidivrate für Blutungen liegt bei etwa 70 %.

> Blutungen aus Ösophagusvarizen stellen eine lebensbedrohliche Komplikation dar und sind ein medizinischer Notfall.

Ätiologie

Ursache der Ösophagusvarizen ist eine portale Hypertension, die in den meisten Fällen durch eine alkoholische Leberzirrhose bedingt ist. Sie wird seltener hervorgerufen durch Leberzirrhosen nichtalkoholischer Genese, Rechtsherzinsuffizienz, Thrombose und/oder eine Tumorinvasion von Milzvene, V. cava inferior oder Pfortader.

Klinik

Patienten leiden an einem unspezifischen Druck- und Völlegefühl im Oberbauch. Erkennbar sind auch Leberhautzeichen oder ein Aszites als Zeichen einer portalen Hypertension. Bei Hypertonie kann eine Splenomegalie palpiert werden. Bei akuter Blutung besteht eine Schocksymptomatik.

Diagnostik

Anamnese. Alkoholanamnese, Lebererkrankung.

Endoskopie. Ösophagusvarizen können (→ Abb. 11.3) gastroskopisch nachgewiesen werden, da im Vergleich zu anderen Verfahren, z. B. Röntgen-Breischluck, die Oberfläche gut beurteilt werden kann und auf den Varizen gelegenen Gefäßektasien, z. B. **Red Spots** oder **Red Colour Signs,** nachgewiesen werden können.

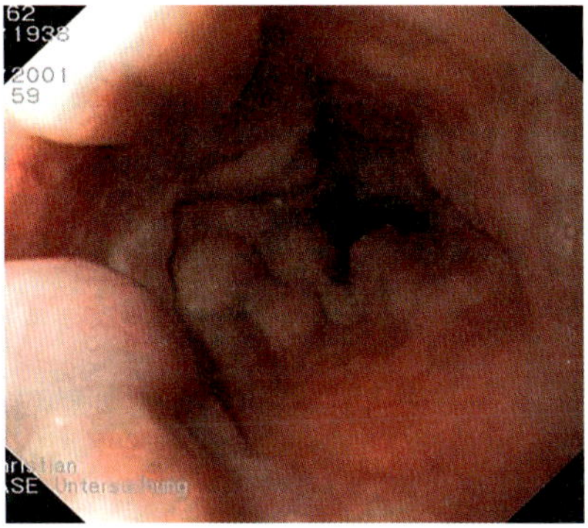

Abb. 11.3 Endoskopie mit Nachweis von Ösophagusvarizen [R234]

Während der Endoskopie kann eine klinische **Stadieneinteilung nach Paquet** erfolgen:
- **Stadium I:** Ektasien der submukösen Venen, die jedoch nach Luftinsufflation durch das Endoskop verstreichen
- **Stadium II:** einzelne in das Lumen des Ösophagus ragende Varizen bleiben bei Luftinsufflation bestehen
- **Stadium III:** Einengung des Ösophaguslumens durch Varizenstränge; bei Erosion rötliche Flecken, sog. Red Spots
- **Stadium IV:** Verlegung des Ösophaguslumens durch Varizenstränge; zahlreiche Schleimhauterosionen

Therapie

Ösophagusvarizenblutung:
- Kreislaufstabilisierung, Volumenersatz, Intensivüberwachung
- Medikamentöse Therapie, z. B. Somatostatin, Nitratpräparate, β-Blocker
- Endoskopische Blutstillung:
  - Primär Gummibandligatur oder Sklerosierung
  - Ösophaguskompressionssonde, z. B. Sengstaken-Blakemore-Sonde, bei nicht stillbarer Blutung oder nicht durchführbarer Endoskopie.

Blutungsprophylaxe. Ziel ist die Senkung der portalen Hypertonie mithilfe interventioneller und operativer Verfahren, die einen Shunt zwischen Pfortaderkreislauf und systemisch-venösem Kreislauf herstellen:
- Transjugulärer intrahepatischer portosystemischer Stent-Shunt (TIPSS)
- Portokavale Anastomose: Shunt zwischen V. portae und V. cava
- Splenorenaler Shunt: Shunt zwischen V. lienalis und V. cava.

■ CHECK-UP

- ☐ Wie entwickeln sich Ösophagusvarizen?
- ☐ Welche Einteilung kennen Sie?
- ☐ Welche Therapieoptionen bestehen bei einer Blutung?

Boerhaave-Syndrom

Etwa 10–15 % der Ösophagusperforationen werden durch das sehr selten auftretende Boerhaave-Syndrom (→ Abb. 11.4) verursacht: Durch forciertes Erbrechen kommt es zur spontanen Ösophagusperforation. Das Boerhaave-Syndrom tritt bevorzugt bei Männern auf (80 % der Fälle). Der Altersgipfel (⅔ der Fälle) liegt zwischen 20 und 40 J.

Das Boerhaave-Syndrom ist ein chirurgischer Notfall.

Ätiologie

Das Boerhaave-Syndrom ist häufig Folge einer opulenten Mahlzeit bei männlichen Alkoholabhängigen.

Klinik

Die klassische Symptomtrias (**Mackler-Trias**) besteht aus:

1. Explosionsartiges Erbrechen
2. Heftige retrosternale Schmerzen, Vernichtungsschmerz
3. Hautemphysem bzw. Mediastinalemphysem.

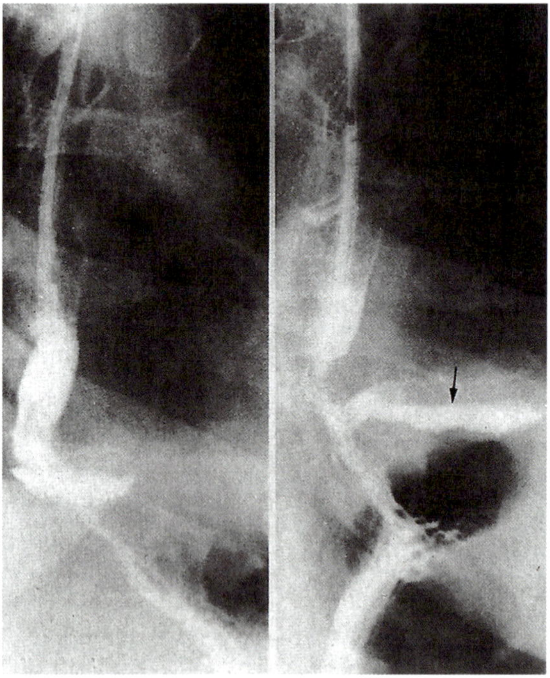

Abb. 11.4 Boerhaave-Syndrom [R234]
Bei der kompletten Wandruptur tritt das Kontrastmittel im Kardiabereich linksseitig unmittelbar über dem Zwerchfell aus (Pfeil)

Diagnostik

- Anamnese: Alkoholanamnese
- Röntgen-Thorax: Pneumomediastinum, Pneumothorax
- Röntgen-Gastrografin-Schluck: Kontrastmittelaustritt
- CT-Thorax: Nachweis kleinster Ansammlungen freier Luft
- Endoskopie: Lokalisation und genaues Ausmaß.

Differenzialdiagnosen

- Ulkusperforation
- Ösophagusvarizenblutung
- Ösophaguskarzinom
- Mallory-Weiss-Syndrom: Schleimhauteinrisse und Hämatemesis bei heftigem Erbrechen.

Therapie

Die Therapie ist vom Zeitpunkt der Verletzung abhängig:

- < 24 Stunden: transabdomineller Zugang und primäre Naht mit Deckung des Defekts durch Fundoplicatio oder Omentum-majus-Deckung
- > 24 Stunden: transmediastinale Ösophagusresektion mit Anlage einer kollaren Speichelfistel und einem Gastrostoma (Diskontinuitätsresektion).

CHECK-UP

- ☐ Was ist ein Boerhaave-Syndrom?
- ☐ Mit welcher klassischen Symptomatik geht es einher?
- ☐ Wie wird ein Boerhaave-Syndrom in den ersten 24 Stunden therapiert?

12 Zwerchfellhernien

Es gibt kongenitale und erworbene Zwerchfellhernien. Bei den angeborenen Formen handelt es sich meist um eine Lücke im Zwerchfell, durch die sich abdominelle Organe, z. B. Magen oder Darm, in den Thorax verlagern können (→ Abb. 12.1). Bei einer erworbenen Zwerchfellhernie ist meist der Magen in den Thoraxraum verlagert.

> Zu unterscheiden sind Zwerchfellhernien von einer Relaxatio diaphragmatica: eine extreme Erschlaffung einer Zwerchfellhälfte mit einem permanenten Zwerchfellhochstand.

Einteilung

Kongenitale Hernie. Angeborene Zwerchfelldefekte und Aplasien führen zu Lücken im Centrum tendineum.

Erworbene Zwerchfellhernien:

- **Hiatushernie** (Hiatus oesophageus):
  - Axiale Gleithernie: häufigste Form, die Kardia gleitet in den Thorax in einer Achse mit dem Ösophagus; meist bei adipösen Patienten und in Kombination mit Gallensteinen
  - Paraösophageale Hernie: Magenfundus und Kardia gleiten in den Thoraxraum und die Hernie liegt neben dem Ösophagus
- **Morgagni-Hernie:** Bruchpforte ist das parasternale Trigonum sternocostalis auf der rechten Seite, auf der Gegenseite Larrey-Hernie genannt
- **Bochdalek-Hernie:** Bruchsack gleitet meist durch das Trigonum lumbocostale auf der linken Seite.

Klinik

Bei den meisten Patienten verursachen die Hernien keine Beschwerden, sondern werden zufällig entdeckt. Andernfalls bestehen:

- Schmerzhaftes Druckgefühl hinter dem Sternum
- Je nach Größe der Bruchlücken kardiopulmonale Einklemmungsbeschwerden mit Tachykardie oder Dyspnoe

Je nach Art der Hernie entwickeln sich folgende Symptome:

- Axiale Gleithernie: Refluxzeichen, Refluxösophagitis, Regurgitation, Dysphagie
- Paraösophageale Hernie: Roemheld-Syndrom. Die Verdrängung des Mediastinums v. a. nach Mahlzeiten führt zu kardialen Symptomen, z. B. Tachykardie, Extrasystolen, Angina pectoris. Die Gefahr der Inkarzeration und Perforation ist gegeben.

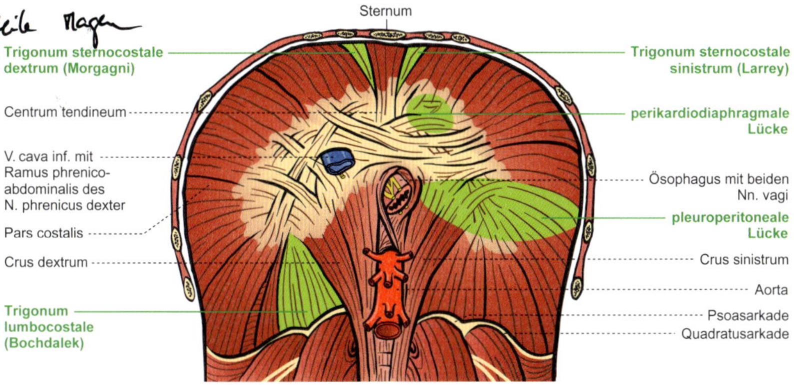

Abb. 12.1 Topografische Anatomie des Zwerchfells und Lokalisation der häufigsten Defekte (grün) [M525]

Diagnostik

- Röntgen-Ösophagusbreischluck: Magen oder Darmteile im Thorax zeigen eine epiphrenische Luftsichel
- Ösophagoskopie: endoskopische Provokation durch Druck auf das Abdomen von außen.

Therapie

> Eine operative Indikation ist gegeben bei: paraösophagealen Hernien, Einklemmung, Ileus, Inkarzeration, akutem Abdomen und kardiopulmonaler Beeinträchtigung.

- Laparoskopische Reposition des Bruchinhalts und Verschluss
- Axiale Gleithernie: transabdomineller Zugang, Fundoplicatio nach Nissen-Rosetti (Umhüllung des Ösophagus mit Magenfundus) oder Fundopexie (Fixierung des intraabdominellen Magens an das Zwerchfell)
- Paraösophageale Hernie: Verschluss der Zwerchfelllücke und Fundopexie.

CHECK-UP

- ☐ Welche verschiedenen Formen von Zwerchfellhernien kennen Sie?
- ☐ Welche Symptome kann ein Patient äußern?

13 Magen und Duodenum

Ulcus ventriculi et duodeni

Ein Ulkus ist ein umschriebener Schleimhautdefekt im Magen oder Duodenum, der die Lamina muscularis durchbricht. Das Ulcus ventriculi (→ Abb. 13.1, → Abb. 13.2) tritt bevorzugt an der kleinen Kurvatur und am Atrium des Magens auf, das Ulcus duodeni meist am Bulbus duodeni. Männer sind häufiger betroffen als Frauen (5:1).

Ätiologie

Es besteht ein Missverhältnis zwischen aggressiven und protektiven Faktoren, das durch verschiedene Faktoren bedingt sein kann.

- **Helicobacter pylori:** bei 75 % aller Ulcus-ventriculi-Patienten und bei ca. 90 % aller Ulcus-duodeni-Patienten
- **Medikamente:** Nichtsteroidale Antirheumatika (NSAR), ASS, Zytostatika, Salizylate, Glukokortikoide

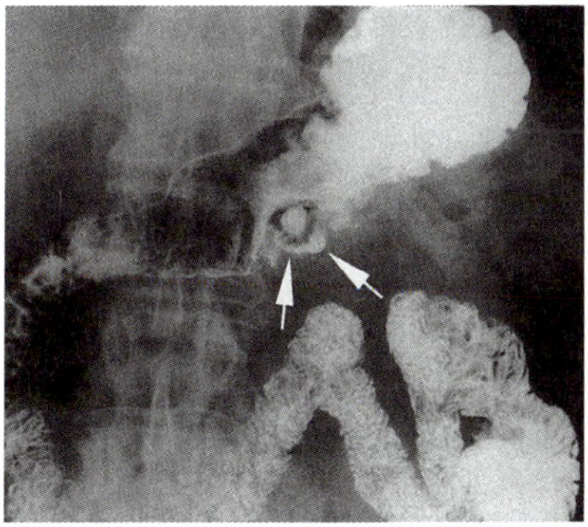

Abb. 13.1 Ulcus ventriculi mit großem zentralem Krater und Randwallbildung [R234]

- Stressulkus bei intensivmedizinischer Behandlung: Polytrauma, Verbrennungen, Operationen
- Rauchen, Kaffee, Alkohol, Stress, lang währende Angst- und Spannungszustände
- Selten: Zollinger-Ellison-Syndrom, Hyperparathyreoidismus, Morbus Cushing.

Die Sonderform des **Ulcus simplex Dieulafoy** ist eine oberflächliche Schleimhautläsion der Magenwand, die infolge einer fehlangelegten aneurysmatisch veränderten Arteriole zu starken, lebensbedrohlichen Blutungen führen kann.

Klinik

Oft verläuft ein Ulcus ventriculi oder duodeni asymptomatisch und wird erst bemerkt, wenn die Erkrankung sich bereits in einem fortgeschrittenen Stadium befindet. Eine akute Verschlechterung bei bestehender Erkrankung kann insbesondere durch die Einnahme von Analgetika auftreten. Es bestehen folgende Symptome:

Allgemeinsymptome. Übelkeit, Erbrechen, Regurgitation, Druck- und Völlegefühl, säurelockende Speisen werden schlecht vertragen, Appetitlosigkeit, Gewichtsabnahme.

Epigastrische Schmerzen. Diese strahlen aus zu Leber und Rücken.

- Ulcus ventriculi: Sofortschmerz nach den Mahlzeiten links der Medianlinie, die unabhängig von der Nahrung auftreten oder 1–3 Stunden nach Nahrungsaufnahme, Süßspeisen wirken durch Säurebildung verschlechternd

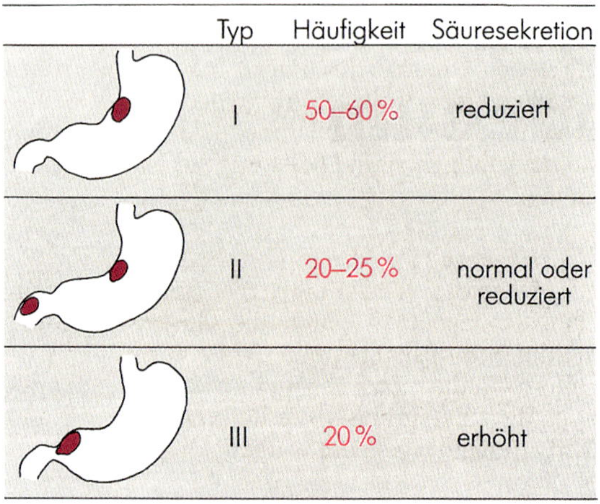

Abb. 13.2 Einteilung der Ulcera ventriculi nach Lokalisation und Säuresekretion [L239]

- Ulcus duodeni: Nüchternschmerz, rechts neben der Medianlinie, der sich durch Nahrungsaufnahme bessert.

Blutung. In 20 % der Fälle sind blutiges oder kaffeesatzartiges Erbrechen, Teerstuhl oder Anämie Erstsymptom.

Komplikationen. Blutung, Perforation, Penetration, Pylorusstenose, maligne Entartung.

Diagnostik

Anamnese:
- Schmerzlokalisation
- Risikofaktoren, Ulkusanamnese, NSAR-Einnahme
- Familienanamnese.

Körperliche Untersuchung:
- Evtl. Druckschmerz im Oberbauch ohne Abwehrspannung
- Anämiezeichen.

Labor:
- Anämie
- Erhöhte Entzündungsparameter
- Ggf. Kalzium-Parathormonerhöhung
- Antikörper gegenüber Helicobacter pylori
- Serumgastrin.

Schnelltest. ^{13}C- oder ^{14}C-Harnstoff-Atemtest.

Gastroendoskopie mit Schleimhautbiopsie. Sicherster Nachweis mit multiplen Biopsien, histologischer Aufarbeitung und Helicobacter-pylori-Nachweis, z. B. Ureaseschnelltest.

Röntgen-MDP: zum Nachweis einer nicht passierbaren Magenausgangsstenose zur Funktionsdiagnostik, z. B. Stenosegrad.

> Auszuschließen ist in allen Fällen ein malignes Geschehen, da hinter jedem Ulkus ein Karzinom stecken könnte.

Differenzialdiagnosen
- Magenkarzinom
- Ulcus Dieulafoy: Ulkusbasis mit Fehlanlage einer submukösen Arterie und Gefahr der arteriellen Blutung bei Arrosion der Gefäßwand
- Gastritis
- Gallenkolik
- Pankreatitis.

Therapie

Allgemeinmaßnahmen und Ernährungstherapie:
- Allgemeinmaßnahmen: Stressabbau, Entspannungsübungen, Vermeidung von psychischen Belastungen, Oberkörperhochlagerung beim Schlafen
- Ernährungstherapie: Meiden von Reizfaktoren wie Nikotin, Alkohol, Kaffee und fettigen Speisen sowie von scharfen Gewürzen. Leichte Kost bevorzugen, kleine Portionen, Ruhe bei der Nahrungsaufnahme, nach Mahlzeiten nicht hinlegen.

Medikamentös. Bei Helicobacter-pylori-Nachweis ulkusauslösende Medikamente, Antazida, H_2-Blocker absetzen und Tripel-Therapie

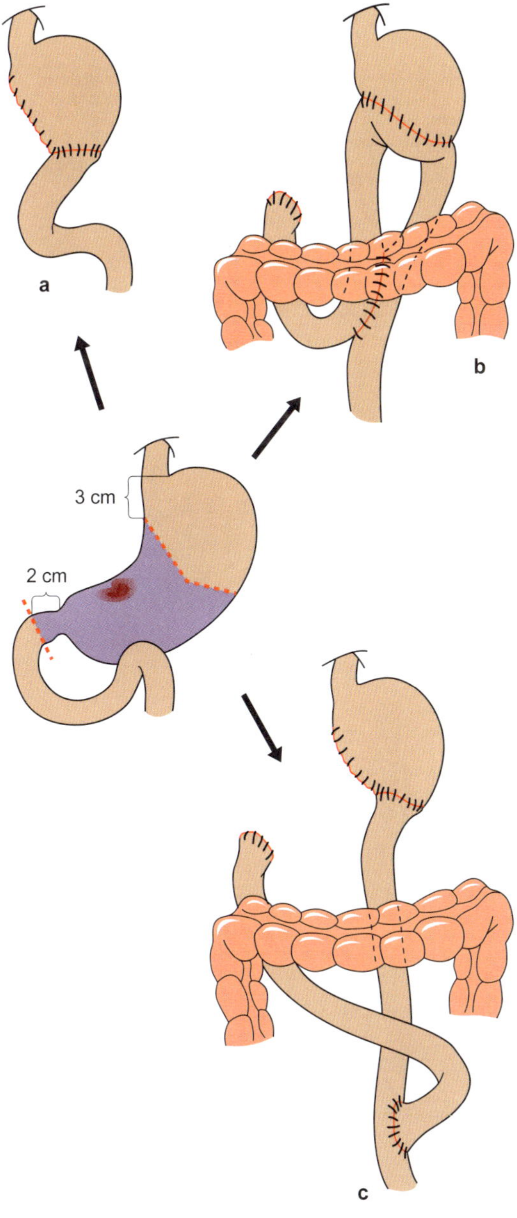

Abb. 13.3 Herstellung der intestinalen Kontinuität nach Magenresektion [L106]
a) Billroth-I
b) Billroth-II (retrokolisch, Braun-Fußpunktanastomose)
c) Y-Roux (retrokolisch) mit Braun-Fußpunktanastomose

(Protonenpumpenblocker, Antibiotika) beginnen, in anderen Fällen Protonenpumpenblocker zur Säurereduktion, Antiphlogistika.

- Therapie bei Helicobacter-pylori-positivem Ulkus: Eradikationstherapie mit Protonenpumpeninhibitoren (PPI) und Antibiotika für

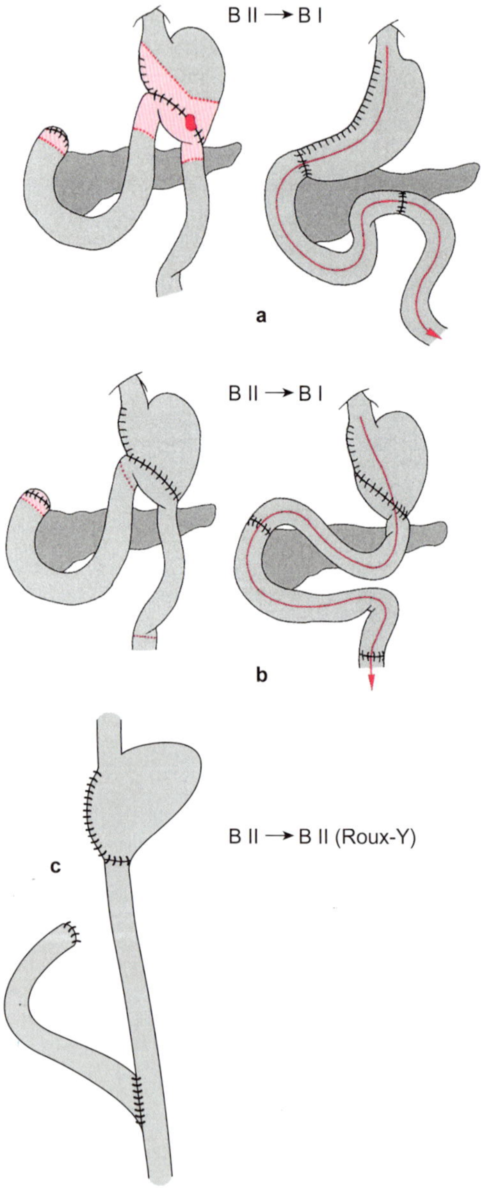

Abb. 13.4 Umwandlungsoperationen [L239]
a) Anastomosenulkus nach Billroth-II-Resektion; Billroth-II/I-Umwandlungsoperation
b) Billroth-II/I-Umwandlungsoperation nach Henley-Soupault (= abführender Schenkel des Billroth-II als Interponat)
c) Umwandlungsoperation Billroth-II/Roux-Y (häufigste Umwandlungsform)

7 Tage, z. B. Triple-Therapie mit Omeprazol plus Amoxicillin plus Clarithomycin
- Therapie bei Helicobacter-pylori-negativem Ulkus: Hemmung der Säureproduktion durch mehrwöchige Gabe von PPI, z. B. Omeprazol oder H_2-Blocker, z. B. Ranitidin.

Operativ. Eine chirurgische Therapie (➜ Abb. 13.3, ➜ Abb. 13.4) wird nur durchgeführt, wenn die oben beschriebenen Ansätze nicht zum Erfolg führen oder wenn ein Magenkarzinom vermutet wird.

> Absolute Indikationen einer operativen Therapie sind Komplikationen, z. B. Perforation und massive nicht stillbare Blutungen.

Ulcus ventriculi – Billroth I:

- Magenteilresektion und Gastroduodenostomie
- Erhaltung der physiologischen duodenalen Passage
- Vermeidung von Blind-Loop- und Afferent-Loop-Syndrom.

Ulcus ventriculi – Billroth II:

- Magenteilresektion und Gastrojejunostomie, der freie Anteil des Duodenums wird blind verschlossen
- Früher Billroth II und Braun-Fußpunktanastomose: Jejunum wird am tiefsten Punkt der zuführenden Schlinge mit sich selbst Seit-zu-Seit anastomosiert (Jejunojejunostomie)
- Heute: End-zu-End Gastrojejunostomie und Roux-Y-Anastomose: Gastrojejunostomie und Anastomose des ausgeschaltenen Duodenums 40 cm distal der Gastrojejunostomie End-zu-Seit mit der hochgezogenen Jejunumschlinge.

Ulcus duodeni – Selektive proximale Vagotomie (SPV):

- Selektive chirurgische Durchtrennung, der die proximalen Magenanteile innervierenden vagalen Fasern.
- Bei kombiniertem Ulcus duodeni et ventriculi: SPV mit Pyloroplastik nach Heinecke-Mikulicz.

> Bei Ulcus simplex wird lokal reseziert (Dieulafoy) und die Blutungsquelle ausgeschaltet.

CHECK-UP

- ☐ Was sind die Hauptursachen für die Genese eines Ulcus ventriculi?
- ☐ Beschreiben Sie ein Ulcus simplex Dieulafoy.
- ☐ Welche Symptome beschreiben die Patienten?
- ☐ Diagnostisch kann ein ^{13}C- oder ^{14}C-Harnstoff-Atemtest durchgeführt werden? Zu welchem Zweck?
- ☐ Was ist eine Billroth-Operation?

Magenkarzinom

Die Inzidenz des Magenkarzinoms ist in den letzten Jahren deutlich rückläufig, ausgenommen sind die Tumoren des ösophagogastralen Übergangs, die zunehmen. Das Magenkarzinom stellt dennoch weltweit nach wie vor eine der häufigsten tumorbedingten Todesursachen dar. Männern erkranken doppelt so häufig wie Frauen, der Erkrankungsgipfel liegt für beide Geschlechter zwischen dem 60. und 80. Lebensjahr.

Ätiologie

Die Entstehung eines Magenkarzinoms ist meist durch mehrere Faktoren bestimmt. In erster Linie sind die nachfolgenden Risikofaktoren zu berücksichtigen:

- Magenoperationen, v. a. Billroth II
- Ulcus ventriculi und Alter > 45 Jahre bei Erstoperation
- Perniziöse Anämie
- Epitheliale Polypen > 2 cm
- Villöse Polypen
- Hiatushernie
- Morbus Ménetrier (Gastritis polyposa)
- Magenpolypen.

In neueren Untersuchungen zum Magenfrühkarzinom wird das Vorhandensein von Helicobacter pylori mit dem intestinalen Magenkarzinom assoziiert.

Einteilung

Das Magenkarzinom lässt sich in mehrere Klassifikationen einteilen, die jeweils klinische Bedeutung für die Therapieentscheidungen haben.

Stadieneinteilung der UICC. An dieser Stadieneinteilung (→ Tab. 13.1, → Abb. 13.5) orientiert sich die Therapieplanung. Das Magenkarzinom

Tab. 13.1 Stadieneinteilung der UICC (2002) [aus Nürnberger, Klinikleitfaden Chirurgie, 5. Auflage, Elsevier]

UICC-Stadien		TNM-Klassifikation	
0	Tis, N0, M0	**T0**	Kein Anhalt für Primärtumor
IA	T1, N0, M0	**Tis**	Intraepithelialer Tumor ohne Infiltration der Lamina propria
IB	T1, N1, M0	**T1**	Tumor infiltriert Lamina propria oder Submukosa
	T2, N0, M0	**T2**	Tumor infiltriert Muscularis propria oder Subserosa
II	T1, N2, M0	**T3**	Tumor penetriert Serosa (viszerales Peritoneum), infiltriert aber nicht benachbarte Strukturen
	T2, N1, M0	**T4**	Tumor infiltriert benachbarte Strukturen
	T3, N0, M0	**N0**	Keine regionären Lk-Metastasen (> 15 Lk untersucht)
IIIA	T2, N2, M0	**N1**	Metastasen in 1–6 regionären Lk
	T3, N1, M0	**N2**	Metastasen in 7–15 regionären Lk
	T4, N0, M0	**N3**	Metastasen in > 15 regionären Lk
IIIB	T3, N2, M0	**M0**	Keine Fernmetastasen
IV	T1–T3, N3, M1	**M1**	Fernmetastasen
	T4, N1–N3, M1		

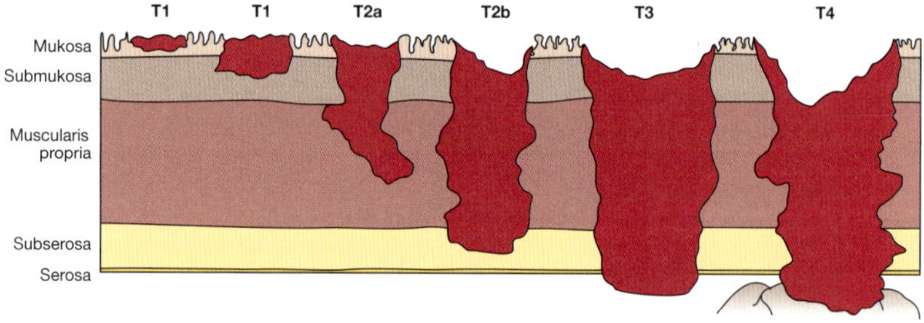

Abb. 13.5 Einteilung des Magenkarzinoms entsprechend der Infiltrationstiefe [L106]

metastasiert bevorzugt hämatogen in Leber, Lunge, Herz, Knochen und lymphogen in die perigastrischen Lymphknoten. Das Magenfrühkarzinom ist ein auf die Mukosa und Submukosa begrenzter Tumor, die Infiltrationstiefe entspricht pT1 und haben eine deutlich bessere Prognose. In Ländern mit hoher Magenkarzinominzidenz (insbesondere Japan) werden aus diesem Grund endoskopische Screeningprogramme zur Früherkennung durchgeführt.

Das Carcinoma in situ (Tis) überschreitet nicht die Basalmembran und metastasiert nicht. Das Magenfrühkarzinom (T1) geht weiter in die Submukosa und kann daher bereits metastasieren.

Histologische Einteilung. Histologisch lassen sich Adenokarzinome (70 %) von undifferenzierten Siegelringzellkarzinomen, Plattenepithelkarzinomen, adenosquamösen Karzinomen und kleinzelligen Karzinomen abgrenzen.

Lauren-Klassifikation nach dem Wachstumsmuster. Wichtig für die Festlegung des Resektionsausmaßes bei Adenokarzinomen ist die histopathologische Einteilung nach Lauren (→ Tab. 13.2).

Borrmann-Klassifikation bei fortgeschrittenen Tumoren (T2–T4). Nach der Borrmann-Klassifikation (nur noch wenig im Einsatz) werden grundsätzlich vier makroskopische Wachstumsformen unterschieden (→ Tab. 13.3).

Tab. 13.2 Einteilung des Magenkarzinoms nach Lauren

Lauren-Typ	Präoperative Diagnostik
Intestinaler Typ (50 %)	• Drüsenförmiges, differenziertes, polypöses Wachstum in den Magen. Die gute Begrenzung erfordert geringere chirurgische Resektionsabstände als beim diffusen Typ • Eher im Alter, gute Prognose
Diffuser Typ (40 %)	• Keine Drüsenformen, spärliche oder fehlende tubuläre Strukturen, niedrig differenziert, verminderter Zusammenhalt der Tumorzellen, häufig Tumorinvasion. Durch Ausbreitung in der Magenwand größere chirurgische Resektionsabstände notwendig • Eher bei jungen Personen, ungünstige Prognose wegen früher Metastasierung
Mischtyp (10 %)	• Im Biopsiematerial keine eindeutige Lauren-Typisierung möglich, wächst sowohl in Richtung Magenlumen als auch seitwärts in der Magenwand vor • Ungünstige Prognose, aber eher selten

Tab. 13.3 Makroskopische Einteilung des Magenkarzinoms nach Borrmann

Borrmann-Typ	Makroskopischer Befund	5-Jahres-Überlebensrate
Typ I	Zirkumskriptes, solitäres Karzinom ohne Ulzerationen	44 %
Typ II	Ulzeriertes Karzinom mit wallartigem Rand und scharfen Grenzen	38 %
Typ III	Ulzeriertes Karzinom ohne scharfe Abgrenzung zur Umgebung	19 %
Typ IV	Diffus infiltrierendes Karzinom	10 %

Klinik

Während des meist unvermerkt verlaufenden Anfangsstadiums stehen meist Symptome eines empfindlichen Magens im Vordergrund.

- Allgemeinsymptome: Druck- und Völlegefühl, krampfartige Schmerzen im Oberbauch, Dysphagie, Sodbrennen, Aufstoßen, Übelkeit, Unverträglichkeit von Kaffee, Obst, Alkohol
- Abneigung gegen Fleisch und Wurst.
- Tumorzeichen: Gewichtsabnahme, Appetitlosigkeit, Kachexie, Leistungsknick, Anämie, subfebrile Temperaturen, Lymphknotenschwellung
- Spätzeichen: Erbrechen unverdauter Speisen, Magenausgangsstenose, tastbarer Oberbauchtumor, Blutung, Anämie, Aszites, Ikterus, Ileus, Hepatomegalie.

Diagnostik

- Anamnese: Magenvorerkrankungen, Klinik, Risikofaktoren
- Körperliche Untersuchung: palpable Resistenz im Oberbauch, Lymphknotenschwellung supraklavikulär links: Virchow-Drüse
- Labor: BSG erhöht, Anämie, Test auf okkultes Blut im Stuhl, Tumormarker: CEA, CA 72–4, CA19–9
- Gastroduodenoskopie mit Biopsien: Lokalisation und histologische Aufarbeitung
- Röntgen: Röntgen-MDP in Doppelkontrastverfahren: Oberflächenveränderungen, Füllungsdefekte, gestörte Peristaltik
- Metastasensuche und Staging: Röntgen-Thorax, Sonografie, CT-Abdomen, ggf. Laparoskopie, ggf. Skelettszintigrafie.

Differenzialdiagnosen

- Ulcus ventriculi
- Refluxkrankheit
- Reizmagen-Syndrom
- MALT-Lymphom (mucosa-associated lymphoid tissue).

Therapie

Ernährungstherapie. 4–6 Mahlzeiten täglich, Zucker und Milch meiden, leichte Vollwertkost, viel Flüssigkeiten zu den Mahlzeiten trinken, ausreichend Eiweiß, Vitamine (E, C, A, B_6), Selen.

Palliative Wiederherstellung der Nahrungspassage. (→ Abb. 13.6):

- PEG-Sonde (perkutane endoskopische Gastrostomie), Häring-Tubus oder Metalgitterstent bei kardianahem Karzinom, Witzel-Ernährungsfistel (gastrokutane Ernährungssonde)
- Magenfrühkarzinom: endoskopische Resektion

Operativ. Die meisten Magenkarzinome sind reserzierbar:

- Subtotale oder totale Gastrektomie, ggf. mit Entfernung von Anteilen der Nachbarorgane und mit Lymphknotenausräumung

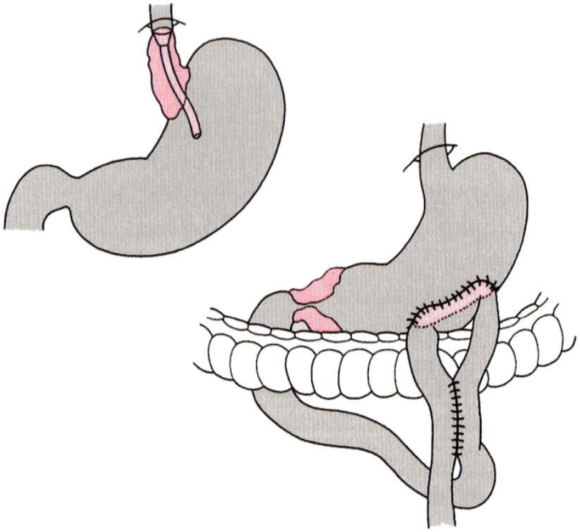

Abb. 13.6 Palliativverfahren beim Magenkarzinom [L239]

- Verbleibendes Magen- oder Ösophagusende wird mit Duodenum verbunden: Technik nach Billroth I oder II
- End-zu-End Gastrojejunostomie und Roux-Y-Anastomose: Gastrojejunostomie und Anastomose des ausgeschaltenen Duodenums 40 cm distal der Gastrojejunostomie End-zu-Seit mit der hochgezogenen Jejunumschlinge
- Präoperative Radiochemotherapie zur Verkleinerung primär nicht operabler Tumoren.

Mögliche postoperative Folgeerscheinungen sind das Afferent- oder Efferent-Loop-Syndrom, Dumping-Syndrom sowie Vitaminmangelerscheinungen.

CHECK-UP

- ☐ Welche histologische Einteilung des Magenkarzinoms kennen Sie?
- ☐ Was ist ein Carcinoma in situ?
- ☐ Wie verläuft Ihre Diagnostik?
- ☐ Nennen Sie zwei operative Verfahren zur Tumorresektion bei Magenkarzinomen?

Hypertrophe Pylorusstenose

Bei der hypertrophen Pylorusstenose handelt es sich um eine Hypertrophie des M. sphincter pylori, der am Übergang vom Magen zum Zwölffingerdarm liegt und deshalb den Magenausgang einengt und zu einer funktionellen Magenausgangsstenose führt. Die Erkrankung kann angeboren oder erworben sein. Der Erkrankungsgipfel liegt bei drei Wochen nach der Geburt. Die Krankheit tritt besonders bei den erstgeborenen Jungen auf (5 Jungen:1 Mädchen). Eine erworbene Pylorusstenose kann durch Entzündungen, Magen- bzw. Duodenalulzera oder Magentumoren und auch angrenzender Organe entstehen.

Ätiologie

Die Ätiologie der hypertrophen Pylorusstenose ist bis heute ungeklärt. Die Erkrankung ist bereits mit der Geburt angelegt und kommt familiär gehäuft vor. Mögliche Ursachen sind:

- Innervationsstörung: Hypoganglionose, Reifestörung, Störung der NO-Synthetase
- Heredität: 6,9 % Inzidenz bei familiärer Anamnese

- V. a. bei West- und Nordeuropäern, selten bei Asiaten und fast nie bei Afrikanern zu finden
- Psychologische Ursachen, Mutter/Kind-Interaktion.

Klinik

Das Erbrechen beginnt meist zwischen der 2.–5. Woche. Anfangs wird dieses Erbrechen meist als Zeichen einer Nahrungsunverträglichkeit oder eines gastroösophagealen Refluxes fehlinterpretiert.

- Schwallartiges, projektiles Erbrechen: Erbrechen kann unmittelbar nach dem Essen einsetzen, meist aber mit Verzögerung; kaffeesatzartige Beimengungen
- Zunehmende Dehydratation, Gewichtsabnahme, Exsikkose
- Geringe Stuhlfrequenz, Pseudoobstipation
- Reduktion der Harnausscheidung
- Unruhe, schmerzhafte Magenkontraktionen.

In 2–5 % der Fälle ist ein deutlicher Ikterus nachweisbar.

Diagnostik

Körperliche Untersuchung. Die Untersuchung des Abdomens ergibt folgende Befunde:

- Eingesunkenes Abdomen
- Erniedrigter Hautturgor
- Sichtbare Peristaltik im Oberbauch: peristaltische Wellen lassen sich durch die mageren Bauchdecken erkennen
- Tastbarer Tumor im Oberbauch. "Olive"

Labor. Das anhaltende heftige Erbrechen hat Veränderungen im Säure-Basen- und Elektrolythaushalt zur Folge.

- Metabolische hypochlorämische Alkalose
- Respiratorische Kompensation durch Hypoventilation bis hin zur kaum wahrnehmbaren Atmung und Somnolenz (Coma pyloricum) bei Anstieg des pCO_2.
- Hypokaliämie, Hyponatriämie.

Die Sonografie erlaubt eine direkte Untersuchung der Pylorusregion und ermöglicht auch Aussagen über die Funktion bzw. Durchgängigkeit. Typische sonografische Zeichen sind:

- Donut-Sign: verdickte Ringmuskulatur
- Cervix-Sign: im Bereich des Übergangs zum Antrum
- String- oder Railroad-Track-Sign: v. a. im Längsschnitt lassen sich sonolucente Streifen im Zentrum des Pylorus darstellen.

Differenzialdiagnosen

- Hiatushernien
- Funktioneller Pylorusspasmus
- Erbrechen bei infektiöser Genese.

Therapie

Konservativ. Bis zur definitiven operativen Therapie erfolgt die Korrektur der Dehydratation und Alkalose durch kleine, häufige Mahlzeiten, Sedativa, Spasmolytika.

Operativ. Die Therapie der Wahl stellt heute die operative Pyloromyotomie nach Weber-Ramstedt dar: Der Pylorus-Muskel wird bis zur Mukosa, die erhalten bleibt, längs gespalten. Bereits einige Stunden nach der OP kann der Säugling wieder an die normale Ernährung gewöhnt werden.

CHECK-UP

- ☐ Wer ist meist von einer hypertrophen Pylorusstenose betroffen?
- ☐ Welche Klinik zeigt sich eindrücklich?
- ☐ Welche typischen Zeichen zeigen sich in der Abdomen-Sonografie?

14 Dünndarm

Dünndarmtumoren

Gutartige und bösartige Tumoren des Dünndarms sind extrem selten, da sich die Dünndarmzotten alle 3–7 Tage abschilfern. Im Dünndarm finden sich nur etwa 3 % der gastrointestinalen Neoplasien, 75 % davon sind gutartig. Oft handelt es sich um Zufallsbefunde.

Einteilung

Benigne Tumoren. Gutartige Dünndarmtumoren sind ca. 5 % aller gastrointestinalen Tumoren und kommen ca. 10-mal häufiger vor als maligne Dünndarmtumoren. Unterschieden werden:
- Adenome
- Leiomyome
- Fibrome
- Lipome
- Neurinome
- Angiome.

Maligne Tumoren. Bösartige Dünndarmtumoren werden nach der Art des Ursprungsgewebes wie folgt unterteilt:
- Karzinome: meist Adenokarzinome
- Leiomyosarkome: meist im Jejunum
- Maligne Lymphome: Hodgkin und Non-Hodgkin
- Karzinoide: neuroendokrine Tumoren, die v. a. im distalen Ileum, Appendix, Rektum vorkommen. Die Symptome werden durch schubweise Ausschüttung von Serotonin und Kallikrein verursacht.

Die häufigsten malignen Prozesse am Dünndarm sind Infiltrationen, die bei einer Peritonealkarzinose auftreten.

Klinik

Es gibt keine verlässlichen Frühzeichen, die auf einen Dünndarmtumor hinweisen. Typischerweise treten erst mit zunehmender Tumorgröße folgende Beschwerden auf:
- Zunehmende Abdominalkrämpfe
- Gewichtsverlust, Kachexie
- Blutungen: chronische Blutungsanämie oder massive Blutungen
- **Ileus** oder intermittierender Subileus
- Perforation.

Das Karzinoid (➜ Abb. 14.1) – ein in 70 % der Fälle maligner, meist verdrängend, jedoch nicht infiltrativ wachsender epithelialer Tumor – zeichnet sich durch folgende Symptome aus.
- Flush-Syndrom bei Lebermetastasen: Hautrötung, Hitzegefühl, Tachykardie, Hypertonie, Hyperperistaltik, Dyspnoe, Diarrhö
- Abdominelle Koliken
- Symptome verstärkt bei Lebermetastasen
- Im fortgeschrittenen Stadium: Endokardfibrose, Trikuspidalklappeninsuffizienz, Pulmonalklappenstenose.

Diagnostik

- Anamnese: meist unauffällig
- Klinische Untersuchung: tastbarer Tumor oder Metastasenknoten (selten)
- Labor und Stuhluntersuchung: Blutungsanämie, oft positiver Hämoccult-Test
- Röntgen: Dünndarmkontrastdarstellung: Kontrastmittel-Aussparung, Stenosen, proximale Darmdilatation

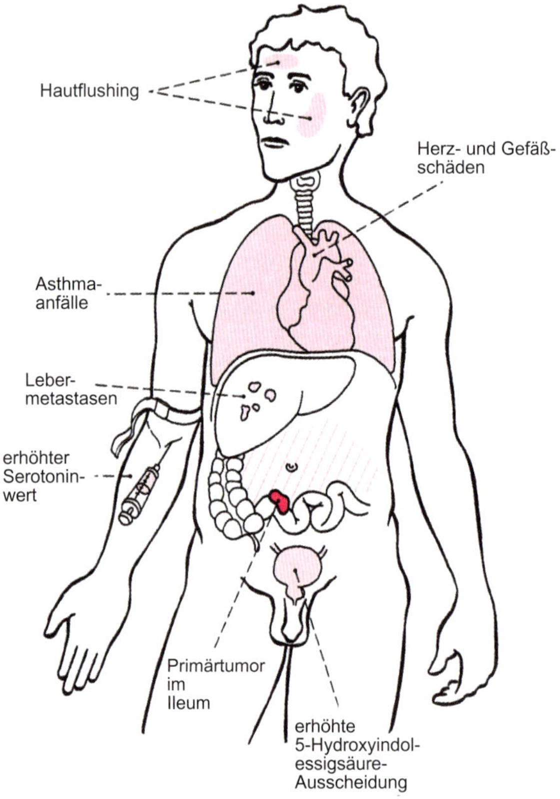

Abb. 14.1 Karzinoidsyndrom [R234]

- CT: Darstellung von Tumoren > 1–2 cm Durchmesser möglich
- Angiografie: bei blutendem Tumor Kontrastmittelaustritt, sofern Blutung > 0,5 ml/min. Im Intervall Nachweis von Angiomen, Leiomyomen, Karzinoiden durch Tumoranfärbung.

Beim Karzinoid kann im Urin 5-Hydroxyindolessigsäure, das Abbauprodukt von Serotonin, nachgewiesen werden.

Differenzialdiagnosen

- Ulcus duodeni
- Papillenkarzinom
- Duodenalstenose, z. B. Pankreaskopfkarzinom, Pankreatitis.

Therapie

Da bei gutartigen und bösartigen Dünndarmtumoren jederzeit Komplikationen wie Blutungen und Stenosen auftreten können, ist meist die Indikation für ein operatives Vorgehen gegeben.

- Dünndarmresektion inkl. Mesenterium mit lokaler Lymphknotensanierung.
- Resektion von Lebermetastasen beim Karzinoid.

Cave: Um eine Blindsackbildung zu vermeiden, ist die End-zu-End-Anastomose das operative Verfahren der Wahl.

CHECK-UP

- ☐ Nennen Sie drei maligne Tumoren des Dünndarms.
- ☐ Mit welchen Symptomen geht ein Karzinoid einher? Was ist das pathophysiologische Korrelat?

Meckel-Divertikel

Das Meckel-Divertikel ist ein inkomplett rückgebildeter Ductus omphaloentericus (Dottergang). Es ist bei 2 % der Bevölkerung nachweisbar. Form und Größe des Divertikels können variieren.

- Lokalisation: meist 30–50 cm proximal der Ileozäkalklappe
- Histologie: kann ektope, sezernierende Magenschleimhaut enthalten als Ursache für Ulzera und Blutungen.

Klinik

Das Meckel-Divertikel wird meist zufällig bei einer Laparotomie diagnostiziert. Meist bleibt er asymptomatisch. Zu Beschwerden kommt es meist im Kleinkindalter. 25–50 % aller Meckel-Divertikel führen früher oder später zu Komplikationen:

- Rezidivierende Blutungen
- Ileus durch Invagination
- Perforation und Peritonitis.

Das Divertikel enthält zu 75 % Magenmukosa und kann somit Salzsäure sezernieren. Diese kann an der gegenüberliegenden Darmwand peptische Ulzera hervorrufen, die bluten oder perforieren können. Zudem kann sich eine akute Entzündung entwickeln, die einer akuten Appendizitis ähnelt.

Diagnostik

- Anamnese: meist unauffällig
- Klinische Untersuchung: Zeichen des akuten Abdomens, Abwehrspannung
- ^{99m}Tc-Pertechnetat-Szintigrafie: Nachweis von Magenschleimhaut bei unklaren okkulten Blutungen
- Laparotomie: Befund eher zufällig.

Differenzialdiagnosen

- Persistierender Dottergang im Erwachsenenalter
- Dottergangzysten.

Therapie

Das symptomatische Meckel-Divertikel wird operativ entfernt.

- Laparoskopische Resektion möglich
- Abtragen wie Appendix: Ligation der Basis und Versenken des Stumpfs mit seromuskulärer Tabakbeutelnaht.

Eine obligate Entfernung beim zufällig entdeckten unauffälligen Meckel-Divertikel ist nicht gerechtfertigt.

CHECK-UP

- ☐ Definieren Sie das Meckel-Divertikel.
- ☐ Nennen Sie eine Differenzialdiagnose.

Mesenterialinfarkt

Die ischämische Darmnekrose wird meist akut durch eine arterielle Embolie oder Thrombose im Versorgungsgebiet der A. mesenterica superior oder inferior ausgelöst. Venöse Mesenterialvenenthrombosen können vorkommen, treten allerdings selten auf. Die Patienten sind meist älter als 60 Jahre.

Ätiologie

- Arteriosklerose der Mesenterialarterien mit lokaler Thrombose
- Rhythmusstörungen: arterielle Embolie bei Vorhofflimmern
- Herzerkrankungen: intrakardiale Thromben, Endokarditis, Mitralvitien
- Non-occlusive mesenteriale Ischämie (NOMI): ausgeprägte Vasokonstriktion im peripheren Gefäßbaum der Darmarterien, insbesondere im Bereich der A. mesenterica superior, ausgelöst durch Schockzustände, Hypovolämie und Herzinsuffizienz
- Z. n. Aortenaneurysma-OP: hohe Letalität
- Venenthrombose: idiopathisch oder multifaktoriell.

> Bei einem Patienten mit Abdominalschmerzen und Herzerkrankung ist unbedingt ein Mesenterialinfarkt auszuschließen.

Klinik

Ein Mesenterialinfarkt kann lebensbedrohlich werden und verläuft typischerweise in drei Phasen ab.

Initialstadium. Stadium der Infarzierung, ca. 6 Stunden nach Verschluss.

- Messerstichartige, diffuse Abdominalschmerzen, meist fehlende Abwehrspannung
- Normale Peristaltik
- Oft Erbrechen und Durchfälle.

Latenzstadium. Stadium des freien Intervalls, ca. 6–12 Stunden nach Verschluss.

- Beschwerdeverbesserung, „fauler Frieden"
- Darmparalyse mit verringerter Peristaltik und Entwicklung eines paralytisches Ileus.

> Der Meläna in dieser Phase ist ein Alarmzeichen und sollte zur unbedingten Abklärung veranlassen! Eine explorative Laparotomie ohne Zeitverlust ist indiziert.

Endstadium. Stadium der diffusen Peritonitis, > 12 Stunden nach Verschluss.

- Paralytischer Ileus, akutes Abdomen
- Durchwanderungsperitonitis
- Hämorrhagischer Schock bei blutiger Diarrhö
- Letalität in diesem Stadium ca. 90 %.

Diagnostik

- Anamnese: Vorhofflimmern, Herzerkrankungen
- Klinische Untersuchung: Blut bei rektaler Untersuchung
- Labor: ansteigende Leukozytose, Laktaterhöhung, metabolische Azidose
- Farbkodierte Duplexsonografie: pathologisch veränderter Fluss in den Mesenterialgefäßstämmen
- Röntgen-Abdomenübersicht:
  - Initialstadium: meist unauffälliger Befund
  - Latenzstadium: Ödem- bzw. Hämatombildung der Darmwand
  - Endstadium: Spiegelbildungen bei Ileus.

> Eine Probelaparotomie wird bei begründetem Verdacht durchgeführt. Suche nach Emboliequellen: EKG, Echokardiografie.

Differenzialdiagnosen

Akutes Abdomen, z. B. infolge einer Ulkusperforation, Pankreatitis, eines Ileus, Bauchaortenaneurysmas oder Appendizitis.

Therapie

> Die Verdachtsdiagnose ist eine dringende OP-Indikation! Sofortmaßnahmen: Intensivüberwachung, Schockbehandlung, Kreislaufstabilisierung.

Akuter Mesenterialinfarkt (< 6 Stunden). Versuch der Revaskularisation durch Thrombendarteriektomie (TEA) und Patch-Plastik, ggf. Bypass-Operation, z. B. Aorta auf A. mesenterica superior mit V. saphena magna.

Infarzierter Darm. Resektion nekrotischer Darmbezirke, ggf. Relaparotomie nach ca. 12 Stunden zur Prüfung der Darmvitalität, Second-Look-Operation; postoperative Antikoagulation mit Kumarin-Derivaten bei Herzrhythmusstörungen, z. B. Marcumar.

■ CHECK-UP

- ☐ Was sind die Ursachen für einen Mesenterialinfarkt?
- ☐ Wie laufen die verschiedenen klinischen Stadien ab?
- ☐ Welche Therapieoptionen haben Sie?

Ileus

Beim Ileus handelt es sich um eine Störung der Darmpassage infolge einer Darmlähmung oder eines Darmverschlusses (➜ Abb. 14.2). Der Ileus kann eine lebensbedrohliche Situation provozieren, die eine sofortige chirurgisch-intensivmedizinische Behandlung erfordert. Dem akuten Abdomen liegt in etwa 20 % der Fälle ein Ileus zugrunde.

Ätiopathogenese

Unterschieden werden nach Ursache und Lokalisation ein mechanischer und paralytischer Ileus. Jeder nicht behandelte komplette Ileus verläuft letal, die Mortalitätsrate eines Ileus beträgt 10–25 %.

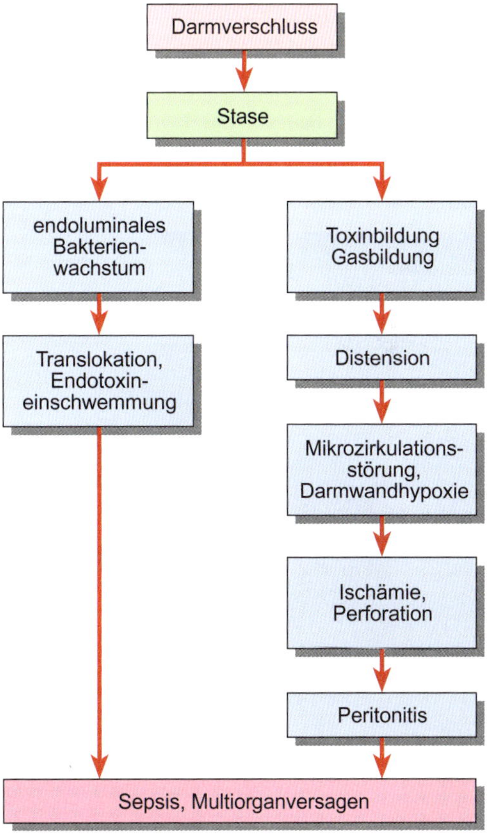

Abb. 14.2 Pathophysiologie des Ileus [L106]

Jede Stunde, die ohne adäquate Behandlung verstreicht, erhöht das Mortalitätsrisiko um 1 %!

Mechanischer Ileus. In 75 % der Fälle ist der Dünndarm betroffen. Die Unterbrechung der Darmpassage infolge Okklusion oder Strangulation kann durch folgende Ursachen hervorgerufen werden:

- **Mechanische Okklusion:**
  - Mekonium oder Kotballen
  - Fremdkörper im Darm
  - Große Gallensteine, z. B. an der Bauhin-Klappe: Gallensteinileus (→ Abb. 14.3).
- Eingewachsene oder **entzündliche Okklussion:** infolge Darmtumor oder Morbus Crohn mit Stenose
- **Verlegung und Strangulation:**
  - Kompression des Lumens von außen durch Adhäsionen und Briden, insbesondere nach früheren Operationen als häufigste Ursache
  - Einklemmung des Darms bei einer Hernie: Inkarzeration als zweithäufigste Ursache
  - Verdrehung des Darms: Volvulus, v. a. bei Kleinkindern
  - Einstülpung des Darms: Invagination.

Paralytischer Ileus. Die Darmpassage ist unterbrochen durch eine Lähmung der Darmmotorik mit nachfolgender Stase des Darminhalts, Gasbildung und vermehrter Flüssigkeitssekretion in den Darm. Ursachen des paralytischen Ileus können sein:

- **Peritonitis** oder Entzündungen der Bauchhöhle benachbarter Räume oder Organe:
  - Darmperforation
  - Postoperativer paralytischer Ileus
  - Durchwanderungsperitonitis bei unbehandeltem mechanischem Ileus, der sich zum paralytischen Ileus, sog. gemischter Ileus entwickelt
  - Akute Pankreatitis.
- **Intoxikationen:**
  - Urämie
  - Opiat-Intoxikation
  - Azidose
  - Schwere Hypokaliämie.
- Durchblutungsstörungen des Darms: Mesenterialinfarkt
- Nerval-reflektorisch: Kolik eines Bauchorgans auch außerhalb der Bauchhöhle, z. B. Nierenkolik.

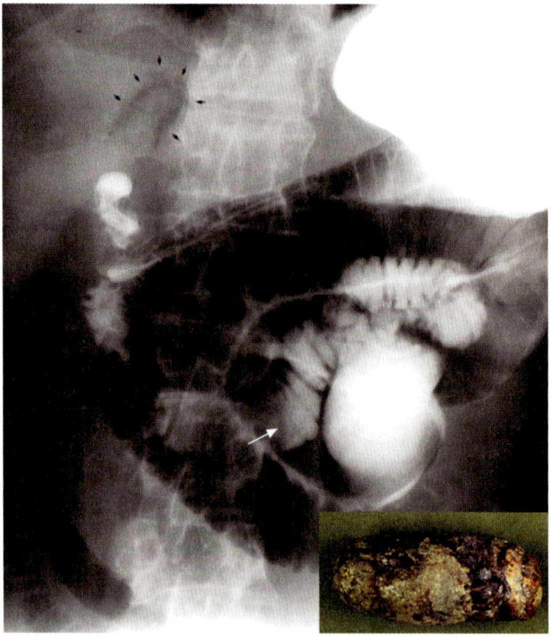

Abb. 14.3 Gallensteinileus mit Luft in der Gallenblase (schwarze Pfeile) und Kontrastmittelstopp im linken Mittelbauch (weißer Pfeil) [R234]

Klinik

Leitsymptome. Beim mechanischen Ileus bestehen krampfartige Koliken, während beim paralytischen Ileus die Schmerzen meist gering sind und zu Beginn nur eine leichte, diffuse Abwehrspannung vorliegen kann.

- **Mechanischer Ileus:** heftig, stechend, anfallsweise Schmerzen (durch starke Peristaltik, um das Hindernis zu überwinden), der Patient krümmt sich zusammen, zwischen den Attacken schmerzfreie Intervalle
- **Paralytischer Ileus:** geringe Schmerzen bis Dauerschmerz, langsam beginnend.

Hypovolämie. Die durch Bakterientoxine hervorgerufenen Flüssigkeitsverluste in das Darmlumen und in die ödematöse Darmwand verursachen eine Hypovolämie mit folgenden Symptomen:

- Exsikkose
- Elektrolytverlust
- Bikarbonatstörung
- Metabolische Azidose
- Hypotonie
- Oligurie
- Volumenmangelschock.

Weitere Symptome:

- Erbrechen
- Meteorismus, v. a. bei paralytischem Ileus
- Wind- und Stuhlverhalt
- Im späten Stadium: Peritonitis-Symptomatik, Multiorganversagen und Schock.

- Je höher sich der Darmverschluss befindet, desto früher und stärker setzt das Erbrechen ein. Beim paralytischen Ileus tritt das Erbrechen meist nicht vor 24 Stunden auf, beim Dickdarmileus kann es noch später einsetzen.
- Das Vollbild eines Ileus entspricht dem akuten Abdomen.

Diagnostik

Anamnese. Abdominelle Voroperationen.

Klinische Untersuchung:

- Auskultation: Bei einem mechanischen Ileus lassen sich laute, häufig klingende Darmgeräusche auskultieren. Bei einem paralytischen Ileus fehlen die Darmgeräusche hingegen, sog. „Totenstille".
- Palpation: tastbare Raumforderung
- Digital-rektale Untersuchung: Schmerzen bei Palpation, Blut am Finger bei Invagination.

Labor. Metabolische Alkalose und Hypokaliämie bei Erbrechen, Elektrolytverlust, Gerinnungsstörung möglich.

Röntgen.

- Abdomenübersichtsaufnahme im Stehen und im Liegen: multiple Spiegelbildung, „stehende" Darmschlingen
- Kontrastmitteleinlauf bei v. a. tiefen Dickdarm-Ileus.

Sonografie. Dilatierte, kaum bewegliche Darmschlingen.

CT. Bei unklarem Befund.

Angiografie. Bei V. a. Mesenterialinfrakt-Ileus.

Differenzialdiagnosen

Akutes Abdomen, z. B. infolge Ulkusperforation, Pankreatitis, Mesenterialinfarkt, Bauchaortenaneurysma, Appendizitis.

Therapie

Für die Therapie des Ileus hat folgender Leitsatz volle Gültigkeit: „Über einem Ileus darf die Sonne weder auf- noch untergehen, ohne dass eine Therapie erfolgt ist."

Beim paralytischen Ileus muss das Primärleiden identifiziert und behandelt werden, z. B. Pankreatitis, Gallenkolik, Mesenterialinfarkt. Beim mechanischen Ileus ist das operative Vorgehen angepasst an die Ursache und an den Befund.

Operativ. Eine operative Notfallindikation ist bei jedem kompletten mechanischen Ileus gegeben. Bei inkomplettem oder intermittierendem Ileus erfolgt nach kurz dauernder Abklärung die dringliche Operation. Beim kompletten mechanischen Dünndarmileus mit massiver Überblähung der Dünndarmschlingen oder in den meisten Fällen bei Dickdarmileus, ist die Indikation für eine Laparotomie gegeben, ansonsten wird der Zugang heutzutage nur noch laparoskopisch gewählt.

- Geschädigter Darm oder Tumor: abhängig vom Allgemeinzustand ein- oder zweizeitige Darmresektion

- Inkarzerierte Hernie: Herniotomie und Verschluss der Bruchlücke
- Adhäsionsileus: laparoskopische Adhäsiolyse
- Nicht lösbare Adhäsionen: Umgehungsanastomose mit Ileoileostomie oder Ileotransversostomie
- Zäkumvolvulus: Ileozäkalresektion.

Konservativ:
- Intensivüberwachung, Schockbehandlung, Kreislaufstabilisierung
- Anlage eines ZVK
- Magensonde, Magenentleerung zur Entlastung des Darms
- Flüssigkeits- und Elektrolytsubstitution: Ersatz der in den Dünndarm sequestrierten Flüssigkeit
- Korrektur des Säure-Basen-Haushalts
- Harnblasenkatheter zur Bilanzierung.

CHECK-UP

- ☐ Nennen Sie jeweils fünf Ursachen für einen mechanischen und einen paralytischen Ileus.
- ☐ Welche Leitsymptome gehen mit einem Ileus einher?
- ☐ Was zeigt sich bei der klinischen Untersuchung?
- ☐ Welche operativen Verfahren gibt es?

15 Entzündliche Darmerkrankungen

Morbus Crohn

Die segmentale, chronisch-entzündliche, rezidivierende, vernarbende und nicht infektiöse Darmentzündung kann alle Abschnitte des Magen-Darm-Trakts betreffen: Bevorzugt betroffen sind zu ⅓ das Kolon, zu ⅓ Kolon und Ileum sowie zu ⅓ das Ileum; ein Befall weiter proximal ist sehr selten. Der Befall reicht bis in die tiefen Schichten. Die auch als Ileitis terminalis bezeichnete Erkrankung beginnt meist zwischen dem 20.–30. Lebensjahr.

Ätiologie

Die Ursache ist letztendlich ungeklärt. Diskutiert werden pathogenetische Faktoren, Autoimmungeschehen, genetische Disposition, Stress, Infektionen und ballaststoffarme, fettreiche Kost.

Klinik

Die Erkrankung verläuft nach meist schleichendem Beginn in Schüben mit oft inkompletten Remissionen.

Allgemeinsymptome. Abgeschlagenheit, subfebrile Temperaturen, Druckgefühl, Schmerzen, Koliken, Malabsorptionszeichen, Dehydratation.

Enterale Symptome. Im Vordergrund stehen kolikartige Schmerzen im rechten Unterbauch und eine schmerzhafte Verdickung in der Ileozökalgegend im Bereich der Bauhin-Klappe. **Cave:** Verwechslung mit Appendizitis. Weitere Symptome:

- Nichtblutige Diarrhö und Steatorrhö (gestörte Fettresorption durch mangelnde Gallensäureproduktion)
- Fisteln, Abszesse, Fissuren
- Gewichtsverlust, Übelkeit, Erbrechen, Flatulenz.

Extraenterale Symptome:

- Haut: Pyoderma gangraenosum, Erythema nodosum
- Gelenke: meist HLA-B27 positive ankylosierende Spondylitis, Arthritis
- Augen: Konjunktivitis, Uveitis, Iritis
- Leber, Pankreas: Cholangitis, Hepatitis, Pankreatitis, Amyloidose
- Herz: Beschwerden durch Meteorismus.

Leitmerkmal des Morbus Crohn sind der kolikartige Abdominalschmerz und die nichtblutige Diarrhö.

Diagnostik

Anamnese. Ausschluss von infektiösen Dünndarmerkrankungen und kolorektalem Karzinom.

Körperliche Untersuchung. Druckschmerz im rechten Unterbauch, rektale Untersuchung.

Labor. BSG und CRP erhöht, Leukozytose, Albumin vermindert, Gerinnungsstörung.

Röntgen. Mit wasserlöslichem Kontrastmittel: segmentäre Stenosen, Wandverdickungen, Pflastersteinrelief, Skip Lesions (diskontinuierlicher Befall).

Endoskopie. Koloskopie und Rektoskopie zeigen Ulcera, Fistelbildungen, Abszesse, Stenosen.

Histologie. Epitheloidzellige Granulome mit mehrkernigen Riesenzellen sind beweisend.

Sonografie. Kokardenphänomen (ödematös verdickte Darmwand).

Differenzialdiagnosen

- Colitis ulcerosa
- Darminfektion, z. B. Yersiniose, Shigellose, Salmonellose
- Appendizitis
- Divertikulitis
- Kolonkarzinom
- Psychosomatische Darmbeschwerden.

Therapie

Konservativ. Diese besteht aus Allgemeinmaßnahmen und ernährungstherapeutischen Maßnahmen.

- Allgemeinmaßnahmen: psychologische Betreuung, Selbsthilfegruppen, physikalische Therapie, z. B. Kümmelauflagen, Nikotinkonsum unterlassen, progressive Muskelrelaxation, Psychotherapie
- Ernährungstherapie: eiweißreiche Ernährung, bei Malabsorption Nährstoffe substituieren, z. B. Vitamine, insb. Vitamin B_{12}, Elektrolyte, Eisen. Bei schweren Schüben: ballaststofffrei und ggf. parenterale Ernährung.

Medikamentös. Verabreicht werden v. a. im akuten Stadium 5-Aminosalicylsäure, Glukokortikoide, Immunsuppressiva, TNF-Antikörper, Antibiotika.

Operativ. Eine Indikation besteht im akuten Stadium oder bei Komplikationen wie Ileus, Perforation, Blutung und toxisches Megakolon.

- Aufgrund der hohen Rezidivrate sparsame Darmteilresektion, da keine Heilung möglich ist
- Ileozäkalresektion, Hemikolektomie.

CHECK-UP

- [ ] Definieren Sie Morbus Crohn.
- [ ] Nennen Sie 3 extraenterale Manifestationen des Morbus Crohn.
- [ ] Was zeigt sich im Röntgen-Abdomen?

Colitis ulcerosa

Die chronisch-rezidivierende Entzündung ist auf das Kolon begrenzt. Die geschwürigen Entzündungen betreffen nur die oberflächlichen Schleimhautschichten. Sie breitet sich meist vom Rektum nach proximal aus, jedoch nie weiter als bis zum Dünndarm.

Ätiologie

Die Ursache ist unbekannt, diskutiert werden genetische, immunologische und psychosomatische Faktoren.

> Colitis ulcerosa ist eine häufigere Präkanzerose als Morbus Crohn.

Einteilung

Nach Krankheitsverlauf werden folgende Formen unterschieden.

- **Chronisch-rezidivierender Verlauf** (85 %): mit Krankheitsschüben infolge körperlicher und psychischer Belastungen nach kompletter Remission
- **Chronisch-kontinuierlicher Verlauf** (10 %): Beschwerden unterschiedlicher Intensität ohne vollständige Remission
- **Akuter fulminanter Verlauf** (5 %): plötzlicher Krankheitsbeginn mit heftigen Tenesmen, Fieber, Durchfall, Dehydratation mit Schock und Letalität bei 30 %.

Klinik

Die Colitis ulcerosa verläuft häufig in Schüben, teilweise mit kompletten Remissionen, der chronisch-kontinuierliche Verlauf ist seltener. Während eines Schubs kann innerhalb kurzer Zeit eine Kachexie auftreten.

Allgemeinsymptome. Gewichtsverlust, Übelkeit, Appetitlosigkeit sowie Fieber, Leistungsabfall, evtl. Kachexie.

Enterale Symptome:

- Schleimige, blutige und eitrige Entleerungen bis zu 20–30 mal täglich
- Schmerzen: Tenesmen, nach Stuhlgang nachlassend
- Kolon: Ulcera, Vernarbungen, Stenosen.

Extraenterale Symptome:
- Haut: Pyoderma gangraenosum, Erythema nodosum
- Gelenke: meist HLA-B27 positive ankylosierende Spondylitis, Arthritis
- Augen: Konjunktivitis, Uveitis, Episkleritis
- Leber, Pankreas: primär sklerosierende Cholangitis, Hepatitis, Pankreatitis, Amyloidose
- Herz: Beschwerden durch Meteorismus.

- Leitsymptom ist eine schmerzhafte, blutig-schleimige und eitrige Diarrhö mit bis zu 20–30 Entleerungen täglich.
- Extraenterale Symptome sind seltener als bei Morbus Crohn.

Diagnostik

Anamnese und körperliche Untersuchung:
- Anamnese: Ausschluss von infektiösen Dünndarmerkrankungen und kolorektalem Karzinom, Familienanamnese, Begleitsymptome, psychische Symptome
- Körperliche Untersuchung: palpable Resistenzen im ganzen Unterbauch, rektale Untersuchung.

Labor:
- BSG und CRP erhöht, Thrombozytose, Leukozytose, Anämie
- Elektrolyte, Albumin und Vitamin B_{12} erniedrigt.

Bildgebende Verfahren:
- Röntgen mit wasserlöslichem Kontrastmittel: kontinuierlicher Befall des Enddarms
- Rekto- und Koloskopie mit multiplen Biopsien: Ulcera, Vernarbungen, Stenosen.

Histologie. Beweisend sind epitheloidzellige Granulome mit mehrkernigen Riesenzellen.

Eine lebensbedrohliche Komplikation der Colitis ulcerosa ist das toxische Megakolon. Es entwickelt sich eine Kolonparese mit Erweiterung des Darmlumens, Peritonitis und Perforationsgefahr.

Differenzialdiagnosen

- Morbus Crohn
- Darminfektion, z. B. Yersiniose, Shigellose, Salmonellose
- Divertikulitis
- Antibiotikaassoziierte Kolitis
- Kolonkarzinom
- Psychosomatische Darmbeschwerden.

Therapie

Konservativ:
- Allgemeinmaßnahmen: physikalische Therapie, Psychotherapie, Selbsthilfegruppen, Nikotinkonsum einschränken, progressive Muskelrelaxation
- Ernährungstherapie: eiweißreiche Ernährung, bei Malabsorption Nährstoffe substituieren, z. B. Vitamin E, D, K, A, Elektrolyte, Eisen, Folsäure; bei schweren Schüben ballaststofffreie und ggf. parenterale Ernährung

Medikamentös. Je nach Schweregrad werden 5-Aminosalicylsäure (5-ASA) oder Sulfasalazin, Glukokortikoide, Immunsuppressiva, eingesetzt. Zudem erfolgt eine Flüssigkeits- und Elektrolytzufuhr sowie die Anwendung eines Klysmas.

Operativ. Diese erfolgt bei Komplikationen.
- Heilung durch komplette Proktokolektomie mit ileoanalem Pouch (kontinenzerhaltende vollständige Darmentfernung) oder Ileostomaanlage
- Geringe Rezidivrate, hohes Karzinomrisiko an den entzündeten Darmsegmenten, daher regelmäßige Koloskopie.

CHECK-UP

- ☐ Definieren Sie Colitis ulcerosa.
- ☐ Wie ist der Krankheitsverlauf?
- ☐ Nennen Sie 5 differenzialdiagnostische Kriterien, die die Colitis ulcerosa vom Morbus Crohn unterscheiden.

16 Kolon, Appendix, Rektum und Anus

Divertikulose und Divertikulitis

Divertikel sind Ausstülpungen der Darmwand, meist im Kolon- und Sigmabereich. Bei den häufig vorkommenden Pseudodivertikeln ist nur die Schleimhaut betroffen, bei echten Divertikeln betrifft die Ausstülpung die gesamte Darmwand (→ Abb. 16.1). Von einer **Divertikulose** spricht man beim Auftreten zahlreicher Divertikel. Bei einer **Divertikulitis** handelt es sich um eine rezidivierende akute Entzündung der Wand eines Divertikels, meist auch von dessen Umgebung (Peridivertikulitis).

Einteilung

Die Stadieneinteilung nach Hansen und Stock (→ Tab. 16.1) hat sich klinisch bewährt und ist Grundlage für Therapieentscheidungen (s. u.).

Ätiologie

Die genaue Pathogenese der Divertikulose ist noch nicht geklärt. Folgende ätiologischen Faktoren begünstigen Krankheitsentwicklung.

- Faserarme und ballaststoffarme Kost
- Übergewicht
- Schwäche der Darmwand, altersbedingte Darmwandveränderungen
- Erhöhter Druck im Darm, z. B. durch Obstipation.

Klinik

Die Divertikulose ist oft ein Zufallsbefund und meist symptomlos. Typisch sind Schmerzen im linken Unterbauch, die in der Regel erst bei Entzündung der Divertikel einsetzen.

- Allgemeinsymptome: Völlegefühl, Appetitlosigkeit, Übelkeit, Erbrechen, Tenesmen, Blähungen, Fieber, Meteorismus, Dysurie
- Diffuse Unterbauchschmerzen (links), oft kolikartig, die nach dem Essen zu- und bei erfolgtem Stuhlgang oft abnehmen, mit Ausstrahlung in Leiste oder Rücken
- Stuhlunregelmäßigkeiten mit Diarrhö und Obstipation im Wechsel, evtl. Beimengungen von Blut, Schleim oder Eiter
- Evtl. tastbarer Tumor, so genannte „Walze".

Diagnostik

- Anamnese: Schmerzen, Stuhlunregelmäßigkeiten, ballaststoffarme Ernährung, Vorerkrankungen
- Körperliche Untersuchung: lokale Abwehrspannung, tastbare Resistenzen im linken Unterbauch
- Labor: evtl. BSG und CRP erhöht, Leukozytose
- Röntgen-Abdomen: Ausschluss Perforation

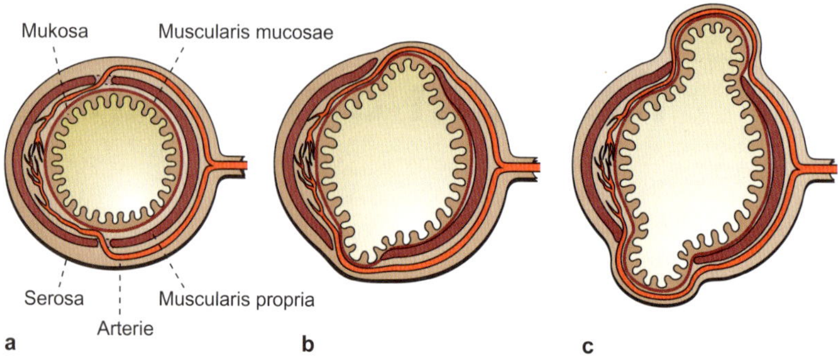

Abb. 16.1 Pathogenese der Kolondivertikel (mod. nach S. Schwartz) [L106]
a) Die Durchtrittspforten der Blutgefäße bilden die Schwachstellen
b) Hier stülpt sich die Schleimhaut langsam aus
c) Komplettes Divertikel („falsches Divertikel"), da nicht aus allen Wandschichten bestehend

Tab. 16.1 Stadieneinteilung nach Hansen und Stock (nach Langenbecks Arch Chir 1999)

Grad	Zugeordnete Indikation
I	Divertikulose
II	Unkomplizierte akute Divertikulitis
III	Komplizierte Divertikulitis mit Entzündung des umliegenden Gewebes
IV	Chronisch rezidivierende Divertikulitis

- Sonografie und CT: mit wasserlöslichem Kontrastmittel: Divertikeldarstellung, Ausschluss Perforation, freie Flüssigkeit, Abszess
- Koloskopie und Biopsie: zur Abklärung einer Stenose und Tumorausschluss.

Cave: keine Koloskopie bei akuter Divertikulitis, da Perforationsgefahr besteht.

Differenzialdiagnosen

- Reizdarmsyndrom
- Kolonkarzinom.

Therapie

Konservativ. Im Stadium I und II (→ Tab. 16.1). Nahrungskarenz mit parenteraler Ernährung und Antibiotika.

Operativ. Im Stadium III und VI (→ Tab. 16.1).
Bei rezidivierender Divertikulitis, nach Normalisierung der akuten Entzündung, Elektiveingriff nach 3–4 Wochen im freien Intervall. Meist laparoskopische Resektion des betroffenen Darmabschnitts und End-zu-End-Anastomose.
Notfall-OP bei Komplikationen wie Perforation und Ileus: Hartmann-OP
- Zweizeitige OP: Resektion des betroffenen Darmabschnitts, proximale Anlage eines Anus praeter und Blindverschluss des Rektums
- Nach ca. 3 Monaten Entfernung des Enterostomas und Reanastomosierung des Kolons mit dem wiedereröffneten Rektumstumpf.

CHECK-UP

- ☐ Welcher Teil des Kolons ist meist von einer Divertikulitis betroffen?
- ☐ Welche Stadieneinteilung kennen Sie?
- ☐ Welche Therapie ist in Stadium III indiziert?

Kolorektale Polypen

Kolorektale Polypen sind gestielte Geschwülste, die sich meist aus Schleimhaut aufbauen (Adenome) und in den Hohlraum des Darms vorwölben. Etwa 10 % aller Erwachsenen sind betroffen, im Alter nehmen die Polypen zu.
Kolorektale Polypen sind Vorstufe (Präkanzerose) des Kolonkarzinoms, wobei das Entartungsrisiko von der Polypengröße und dem Wachstumstyp abhängt:
- Gestielte Polypen: niedriges Entartungsrisiko
- Villös-zottig wachsende Polypen: mittleres Entartungsrisiko
- Breitbasig aufsitzende Polypen: hohes Entartungsrisiko
- Familiäre Polyposis mit vielen verstreuten Polypen: Krebsrisiko fast 100 %.

Ätiologie
Ätiologisch werden folgende Polypen unterschieden (→ Tab. 16.2).

Klinik
- Meist asymptomatischer Verlauf, Zufallsbefund durch Koloskopie
- Okkulte oder manifeste rektale Blutung
- Stuhlunregelmäßigkeiten, Diarrhö, Schleimabsonderungen bis Dehydratation mit Kalium- und Eiweißmangel und Wasserverlust
- Schmerzen durch Tenesmen
- Obstruktion, Ileus, Malabsorption.

Diagnostik
- Anamnese und körperliche Untersuchung: Familienanamnese, Stuhlgewohnheiten, körperliche Untersuchung meist unauffällig, rektale Untersuchung
- Labor: ggf. Hypokaliämie, Test auf okkultes Blut im Stuhl
- Rektosigmoidoskopie und Koloskopie: bei nachgewiesenem Polypen erfolgt immer eine Abtragung und histologische Untersuchung
- Endosonografie: Bestimmung der Infiltrationstiefe des Adenoms
- Röntgen-Abdomen: Kolonkontrasteinlauf.

Differenzialdiagnosen
- Kolonkarzinom
- Hämorrhoiden im Analkanal.

Therapie
Jeder nachgewiesene Polyp sollte vollständig abgetragen und histologisch untersucht werden.
- **Transanale endoskopische Abtragung:** meist endoskopische Entfernung möglich, v. a. bei gestielten Polypen, sonst Segmentresektion
- **Transanale endoskopische Mikrochirurgie:** bei villösen Adenomen im Rektum
- Kolotomie und Segmentresektion bei Tumorinfiltration und erfolgloser Endoskopie.

Bei der FAP erfolgt eine prophylaktische komplette Proktokolektomie und Ileoanastomose mit dem belassenen Sphinkterapparat des Anus.

Tab. 16.2 Polypen und ihr Karzinomrisiko

Art des Polyps	Eigenschaft	Karzinomrisiko
Adenome		› 2 cm: 25–50 % › 4 cm: 75 %
Tubuläres Adenom	Häufigstes, gestielt	5–10 %
Tubulovillöses Adenom	Mischform	–
Villöses Adenom	Breitbasig	15–30 %
Familiäre adenomatöse Polyposis (FAP)	Autosomal-dominant vererbt, obligate Präkanzerose	100 %
Peutz-Jeghers-Syndrom	Polypen in Dünn- und Dickdarm + Melaninflecken der Lippen	Bei Frauen Prädisposition zum Ovariakarzinom
Gardner-Syndrom	Adenomatosis coli plus Bindegewebstumoren	100 %

CHECK-UP
- ☐ Beschreiben Sie den Wachstumstyp von Polypen.
- ☐ Was ist ein Peutz-Jeghers-Syndrom?
- ☐ Welche Syndrome versprechen ein 100-prozentiges Entartungsrisiko?

Kolorektales Karzinom

Beim Mann wie bei der Frau ist das kolorektale Karzinom (Darmkrebs) mit einer Häufigkeit von ca. 5 % die zweithäufigste Krebserkrankung mit einem Altersgipfel zwischen dem 50. und 70. Lebensjahr. 50 % der kolorektalen Tumoren liegen im Rektum, 20 % im Sigma. Die Metastasierung erfolgt bevorzugt in Leber, Lunge und Skelett.

Einteilung

Tab. 16.3 Dukes Klassifikation des Kolonkarzinoms [aus Nürnberger, Klinikleitfaden Chirurgie, 5. Auflage, Elsevier]

	Beschreibung	5-JÜR
A	Tumor auf Mukosa beschränkt	80 %
B1	Invasion der Muscularis mucosae, Submukosa oder Muscularis propria	60 %
B2	Komplette Penetration der Muscularis propria	
C1	Invasion der Muscularis mucosae, Lk-Befall	30 %
C2	Komplette Penetration der Muscularis mucosae, Lk-Befall	
D	Fernmetastasen	1 %

Ätiologie

Kolon- und Rektumkarzinome entstehen der Adenom-Karzinom-Sequenz-Theorie zufolge fast ausschließlich über Stufen genetischer Mutationen aus Adenomen. Risikofaktoren sind u. a. Polypose, Colitis ulcerosa, Morbus Crohn und tierisches Nahrungsfett.

Klinik

Die Symptome sind meist uncharakteristisch und entwickeln sich allmählich.

- Späte, unspezifische Symptomatik mit Müdigkeit, Leistungsabfall, Antriebslosigkeit, Übelkeit, Blässe und Gewichtsverlust
- Änderung der Stuhlgewohnheiten: Wechsel von Obstipation und Diarrhö mit Meteorismus und Blut – oder Schleimauflagerungen, der Stuhlabgang ist oft schmerzhaft.
- Abdominelle Schmerzen und Tenesmen, ggf. ausstrahlend in den Rücken
- Später: chronische Blutungsanämie, Ileussymptomatik, Perforationsgefahr.

Diagnose

Anamnese. Dauer der Beschwerden, Stuhlgewohnheiten und Beschaffenheit, abdominelle Schmerzen, Familienanamnese, Vorerkrankungen.

Körperliche Untersuchung. Rektale Untersuchung, evtl. stuhlgefülltes Kolon, Anämiezeichen, rektal tastbarer Tumor.

Labor:

- BSG, Blutbild, Eisenmangelanämie, Guajak-Test auf okkultes Blut im Stuhl
- Tumormarker, u. a. CEA, sind zur Verlaufskontrolle, aber nicht als Screening-Methode geeignet.

Koloskopie. Darstellung von Adenomen oder Tumor mit Biopsie und ggf. Abtragung, Rektosigmoidoskopie bei Rektumkarzinom.

Das **Staging** umfasst folgende Maßnahmen:
- Sonografie: Ausschluss von Lebermetastasen
- Röntgen-Thorax: Ausschluss von Lungenmetastasen
- CT: Ausschluss von Lymphknotenmetastasen und Lebermetastasen
- Skelettszintigrafie: Ausschluss von Skelettmetastasen.

Differenzialdiagnosen

- Hämorrhoiden
- Appendizitis
- Divertikulitis
- Morbus Crohn, Colitis ulcerosa
- Adenome.

Therapie

Operativ. Sofern keine schwerwiegenden Komplikationen vorliegen, wie z. B. ein schwer eingeschränkter Allgemeinzustand, besteht eine absolute OP-Indikation. Auch bei Metastasen, v. a. Lebermetastasen, ist die Indikation zur palliativen Kolon- oder Rektumresektion meist gegeben. Die chirurgische Versorgung beugt einem Ileus vor und kann die Lebensqualität verbessern.

- En-bloc-Resektion des tumortragenden Darmabschnitts und regionalen Lymphabflussgebiets entlang der intestinalen Arterien bis zur Aorta
- Anschließend Anastomose der Kolonenden oder ggf. Anus praeter.

Tab. 16.4 Kurative Standard-OP-Verfahren bei Kolon- und Rektumkarzinom [aus Nürnberger Klinikleitfaden Chirurgie, 5. Auflage, Elsevier]

Kolonkarzinom	
Zökum und Colon ascendens	Hemikolektomie rechts
Rechte Flexur	Erweiterte Hemikolektomie rechts
Colon transversum	Erweiterte Hemikolektomie rechts, Transversumresektion
Linke Flexur und Colon descendens	Hemikolektomie links
Sigma	Rektosigmoidresektion
Rektumkarzinom	
Unterer Tumorrand ab ano	
Höher 10 cm	Anteriore Rektumresektion (Dixon). Bei Tumoren im oberen Rektumdrittel soll nach neuen Leitlinien (2004) eine mesorektale Exzision bis ca. 5 cm unterhalb des Tumors vorgenommen werden
Zwischen 6 und 10 cm	Tiefe anteriore Rektumresektion (Dixon)
Unter 6 cm	Abdominoperineale Rektumexstirpation (Miles) bzw. bei kleineren Tumoren Sphinktererhalt durch koloanale Anastomose mit vorgeschaltetem J-Colon-Pouch. Bei T1-N0-Ca (Endosonografie!) evtl. Entfernung durch lokale Verfahren (TEM, transanale Resektion); Rektumkarzinome im mittleren und unteren Rektumdrittel erfordern totale mesorektale Exzision

Postoperativ:
- Kolonkarzinom: Chemotherapie
- Rektumkarzinom: kombinierte Radiochemotherapie.

CHECK-UP

- ☐ Wie wird das kolorektale Karzinom eingeteilt?
- ☐ Welche Untersuchungen sind Teil des Stagings?
- ☐ Nennen Sie fünf Differenzialdiagnosen.

Appendizitis

Die Appendizitis ist eine akute, meist bakterielle Entzündung des Wurmfortsatzes (Appendix vermiformis), die v. a. bei Kindern und Jugendlichen auftritt. Bei sehr alten Menschen ist der Appendix häufig perforiert. Sie kann gangränös verlaufen und in die Bauchhöhle perforieren, was eine potenziell lebensbedrohliche Komplikation darstellt.

Ätiologie

Die exakte Ursache der akuten Appendizitis ist unklar: Neben lokalen Faktoren (Durchblutungsstörungen, Kotsteine, Strangulation, Schleimhautschwellung mit Retention des Darminhalts und anschließender bakterieller Überwucherung) werden auch allergische und nervöse Einflüsse diskutiert.

Einteilung

Eine Appendizitis kann nach dem klinischen Verlauf (akut, chronisch) oder nach dem Stadium der Entzündung, wie folgt eingeteilt werden.
- **Akute** Appendizitis: plötzlicher, akut schmerzhafter Beginn und Verlauf
- **Chronische** Appendizitis: schleichender, teilweise subklinischer Verlauf
- **Katarrhalische** Appendizitis: eine nicht destruktive, reversible Erkrankung mit geröte-

tem, geschwollenem und schmerzhaftem Appendix, ohne Bildung von Eiter. Eisbeutel und Nahrungskarenz können helfen, dass sich die Symptome zurückbilden.
- **Gangränöse** Appendizitis: nekrotisierend
- **Ulzero-phlegmanöse** Appendizitis: gedeckt (z. B. perityphlitischer Abszess), ungedeckt (Appendizitis mit freier Perforation)

Klinik

Nur die Hälfte der Patienten zeigt die klassischen Symptome, bei alten Patienten können typische Symptome völlig fehlen.

Akute Appendizitis. Eine akute Appendizitis beginnt meist unspezifisch mit Übelkeit, Erbrechen und diffusen Oberbauchbeschwerden. Im weiteren Verlauf entsteht das Krankheitsbild des akuten Abdomens mit:
- Druckschmerz
- Loslassschmerz: zunächst epigastrische u. periumbilikale Schmerzen im rechten Oberbauch, später Verlagerung innerhalb weniger Stunden in den rechten Unterbauch durch intraluminären Druckanstieg u. Irritation des Peritoneums.
- Abwehrspannung: Ausbreitung der Abwehrspannung zeigt eine Peritonitis an
- Leukozytose.

Chronische Appendizitis. Der Verlauf kann jedoch – v. a. bei der chronischen Appendizitis – auch unspezifisch bleiben, sodass aus dem klinischen Bild keine eindeutige Diagnose möglich ist.

Bei einer Perforation kommt es durch Abfluss der Stauung in die Bauchhöhle zu einer vorübergehenden Schmerzreduktion.

Diagnostik

Klinische Untersuchung. Die Diagnose der akuten Appendizitis wird im Rahmen der klinischen Untersuchung gestellt. Bei der Palpation des Abdomens gibt es eine Reihe von Schmerzpunkten bzw. Palpationszeichen (→ Abb. 16.2), die im sog. Sherren-Dreieck liegen (rechte Spina iliaca anterior superior, Symphyse und Nabel):

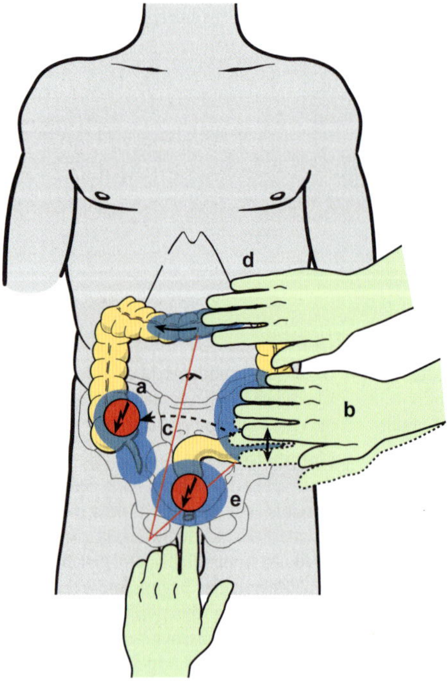

Abb. 16.2 Druck- (blau) und Schmerzpunkte (rot) zur Diagnose der akuten Appendizitis [M526]
a) McBurney-Punkt
b) Blumberg-Zeichen
c) Lanz-Punkt
d) Rovsing-Zeichen
e) Douglas-Schmerz

- **McBurney-Punkt:** ca. 5 cm von Spina iliaca anterior superior weg auf der Linie zum Nabel
- **Lanz-Punkt:** zwischen äußerem und mittlerem Drittel auf der Linie zwischen beiden Spina iliacae
- **Blumberg-Zeichen:** Loslassschmerz beim Eindrücken der kontralateralen Bauchdecke
- **Rovsing-Zeichen:** Schmerz im Caecum beim Ausstreichen des Kolons vom Sigma aus in Richtung Caecum
- **Douglas-Schmerz:** peritoneale Reizung bei rektaler Palpation
- **Psoaszeichen: Schmerzen** im Unterbauch bei Anheben des rechten Beins in der Hüfte gegen Widerstand
- **Baldwin-Zeichen:** Schmerzen in der Flanke bei Beugen des rechten Beins.

Sonografie. Wandverdickung des Appendix > 6 mm, Hyperämie in der Farbdoppleruntersuchung.

Labor. Leukozytose, CRP und BSG erhöht.

Urinstatus. Hämaturie bei retrozökaler Lage möglich.

Gynäkologisches Konsil. Ausschluss gynäkologischer Erkrankungen, z. B. Adnexitis.

Das Röntgen- und CT-Abdomen sind diagnostisch von geringer Bedeutung.

Differenzialdiagnose

Da die Beschwerden bei Appendizitis besonders zu Beginn unspezifisch sind, ist die Differenzialdiagnostik sehr komplex. Sie bezieht neben den typischen Diagnosen der Gastroenterologie auch gynäkologische, pulmologische und systemische Erkrankungen mit ein (→ Tab. 16.5).

Tab. 16.5 Differenzialdiagnosen der Appendizitis [aus Berchtold Chirurgie, 6. Auflage, Elsevier]

Internistisch, chirurgisch: • Enteritis • Entzündung des Meckel-Divertikels • Seltener: Morbus Crohn, Ileus, Divertikulitis rechts, Divertikulitis links bei atypischem Situs (mobile Schlinge), Cholezystitis, Darmtumoren, Mukozele, Darmtuberkulose, Aktinomykose
Gynäkologisch: • Salpingitis • Ovulationsschmerz • Dysmenorrhö • Stielgedrehte oder rupturierte Ovarialzysten • Extrauteringravidität
Urologisch: Uretersteine
Pädiatrisch: • Rechtsseitige basale Pneumonie • Selten: aufsteigende Pneumokokkenperitonitis nach vaginaler Infektion

Therapie

Konservativ. Nahrungskarenz, Bettruhe, antibiotische Therapie, strenge Beobachtung.

Operativ. Grundsätzlich bleibt die Operation indiziert, wenn eine akute Appendizitis nicht mit hinreichender Sicherheit auszuschließen ist.

- Laparotomie: Verdacht auf eine akute Appendizitis rechtfertigt eine Laparotomie
  - Wechselschnitt, die Taenia libera dient als Wegweiser zum Appendix.
  - Anschließend Mobilisation und Skelettierung des Appendix durch Ligaturen
  - Absetzen des Appendix und Versenkung des Stumpfs durch Tabaksbeutelnaht darüber Z-Naht, schichtweiser Wundverschluss, steriler Wundverband
- Laparoskopische Appendektomie: nicht bei Kindern < 5 Jahren, Schwangeren und Perforation; Nutzen umstritten, Vorteile: kleinere Narben u. kürzere Verweildauer
- Spülung, Drainage und Antibiotikagabe je nach OP-Befund.

Bei bis zu 5 % der Patienten besteht bei der Operation eine Perforation der Appendix, die mit einer Letalität von ca. 10 % einhergeht, beim Auftreten einer diffusen Peritonitis bis zu 30 %.

CHECK-UP

- ☐ Was ist eine katarrhalische Appendizitis?
- ☐ Welche klinischen Zeichen der Appendizitis kennen Sie? Nennen Sie mindestens fünf.
- ☐ Beschreiben Sie Schritt für Schritt das operative Verfahren.

Analfissur

Analfissuren sind Einrisse im Analkanal, meist auf 6 Uhr in Steinschnittlage, die sich typischerweise als Rhagaden, Erosionen oder Ulzera manifestieren.

Ätiologie

Harter Stuhl, Pressen beim Stuhlgang oder andere Erkrankungen, z. B. Hämorrhoiden und Morbus Crohn, können eine Fissur verursachen.

Klinik

- Heftige Schmerzen während und nach dem Stuhlgang, evtl. für einige Stunden andauernd
- Perianale Blutung: hellrotes Blut
- Chronische Obstipation, Juckreiz am Anus.

Diagnostik

- Inspektion: Läsion im äußeren Analkanal
- Digitale Untersuchung oder Rektoskopie.

Differenzialdiagnosen

- Analkarzinom
- Analfisteln
- Analabszess
- Hämorrhoiden.

Therapie

- Konservativ: schmerzstillende Salben, Kamillensitzbäder, Weichhalten des Stuhls und Analgetika
- Operativ: bei chronischer Fissur erfolgt eine Exzision von Fissur und Narben mit anschließender histologischer Aufarbeitung.

CHECK-UP

- [ ] Wodurch lässt sich eine Analfissur von Hämorrhoiden abgrenzen?

Analfistel

Bei Analfisteln handelt es sich um ein erworbenes abnormes Gangsystem, das häufig im Gefolge von Kryptitiden und Entzündungen der Proktodealdrüse, die den Sphinkter durchsetzen, entsteht. Frauen sind in der Regel häufiger betroffen als Männer. Man unterscheidet inkomplette von kompletten Fisteln sowie nach ihrer Lage in inter-, trans-, supra- und extrasphinktäre sowie submuköse Fisteln.

Ätiologie

Ausgangspunkt ist oft eine Proktodealdrüseninfektion, die gehäuft bei chronisch entzündlichen Erkrankungen auftreten, z. B. Morbus Crohn und Colitis ulcerosa. Analfisteln führen meist von der Linea dentata nach außen.

Einteilung

Die Einteilung der Fisteln erfolgt ihrer Lage entsprechend nach Parks wie folgt.

- **Intersphinktäre Fistel:** häufigste Form, zwischen M. sphincter ani externus und internus
- **Transsphinktäre Fistel:** durch M. sphincter ani ext. unter Puborektalschlinge
- Supralevatorische Fistel: bis über die Puborektalschlinge
- **Extrasphinktäre Fistel:** sehr selten, durch M. levator ani
- Subkutan: subkutaner Verlauf.

Klinik

- Eitrige Sekretion evtl. mit Blutabgang
- Pruritus
- Diskrete Schmerzen.

Diagnostik

- Anamnese: meist Abszess oder Morbus Crohn
- Körperliche rektale Untersuchung: druckschmerzhafte, überwärmte Schwellung peri-/intraanal, sichtbare äußere Fistelöffnung, digitale Austastung
- Proktoskopie: Fisteldarstellung und Ausschluss von Begleiterkrankungen
- Endosonografie: transrektale Darstellung des Fistelverlaufs
- Eine Sondierung ist schmerzhaft, stattdessen Farbstoffinjektion.

Differenzialdiagnosen

- Morbus Crohn
- Analkarzinom
- Divertikulitis

- Pilonidalsinus
- Verletzungen.

Therapie

Im Prinzip ist eine operative Indikation immer gegeben, außer bei asymptomatischem Verlauf und Morbus Crohn oder Colitis ulcerosa, da die Fisteln bei Therapie der Grunderkrankung ausheilen können.

- **Inter- und transsphinktäre Fisteln:** Fistelspaltung (Fistulektomie) und sekundäre Wundheilung, also offen lassen.
- **Supra- und extrasphinktäre Fisteln:** Drainage durch Einlegen eines Seton-Fadens (→ Abb. 16.3)
- Subkutane Fisteln: Exzision und Einlegen eines Gentamicin-Schwammes.

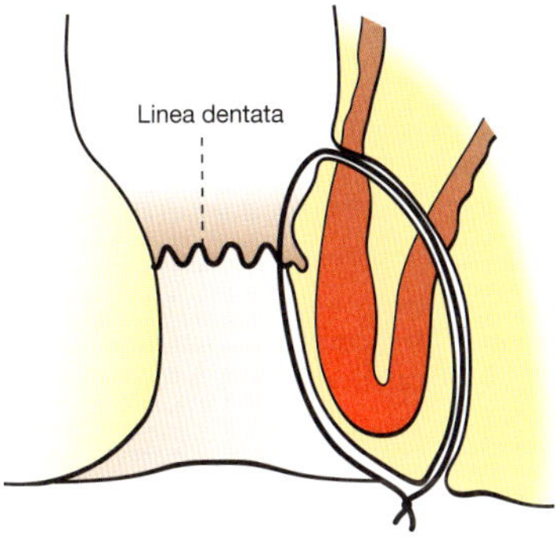

Abb. 16.3 Fadendrainage bei perinealer Fistel [106]

CHECK-UP

- [ ] Welche Einteilung von Analfisteln kennen Sie?
- [ ] Wie würden Sie operativ verfahren?

Analkarzinom

Das Analrandkarzinom geht vom Plattenepithel aus, das Analkanalkarzinom vom Übergangsepithel bzw. von der Rektummukosa (Adenokarzinom). Insgesamt ist es mit 0,03 Erkrankungen pro 100.000 Einwohner sehr selten.

Ätiologie und Einteilung

Sichere ätiologische Faktoren sind nicht bekannt. Als Ursache werden diskutiert chronische Infektionen und Virusinfektionen, z. B. Herpes genitalis, Kondylome und HIV. Charakteristisch ist eine frühe lymphogene Metastasierung (→ Tab. 16.6): Außerhalb der Linea dentata liegende Analkarzinome metastasieren primär inguinal, innerhalb liegende retroperitoneal.

Klinik

- Müdigkeit, Gewichtsverlust
- Fremdkörpergefühl, Juckreiz im Analbereich, Schwellungen
- Blutauflagerungen im Stuhl, Veränderungen der Stuhlgewohnheiten, Kontinenzstörungen
- Vergrößerte Leistenlymphknoten.

Diagnostik

- Anamnese und klinische Untersuchung: rektale Untersuchung, Palpation der Leistengegend
- Prokto- oder Rektoskopie mit Biopsie oder ggf. Totalbiopsie bei kleinen Läsionen
- Endosonografie: Tiefenwachstum, Lymphknotenmetastasen
- Labor: Tumormarker CEA, SCC
- CT: Ausdehnung des Tumors, Fernmetastasen.

Tab. 16.6 TNM-Stadieneinteilung Analkarzinom [aus Berchtold Chirurgie, 6. Auflage, Elsevier]

Tis	Carcinoma in situ
T1	Tumor 2 cm oder weniger in größter Ausdehnung
T2	Tumor 2–5 cm
T3	Tumor über 5 cm
T4	Infiltration von Nachbarorganen, ausgenommen die Sphinktermuskulatur
N1	Befall perirektaler Lk
N2	Befall inguinaler Lk einer Seite und/oder an der A. iliaca interna einseitig
N3	Befall perirektaler und inguinaler Lk und/oder an der A. iliaca interna beidseits und/oder Leiste bilateral

Differenzialdiagnosen

- Analfissuren
- Hämorrhoiden
- Perianale Thrombose
- Analabszess
- Benigne Tumoren, z. B. Condylomata acuminata.

Therapie

- Konservativ: kombinierte Radio-Chemotherapie mit kurativer Intention bei T1- und T2-Tumoren, bei T3- und T4-Tumoren zumindest zur neoadjuvanten Therapie
- Operativ:
  - Karzinom im **Analkanal:** abdominoperineale Rektumamputation und Anlage eine Anus praeter
  - Karzinom im **Analrand:** Exzision des Tumors im Gesunden und postoperative Radiotherapie.

CHECK-UP

- ☐ Beschreiben Sie die lymphogene Metastasierung des Analkarzinoms.
- ☐ Wie verfahren Sie operativ?

Hämorrhoiden

Hämorrhoiden sind Hyperplasien der Corpora cavernosa recti, die ringförmig oberhalb der Linea dentata gelegen sind (➜ Abb. 16.4). Die Blutzufuhr erfolgt über die Äste der A. rectalis superior, was die Prädilektionsstellen für Hämorrhoiden an Rektumwand bei 3 Uhr, 7 Uhr und 11 Uhr in Steinschnittlage erklärt. Ca. 80 % aller Erwachsenen entwickeln sog. Hämorrhoidalbeschwerden.

Ätiologie

Hämorrhoiden entwickeln sich meist ab dem 30. Lebensjahr durch die einsetzende Degeneration der elastischen Fasern im Corpus cavernosum recti.

- Genetische Disposition, Bindegewebsschwäche
- Chronische Obstipation
- Entzündungen im Analbereich

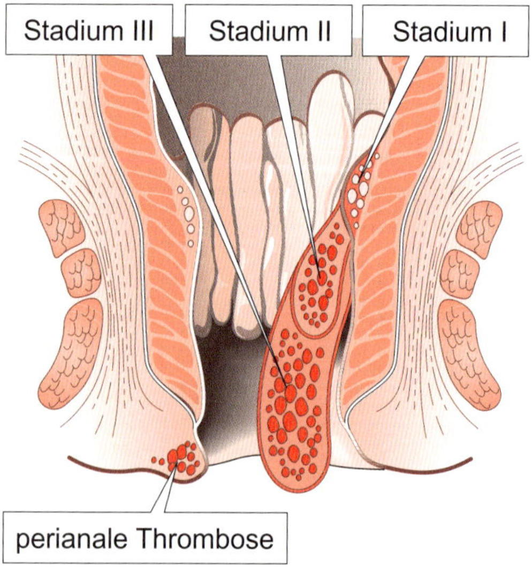

Abb. 16.4 Hämorrhoiden und perianale Thrombose [R234]

- Schwangerschaft
- Überwiegend sitzende Lebensweise
- Adipositas.

Einteilung

Histopathologisch unterscheidet man innere von äußeren Hämorrhoiden:

- **Innere Hämorrhoiden:** proximal der Linea dentata, von Schleimhaut überzogen und in der Regel nicht schmerzhaft
- **Äußere Hämorrhoiden:** distal der Linea dentata, von Haut überzogen und bei Manipulation schmerzhaft.

Das Hämorrhoidalleiden wird in verschiedene Schweregrade eingeteilt (→ Tab. 16.7).

Klinik

Die Beschwerden entwickeln sich oft langsam.

- Grad I: **hellrote Blutauflagerungen** auf Stuhl, keine Schmerzen, selten **Pruritus** ani
- Grad II: Schmerzen, **Nässen,** Brennen
- Grad III: starke Schmerzen bei Defäkation und im Sitzen, Nässen, Brennen, quälender Juckreiz
- Grad IV: verhärtete, bläuliche Knoten, heftige Schmerzen, Schleimsekretion

Als **Komplikation** können auftreten:

- Innere Hämorrhoiden: Blutung, Inkarzeration mit Thrombose, selten
- Äußere Hämorrhoiden: sehr schmerzhafte Thrombose

Diagnostik

- Anamnese: Blutung, Schmerzen, Prolaps, Pruritus

Tab. 16.7 Schweregradeinteilung bei Hämorrhoiden

Grad	Befund
I	Vorwölbung oberhalb der Linea dentata lokalisiert, damit nicht tastbar
II	Prolaps beim Pressen, danach spontane Retraktion
III	Prolaps bei Defäkation, Pressen oder körperlicher Anstrengung, keine spontane Retraktion, digitale Reposition möglich
IV	Vor dem Analkanal gelegene, irreponible Hämorrhoiden. Entspricht einem Analprolaps

- Klinische Untersuchung: digital-rektale Untersuchung, Analinspektion
- **Proktorektoskopie** und Koloskopie zum Karzinomausschluss
- Röntgen-Kontrastmitteleinlauf bei Verdacht auf höher gelegenen Tumor.

> Unkomplizierte innere Hämorrhoiden kann man nicht tasten! Palpation nur bei Inkarzeration oder Thrombose positiv.

Differenzialdiagnosen

- Analkarzinom, Rektumkarzinom, Kolonkarzinom
- Entzündung der Analhaut
- Perianale Thrombose
- Marisken
- Hypertrophe Analpapille
- Condylomata acuminata oder Condylomata lata.

Therapie

Es erfolgt eine konservative Therapie mit Allgemeinmaßnahmen – Gewichtsreduktion, intensive Analhygiene, ballaststoffreiche Ernährung, ausreichende Flüssigkeitszufuhr – und einem stadiengerechten Vorgehen.

Grad I:

- Stuhlregulierung mit ggf. Laxanzien
- Medikamentös: lokalanästhetische Salben und Suppositorien.

Grad II:

- **Sklerosierung** (Verödung) durch Unterspritzung: narbige Gewebeschrumpfung
- **Gummibandligatur** nach Barron: abschürenderr Gummiring, der zur Nekrose des Hämorrhoidalknotens führt.

Grad III–IV. Die operative **Hämorrhoidektomie** erfolgt als:

- Submuköse Hämorrhoidektomie nach Milligan-Morgan-Parks: Exzision des Hämorrhoidalknotens und Ligatur der zuführenden Arterien
- Staplerresektion nach Longo: modernes Verfahren, bei dem mit speziellem Stapler der Hämorrhoidalknoten reseziert wird.

CHECK-UP

- ☐ Was sind die Prädilektionsstellen von Hämorrhoiden?
- ☐ Welche Schweregradeinteilung ist Ihnen geläufig? Beschreiben Sie die jeweilige Therapie.
- ☐ Nennen Sie drei Differenzialdiagnosen.

17 Milzruptur

Eine Milzruptur ist eine traumatische Schädigung des Milzparenchyms und/oder der Milzkapsel. Sie ist die häufigste Organverletzung und Blutungsquelle beim stumpfen Bauchtrauma.

Ätiologie

An eine Milzverletzung muss insbesondere bei linksseitiger Rippenserienfraktur oder bei penetrierenden Verletzungen des linken Thorax gedacht werden. Die Milz kann ebenfalls iatrogen bei Operationen am Oberbauch verletzt werden. Zudem können Bagatelltraumen bei Milzveränderungen eine spontane Ruptur verursachen, z. B. Splenomegalie bei Malignomen.

Einteilung

Klinisch werden zwei Formen unterschieden, die ein- und zweizeitige Milzruptur.

Einzeitige Milzruptur. Es besteht eine gleichzeitige Verletzung der Milzkapsel und des Milzparenchyms mit sofortiger abdomineller Blutung.

Zweizeitige Milzruptur. Bei der Verletzung des Milzparenchyms sammelt sich zunächst das Blut innerhalb der Milzkapsel (subkapsuläres Hämatom), nach einem symptomfreien Intervall (von Stunden bis Wochen) erfolgt ein Kapseleinriss mit Blutung in die Bauchhöhle.

Klinik

Einzeitige Milzruptur:

- Blutdruckabfall, Tachykardie, Kaltschweißigkeit, Tachypnoe, Hyperventilation infolge des hypovolämischen Schocks
- Druckschmerzhafter linker Oberbauch mit Ausstrahlung in Schulter und Rücken, Bauchdeckenspannung, Prellmarken am linken Oberbauch.

Zweizeitige Milzruptur. Diese verläuft häufig asymptomatisch mit leichten Schmerzen im linken Oberbauch. Nach Tagen kann jedoch bei Kapseleinriss eine akute Schocksymptomatik auftreten.

Diagnostik

- Körperliche Untersuchung: druckschmerzhaftes Abdomen
- Klinische Tests:
  - Positives Kehr-Zeichen: Schmerz im linken Oberbauch, der in die linke Schulter ausstrahlt, Berührungsempfindlichkeit der Haut
  - Positives Saegesser-Zeichen: Druckschmerz am sog. Milzpunkt zwischen dem linken M. sternocleidomastoideus und M. scalenus.
- Sonografie, Laparotomie: Die Sonografie zeigt ein subkapsuläres Hämatom, bei Ruptur freie Flüssigkeit im Abdomen. Bei weiter bestehendem Verdacht erfolgt eine diagnostische Laparotomie.

Differenzialdiagnosen

- Echte Milzzysten
- Milzabszess.

Therapie

Subkapsuläre Hämatome sollten regelmäßigen sonografischen Kontrollen unterzogen werden und stationär für ca. 10 Tage beobachtet werden.

Die operative Therapie sieht eine Milzteilresektion oder Splenektomie (Verkleben der geschädigten Milz mit Fibrinkleber, → Abb. 17.1) vor, insbesondere bei Kindern. Nach einer Splenektomie können folgende Symptome auftreten:

- Erhöhte Gerinnungsneigung
- Rezidivierende bakterielle Infektionen
- Abgeschlagenheit.

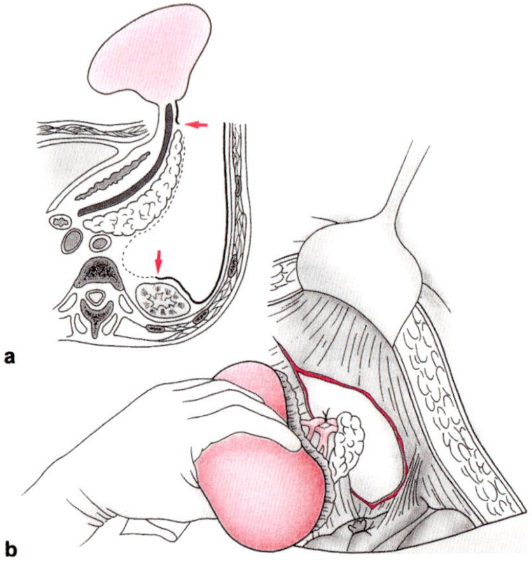

Abb. 17.1 Technik der Splenektomie [M527]
a) Die Milz ist nach Durchtrennung der Aufhängebänder mobilisiert. Ligatur und Durchtrennung der Hilusgefäße. Jedes Gefäß wird einzeln unterbunden (Ansicht von ventral). Die Pfeile markieren den Schnittrand des Peritoneum parietale
b) Topografie nach Mobilisation der Milz. (Ansicht von kaudal)

CHECK-UP

- ☐ Wie wird eine Milzruptur eingeteilt?
- ☐ Was beschreibt ein positives Saegesser-Zeichen?
- ☐ Mit welcher Symptomatik sollte nach einer Splenektomie gerechnet werden?

18 Leber

Leberzellkarzinom

Der vom Lebergewebe ausgehende bösartige Tumor (hepatozelluläres Karzinom, HCC) ist der fünfthäufigste Tumor weltweit. Die höchste Inzidenz findet man in den Hochendemiegebieten der Hepatitis-B-Virusinfektion (Südostasien, Japan, China, Südafrika) mit über 35 Erkrankungen pro 100.000 Menschen.

Ätiologie

Prädisponierende Faktoren eines Leberzellkarzinoms sind:

- Leberzirrhose: 80 % aller Leberzellkarzinome entstehen auf dem Boden einer alkoholischen oder hepatitischen Zirrhose
- Hepatitis B und C
- Aflatoxine: mit Aspergillus flavus kontaminierte Lebensmittel, v. a. in Afrika und Asien
- Hämochromatose (Eisenspeicherkrankheit) selten.

Klinik

- Frühstadium: uncharakteristische Symptomatik mit Gewichtsverlust, Müdigkeit, Inappetenz
- Fortgeschrittenes Stadium: Druckgefühl und Schmerzen im rechten Oberbauch, Ikterus, Aszites.

Diagnostik

- Anamnese: Krankheitsgefühl, Inappetenz, Gewichtsverlust, Leistungsknick
- Klinische Untersuchung. Evtl. Druckgefühl und Schmerzen im rechten Oberbauch, Hepatomegalie, Ikterus, Aszites
- Sonografie: unscharf begrenzte und runde Echostruktur, häufig zusätzliche zirrhotische Veränderungen. Eine Biopsie kann mithilfe einer ultraschallgesteuerten transkutanen Leberpunktion entnommen werden.
- Staging (→ Tab. 18.1): Thorax-CT, Schädel-CT, Skelettszintigrafie
- MR-Cholangiografie: Darstellung der Gallenwege
- Verlaufskontrolle: Tumormarker-Bestimmung:
  - α-Fetoprotein (AFP) im Serum: beim Leberzellkarzinom meist erhöht
  - CEA: Ausschluss der Metastase eines kolorektalen Karzinoms.

Differenzialdiagnosen

- **Leberzysten**
- Leberabszesse
- Zentrales Gallengangskarzinom (Klatskin-Tumor).

Tab. 18.1 TNM-Klassifikation des Leberzellkarzinoms

T1	Solitärer Tumor ohne Gefäßinvasion
T2	Solitärer Tumor mit Gefäßinvasion oder mehrere Tumoren, keiner mehr als 5 cm in größter Ausdehnung
T3	Mehrere Tumoren > 5 cm, mit Gefäßinvasion oder mit Befall eines größeren Astes der Vena portae oder der Venae hepaticae
T4	Tumor mit Invasion von Nachbarorganen ausgenommen Gallenblase oder Perforation des viszeralen Peritoneums
N1	Regionäre Lymphknotenmetastasen: Lk am Leberhilus und periportal entlang des Lig. hepatoduodenale sowie des der Leber anliegenden Bereichs der Vena cava inferior, ausgenommen sind Lymphknoten unterhalb des Zwerchfells
M1	Fernmetastasen oder nicht lokoregionäre Lk

Therapie

Konservative Therapie. Die konservativen Behandlungsmöglichkeiten sind begrenzt, da es keine kurative Chemotherapie gibt und auch Versuche einer Hormontherapie bisher ohne gesicherte Wirkung sind.

- Interventionelle, palliative Therapie: Zerstörung von Tumorgewebe u. a durch:
- Ethanolinjektion von Tumoren < 3 cm
- Perkutane kryochirurgische Chemoembolisation.

Radiotherapie. In 75 % Schmerzlinderung bei Kapselspannungsschmerz.

> Bei Leberzellkarzinomen ohne Leberzirrhose und ohne nachgewiesene Fernmetastasen besteht als Therapie der Wahl eine operative Leberteilresektion (→ Abb. 18.1) mit folgenden Optionen: Segmentresektion, Lobektomie oder Trisegmentresektion.

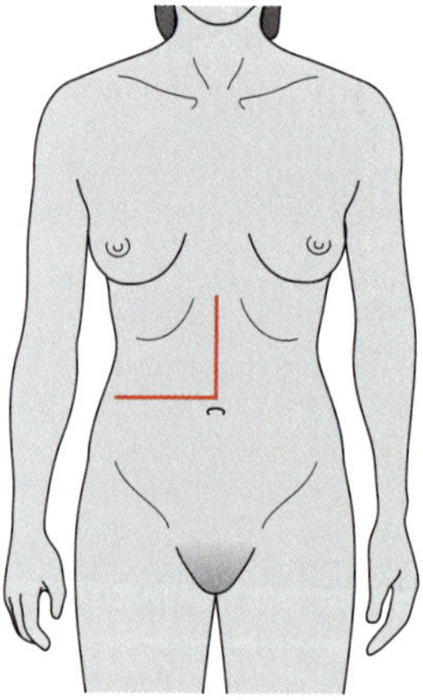

Abb. 18.1 Typische Schnittführung bei Operationen an der Leber [L106]

CHECK-UP

- ☐ Nennen Sie prädisponierende Faktoren die zu einem Leberzellkarzinom führen können.
- ☐ Wie lautet die TNM-Klassifikation des Leberzellkarzinoms?
- ☐ Welche Therapieoptionen bestehen?

Lebermetastasen

Die Leber ist aufgrund ihrer doppelten Blutversorgung besonders vulnerabel für die Invasion mit Tumorzellen. Lebermetastasen sind Sekundärmalignome in der Leber, die durch hämatogene Aussaat entstanden sind.

Ätiologie

Die Streuung ins Lebersystem erfolgt entweder portal oder arteriell.

- Portal: Tumoren des Magen-Darm-Trakts, z. B. Kolonkarzinom
- Arteriell: alle anderen Karzinome, insbesondere Mammakarzinom und Bronchialkarzinom.

Klinik

Lebermetastasen werden oft im noch symptomlosen Stadium durch eine Tumorkontrolle entdeckt. Bei zentralem Sitz kann es zu einem Ikterus kommen.

> 95 % aller Lebertumoren sind Metastasen.

Diagnostik

Anamnese. Vorangegangene Tumoroperation.

Klinische Untersuchung. Druckgefühl und Schmerzen im rechten Oberbauch, Hepatomegalie, Ikterus, Aszites.

Tumorsuche. Abklärung des Primärtumors durch:

- Sonografie des Abdomens
- Röntgen-Thorax
- CT oder MRT des Abdomens.

Sonografie. Meist gut abgrenzbare, runde Echostruktur mit häufig echoarmem Randsaum, selten zentrale Nekrose, sog. Bull's Eye. Eine Biopsie kann mithilfe einer ultraschallgesteuerten transkutanen Leberpunktion entnommen werden.

Tumormarker-Bestimmung:
- α-Fetoprotein (AFP) im Serum: beim Leberzellkarzinom meist erhöht
- Tumormarker-Bestimmung entsprechend Primärtumor
- CEA: Ausschluss der Metastase eines kolorektalen Karzinoms.

Differenzialdiagnosen
- **Leberzysten**
- Leberabszesse
- Zentrales Gallengangskarzinom (Klatskin-Tumor)
- Leberzellkarzinom.

Therapie
Konservativ:
- Kurativ gezielte Polychemotherapie bei ausgewählten Tumoren, z. B. Hodenkarzinom
- Palliative Chemotherapie: abhängig von Primärtumor
- Radiotherapie: in 75 % Schmerzlinderung bei Kapselspannungsschmerz
- Interventionelle Therapie: Ethanolinjektion, Kryochirurgie.

Operativ:
- Metastasen werden mittels anatomischer und nicht anatomischer Resektion entfernt:
  - Kleine Metastasen: Enukleation, Keilexzision, Kryochirurgie
  - Große Metastasen: Segmentresektion oder Lobektomie.

CHECK-UP

- ☐ Welche Lebermetastasen sind prognostisch günstig?
- ☐ Was ist eine Metastasenenukleation?

Aszites

Beim Aszites handelt es sich um eine pathologische Flüssigkeitsansammlung in der Bauchhöhle.

Ätiologie und Pathogenese
Ursache des Aszites ist der Austritt von Flüssigkeit in das Peritoneum. Nach Beschaffenheit der Flüssigkeit werden folgende Aszitestypen unterschieden.

Nicht entzündlicher Aszites. Mit **Transsudat** (Eiweiß < 30 g/l) bedingt durch:
- Leberzirrhose: Transsudat-Aufbau bei portaler Hypertension:
  - Alkoholisch-toxisch
  - Metabolisch-toxisch, medikamentös
  - Chronische virale Hepatitis (HBV, HCV)
  - Autoimmunerkrankungen.
- Rechtsherzinsuffizienz
- Niereninsuffizienz: erniedrigter kolloidosmotischer Druck bei Hypalbuminämie durch Proteinurie, z. B. nephrotisches Syndrom.

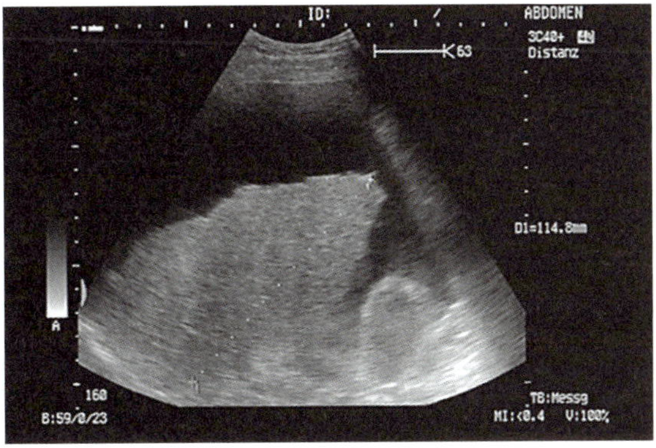

Abb. 18.2 Sonografischer Befund bei Aszites [R234]

Entzündlicher Aszites. Mit **Exsudat** (Eiweiß > 30 g/l) bedingt durch:

- Exsudative Enteropathie infolge eines Magen- oder Kolonkarzinoms oder einer Peritonealkarzinose
- Hämorrhagischer Aszites: durch tuberkulöse Peritonitis, Peritonealkarzinose, Gefäßruptur
- Chylöser Aszites: infolge einer Abflussstörung im Ductus thoracicus bedingter Austritt von Lymphflüssigkeit.

Klinik

- Vorgewölbtes Abdomen mit verstrichener Nabelregion, evtl. prominente Nabelhernie
- Zwerchfellhochstand, Dyspnoe bei Rechtsherzinsuffizienz
- Ikterus bei Leberzirrhose, evtl. Leberhautzeichen, Ödeme
- Bei größeren Aszitesmengen Schmerzen.

Diagnostik

Anamnese. Vorerkrankungen, Fieber, Ikterus.

Klinische Untersuchung:

- Palpation und Perkussion zum Nachweis größerer Aszitesmengen > 500 ml
- Sonografie des Abdomen ermöglicht Nachweis von Aszitesmengen ab ca. 50 ml
- Zeichen der Rechtsherzinsuffizienz: Knöchel- und prätibiale Ödeme, gefüllte Halsvenen, Belastungsdyspnoe.

Diagnostische Aszitespunktion bei unklarer Ursache:

- Spezifisches Gewicht, pH, Gesamteiweiß, Albumin
- Bakterielle Diagnostik
- Tuberkulose-Diagnostik
- Zytologie.

Labor. Parazentese und Blutbild zur Untersuchung der Grunderkrankung (z. B. Leberzirrhose) und Ursachenbestimmung für Aszites-Bildung:

- **Parazentese:** Farbe, differenzierte Zellzahl (Zytologie), Albumingehalt und Differenz zu Serumalbumin, Bakteriologie zur mikrobiologischen Untersuchung
- **Serum:**
  - **Hypalbuminämie** durch verminderte Eiweißproduktion der Leber und **erhöhter hydrostatischer Druck**
  - **Sek. Hyperaldosteronismus** aufgrund vermindertem Abbau von ADH und Aldosteron mit **Hypernatriämie**
  - Gesamteiweiß
  - Glukose
  - LDH und Amylase
  - Cholesterin
  - Laktat, pH
  - CEA und CA 19–9.

CT, MRT. Je nach Verdachtsdiagnose: Abklärung der Grunderkrankung (z. B. Leberzellkarzinom).

Therapie

Individuell angepasste Therapie. Die Therapie muss individuell angepasst werden. Folgende Möglichkeiten können zur Anwendung kommen.

- **Kochsalz-Restriktion:** Zur Kontrolle wird die Natrium-Ausscheidung im 24-h-Urin bestimmt, sie muss größer sein als die Natrium-Zufuhr. Flüssigkeitsrestriktion auf ca. 1.000 ml/d.
- Nur bei **Hyponatriämie:** Ziel ist der Gewichtsverlust von 300–700 g/d, bei zusätzlich bestehenden Ödemen bis 1.000 g/d. Wenn kein Erfolg der Kochsalz- und Flüssigkeitsrestriktion, dann zusätzlich Diuretikatherapie.
- **Diuretikatherapie** ist angezeigt bei:
  - Schmerzen oder Beschwerden durch Aszites
  - Beeinträchtigung der Atmung
  - Drohende Ösophagusvarizenblutung
  - Nabel- und Leistenhernien
  - Herzinsuffizienz
  - In der Regel Spironolactone und Schleifendiuretika.

Zur Abschätzung der Erfolgsaussichten erfolgt die Bestimmung der fraktionellen Natrium-Ausscheidung im Urin.

- Bei Werten > 0,2–0,5 % ist ein Ansprechen der diuretischen Therapie wahrscheinlich.
- Bei Werten < 0,2–0,5 % besteht eine hohe Wahrscheinlichkeit für eine Diuretikaresistenz; es sollten dann nicht medikamentöse Maßnahmen angewendet werden, z. B. Parazentese oder peritoneovenöser Shunt (PVS).

Therapierefraktärer Aszites. Ist der Aszites nicht mit Medikamenten mobilisierbar (5 % der Fälle) spricht man von **therapierefraktärem Aszites** (Definition des *International Aszites Club* 1996). Er ist häufig assoziiert mit einer Infektion, z. B. einer spontan bakteriellen Peritonitis oder eines hepatorenalen Syndroms. Bei nicht erfolgreicher Therapie sind andere Ursachen des Aszites zu überprüfen, z. B. zu hohe Natrium-Aufnahme, Leber-, Nieren- und Herzinsuffizienz. Therapieoptionen des therapierefraktären Aszites sind:

- **Parazentese:** Ablassen von Aszitesflüssigkeit bei gleichzeitiger intravenöser Substitution von Albumin (6–8 g Albumin pro Liter abgelassenem Aszites) oder Plasmaexpander, z. B. Dextran 70
- **Peritoneovenöser Shunt (PVS):** Drainage des Aszites in die V. cava superior durch einen unter der Haut verlaufenden Katheter
- **Transjugulärer intrahepatischer Stentshunt (TIPS):** Es handelt sich um einen Stent, der mit Kathetertechnik, z. B. über die V. jugularis durch den rechten Vorhof in die untere Hohlvene und eine geeignete Lebervene, in die Leber zwischen Pfortader und Lebervene eingebracht wird und dadurch das Pfortaderstromgebiet drainiert, sodass der Druck im Pfortaderstromgebiet und damit auch das Risiko für eine Ösophagusvarizenblutung sinkt.

Als mögliche TIPS-Indikationen gelten:

- Portale Hypertension mit Gefahr der Ösophagusvarizenblutung
- Therapierefraktärer Aszites
- Therapierefraktärer Pleuraerguss bei Aszites
- Budd-Chiari-Syndrom.

Eine TIPS-Implantation kann wahrscheinlich einem drohenden hepatorenalen Syndrom vorbeugen.

CHECK-UP

- ☐ Welche Formen des Aszites werden unterschieden?
- ☐ Was ist die pathophysiologische Grundlage für die Bildung eines Aszites?
- ☐ Welche Therapieoptionen bestehen bei therapierefraktärem Aszites?
- ☐ Was versteht man unter TIPS?

Echinokokkose

Die Echinokokkose ist eine meldepflichtige Infektionserkrankung, die durch Bandwürmer hervorgerufen wird – die zystische Echinokokkose durch den Hundebandwurm (**Echinococcus granulosus**) und die alveoläre Echinokokkose durch den Fuchsbandwurm (**Echinococcus multilocularis**). Die Inkubationszeit ist mehrere Jahre bis Jahrzehnte. Bei Erkrankung kommt es zur Zystenbildung in Leber, Lunge oder anderen Organen.

Ätiologie und Pathogenese

Ursächlich ist ein parasitärer Befall:

- Hundebandwurm: Echinococcus granulosus führt zu einer **zystischen Echinokokkose**
- Fuchsbandwurm: Echinococcus multilocularis führt zu einer **alveolären Echinokokkose**

Die Übertragung erfolgt durch Kontakt mit Hunde- und Fuchskot, z. B. über ungewaschene Waldbeeren oder direkten Kontakt mit einem infizierten Tier. Im menschlichen Darm geschlüpfte Larven gelangen in Organe und kapseln sich als Bläschen ein:

- Hundebandwurm: i. d. R. raumfordernde, großblasige Zysten, sog. Hydatiden
- Fuchsbandwurm: Anhäufungen zahlreicher kleiner, sich infiltrativ ausbreitender Bläschen.

Klinik

Die Erkrankung kann lange Zeit ohne Symptome verlaufen. Das klinische Bild wird durch die Raumforderung der Zysten bestimmt.

- Leber: uncharakteristisches Druckgefühl und Schmerzen im Oberbauch, Ikterus; bei Fuchsbandwurm Hepatomegalie
- Fieberschübe und Schüttelfrost
- Später ZNS-Befall mit Krampfanfällen und erhöhter Hirndruck mit Kopfschmerzen.

Die Zysten können rupturieren und sich in die Bauchhöhle entleeren, was zu einer Peritonitis oder anaphylaktische Reaktion führen kann.

Diagnostik

Anamnese. Aufenthalt im Endemiegebiet.

Klinische Untersuchung:
- Zystische Echinokokkose: verläuft eher stumm ohne Leitsymptomatik
- Alveoläre Echinokokkose: **Hepatomegalie, Leberzirrhose.**

Labor. Immunzytolgie erfasst 85 % der Träger, Antikörpernachweis.

Sonografie. Zysten in verschiedenen Stadien (→ Abb. 18.3), Verkalkungen.

Röntgen. Abdomenübersicht:
- Zystische Echinokokkose: Kalkschalen
- Alveoläre Echinokokkose: Kalkspritzer.

CT oder MRT: Diagnosesicherung, exakte Lokalisation und Differenzierung
- Zystische Echinokokkose: scharf begrenzte Zysten
- Alveoläre Echinokokkose: schlecht begrenzte Parenchyminfiltration mit zentraler Nekrose.

Differenzialdiagnose

- Amöben-Infektion
- Leberabszesse
- Leberzellkarzinom.

Therapie

Während beim Hundebandwurm die (großen) Zysten entfernt werden können, ist die Resektion der Zysten beim Fuchsbandwurm nicht möglich, da diese – der Fuchsbandwurm bildet viele kleine Zysten – infiltrierend in das umliegende Gewebe einwachsen können. Trotz medikamentöser Therapie verläuft ein Befall durch den Fuchsbandwurm meist tödlich.

Konservativ. Lebensverlängernde medikamentöse Langzeittherapie bei inkompletter Resektion oder Inoperabilität: Anthelminthika, z. B. Mebendazol, Albendazol.

Operativ:
- **Bei peripheren Zysten: Perizystektomie,** Entfernung der ganzen Zyste mit Wirtskapsel mit 2 cm Sicherheitsabstand
- Bei zentralen Zysten: Leberteilresektion mit Entfernung mehrerer Segmente oder eines Leberlappens

Medikamentös. Vor- und Nachbehandlung mit Mebendazol, bei großen Zysten: Desinfektion und Omentumplastik.

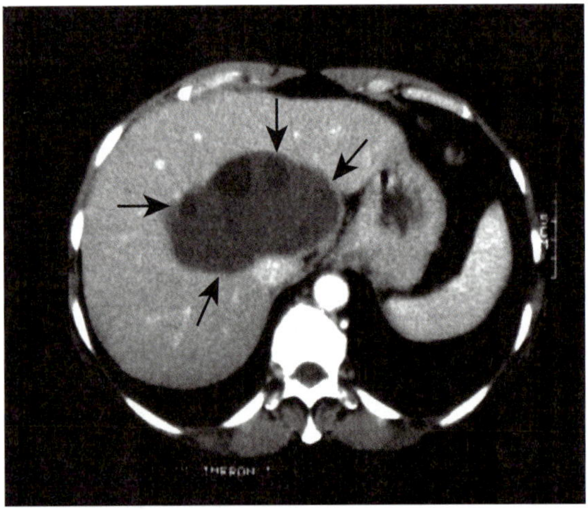

Abb. 18.3 Echinokokkuszyste. Der CT-Scan des Abdomens lässt deutlich die große Zyste in der Leber (Pfeile) erkennen [R234]

■ CHECK-UP

- ☐ Warum ist eine Echinokokkose eine meldepflichtige Infektionserkrankung?
- ☐ Wie unterscheiden sich die beiden Formen der Echinokokkose?
- ☐ Wie unterscheidet sich die Echinokokkose sonografisch von einem Leberzellkarzinom?

19 Pankreas

Pankreatitis

Ätiologie

Die Entzündung des Pankreas kann durch verschiedene meist nicht infektiöse Ursachen hervorgerufen werden. 90 % aller Pankreatitiden werden durch Alkoholabusus oder Gallensteine (biliäre Pankreatitis) verursacht.

Einteilung

Die Pankreatitis kann akut und chronisch verlaufen (➜ Tab. 19.1). Bei der akuten Pankreatitis lässt sich die akute ödematöse Pankreatitis mit einer Letalität von etwa 1 % von der akuten nekrotisierenden Pankreatitis mit einer Letalität von 20 % unterscheiden.
Bei der chronischen Pankreatitis unterscheidet man nach dem morphologischen Erscheinungsbild die chronisch obstruktive Pankreatitis von der chronisch kalzifizierenden Pankreatitis.

Klinik

Die akute Pankreatitis kann sich bei leichtem Verlauf als ödematöse Pankreatitis manifestieren oder bei schwerem Verlauf als nekrotisierende Pankreatitis auftreten (➜ Abb. 19.1).
Die chronische Pankreatitis fällt durch akute Schübe, eine beginnende Verdauungsstörung mit Völlegefühl und Fettstühlen, seltener durch einen Diabetes auf.
Es bestehen sowohl für die akute als auch für die chronische Pankreatitis erhebliche lokale und systemische Komplikationen (➜ Tab. 19.2): So haben z. B. Patienten mit chronischer Pankreatitis ein erhöhtes Risiko, an einem Pankreaskarzinom zu erkranken.

Diagnostik

Anamnese. Akute oder chronische Oberbauchschmerzen, Alkohol-Anamnese, ggf. Auslösung der Symptome nach opulenten Mahlzeiten.

Klinische Untersuchung:

- Diffuse Druckdolenz im Oberbauch und ggf. elastische Bauchdeckenspannung (Gummibauch)
- Cullen-Zeichen: bräunlich-grünliche Verfärbung der paraumbilikalen Haut
- Grey-Turner-Zeichen: bräunlich-grünliche Verfärbung der Flanken
- Übelkeit und Erbrechen, Fieber, Gewichtsverlust
- Ikterus: bei Affektionen der Gallenwege

Labor. Leukozytose, Amylase, Lipase, Bilirubin, alkalische Phosphatase, GOT, GPT und

Tab. 19.1 Akute und chronische Pankreatitis

Typ	Klinik	Morphologie	Ursache
Akute Pankreatitis	Plötzlich einsetzende, starke und gürtelförmige Abdominalbeschwerden	Entzündliches Ödem des Pankreas, lokaler Aszites, peripankreatische Nekrosen	Gallensteinabgang (60 %), Alkoholabusus (20 %), postoperative oder traumatische Pankreatitis, vorausgegangene ERCP, Hyperparathyreoidismus
Chronische Pankreatitis	Chronische, in den Rücken ausstrahlende, epigastrische Beschwerden	Verkalkungen, Pankreasgangverbreiterungen und -stenosierungen, narbiger Organumbau, Fibrose, später: Organverkleinerung, Funktionsverlust	Alkoholabusus (90 %), Pankreasgangstenose oder Pankreatikolithiasis

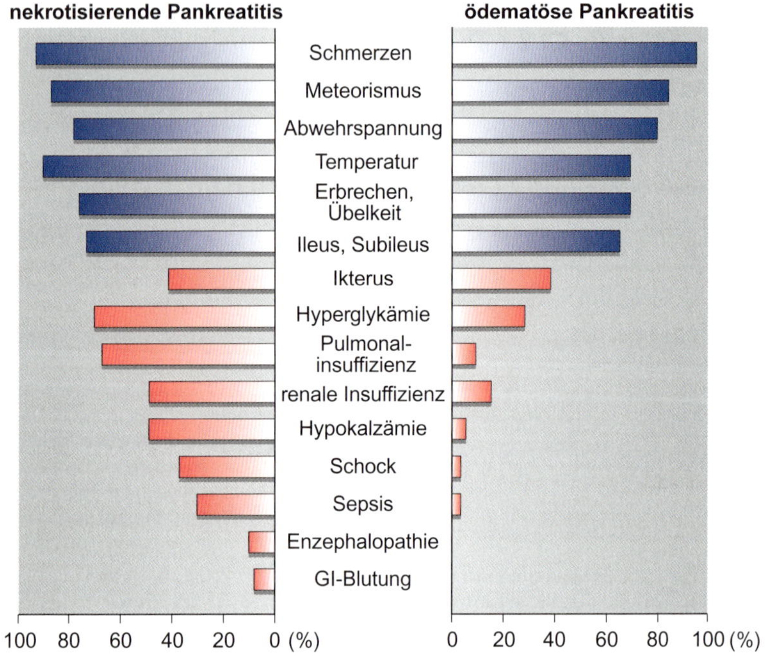

Abb. 19.1 Leitsymptome der akuten Pankreatitis [M430]

Tab. 19.2 Mögliche Komplikationen der akuten und chronischen Pankreatitis

Komplikationen
Akute Pankreatitis: • Lokal: Abszesse, Pankreaspseudozysten, Strikturen des Pankreasgangs, bakterielle Superinfektion von Nekrosen • Systemisch: paralytischer Ileus, Elektrolytstörungen (Hypokalzämie, Hypokaliämie), Herzrhythmusstörungen
Chronische Pankreatitis: • Lokal: Pankreaspseudozysten (häufiger als bei akuter Pankreatitis, bilden sich selten zurück), Pankreasgangstrikturen • Systemisch: pankreatikogener Diabetes mellitus, gastrointestinale Blutungen, Pankreaskarzinom

γ-GT erhöht, Gerinnungsstörung, evtl. pathologische Glukosetoleranz.

Sonografie. Inhomogene Organkontur, ggf. Gallengangssteine, peripankreatischer Flüssigkeitssaum bei akuter Pankreatitis, Verkalkungen bei chronischer Pankreatitis.

Röntgen-Thorax. Pleuraerguss, linksseitiger Zwerchfellhochstand, basale Pneumonie, ggf. ARDS bei akuter Pankreatitis.

CT-Abdomen. Nekrosen, Verkalkungen, Organvergrößerung.

Fakultativ sind folgende Untersuchungen durchzuführen.

- ERCP: Ausschluss einer Pankreatikolithiasis und Choledochusstenose
- Ösophagogastroduodenoskopie: Ausschluss eines Magen- oder Duodenalulkus
- Pankreasfunktionsdiagnostik
- Magen-Darm-Passage: Ausschluss einer Magenausgangsstenose
- Endosonografie: Karzinomausschluss.

Differenzialdiagnosen

- Akutes Abdomen, z. B. Ulkusperforation
- Myokardinfarkt
- Lungenembolie.

Therapie der akuten Pankreatitis

Konservativ. Nach klinischer Untersuchung und Bildgebung kann die akute Pankreatitis unter intensivmedizinischen Bedingungen konservativ behandelt werden.

Allgemeinmaßnahmen. Bettruhe, engmaschige intensivmedizinische Kontrolle.

Ernährungstherapie. Nahrungs- und Flüssigkeitskarenz, ggf. parenterale Ernährung, die in vollem Umfang erst nach 3–5 Tagen durchgeführt werden kann, bei Besserung der Beschwerden leichter Kostaufbau, Alkoholverbot.

Medikamentös. Analgetika, Spasmolytika, Antibiotika sowie Protonenpumpenhemmer zur Prophylaxe eines Ulkus, Thromboseprophylaxe.

Operativ. Tritt keine Beschwerdebesserung auf oder verschlechtern sich die Symptome, ist ein operatives Vorgehen angezeigt. Bei infizierten Pankreasnekrosen oder Pankreasabszessen ist eine Operation unumgänglich. Ebenso bei ausbleibender Beschwerdebesserung nach 48-stündiger konservativer Intensivtherapie.

- Drainage von Pankreaspseudozysten und -abszessen
- Nekrektomie: Ausräumung von Nekrosen
- Ggf. Cholezystektomie.

Therapie der chronischen Pankreatitis

Die einzige kausale Therapie ist Alkoholabstinenz.

Konservativ:

- Schmerztherapie: Alkoholkarenz führt in 50 % der Fälle zur Schmerzreduktion, nichtsteroidale Antirheumatika (NSAR), Opioide, Antidepressiva
- Eiweißreiche, fettarme Ernährung
- Pankreasenzym-Substitution mit säuregeschützten Präparaten, welche nicht vom Magensaft inaktiviert werden können
- Substitution der Vitamine A, D, E, K
- Behandlung eines akuten Schubs wie bei akuter Pankreatitis.

Operativ. Ein operatives Vorgehen ist v. a. bei Komplikationen indiziert.

- Pankreaspseudozyste → Pankreatikojejunostomie
- Milzvenenthrombose → Splenektomie
- Choledochusstenose → biliodigestive Anastomose
- Magenausgangsstenose → biliodigestive Anastomose und Gastroenterostomie
- Ulkusblutung → Antrektomie und Roux-Y-Rekonstruktion
- Kopfpankreatitis → duodenumerhaltende Pankreaskopfresektion.

CHECK-UP

- ☐ Nennen Sie die wichtigsten Ursachen der akuten Pankreatitis.
- ☐ Wer und welche Altersgruppe sind bevorzugt betroffen?
- ☐ Beschreiben Sie das Cullen-, Grey-Turner-Zeichen.
- ☐ Welche Untersuchungen sind bei Verdacht immer durchzuführen?
- ☐ Wie unterscheidet sich die akute von der chronischen Pankreatitis sonografisch?

Pankreaskarzinom

Beim Pankreaskarzinom handelt es sich fast immer (95 % der Fälle) um ein duktales Adenokarzinom, das vom Gangepithel, seltener vom Azinusepithel ausgeht. Der Altersgipfel liegt zwischen dem 60. und 80. Lebensjahr. Männer sind häufiger betroffen als Frauen. Das Pankreaskarzinom hat eine schlechte Prognose mit einer mittleren Überlebenszeit von 6 Monaten.

Ätiologie

Die Ätiologie des duktalen Adenokarzinoms ist unklar, als Risikofaktoren gelten:

- Chronische oder genetisch bedingte rezidivierende Pankreatitis
- Nikotinabusus und Alkoholabusus
- Adipositas infolge fettreicher Ernährung
- Diabetes mellitus
- Chemische Kanzerogene, z. B. Nitrosamine, Naphthylamin
- Genetische Disposition.

Einteilung

Die Einteilung der Pankreaskarzinome folgt der TNM-Klassifikation (➜ Tab. 19.3).

Tab. 19.3 TNM-Klassifikation des Pankreaskarzinoms [aus Berchtold Chirurgie, 6. Auflage, Elsevier]

T1	Tumor < 2 cm und auf Pankreas beschränkt
T2	Tumor > 2 cm und auf Pankreas beschränkt
T3	Ausbreitung über Pankreasgrenzen hinweg, allerdings ohne Infiltration des Truncus coeliacus oder der Arteria mesenterica superior
T4	Tumor infiltriert Truncus coeliacus oder Arteria mesenterica superior
N1	Regionäre Lymphknotenmetastasen
M1	Fernmetastasen in Gehirn, Lunge, Leber, Knochen etc.

Klinik

Symptome werden meist spät bemerkt, was zu der schlechten Prognose beiträgt. Das Pankreaskopfkarzinom ist in der Regel aufgrund der engen topografischen Beziehung zu den Gallenwegen früher symptomatisch als Tumoren des Pankreaskorpus und der Kauda.

> Erstsymptom beim Pankreaskopfkarzinom ist in den meisten Fällen der schmerzlose, progrediente Ikterus (DD: Verschlussikterus).

- Uncharakteristische Symptome: gelegentliche Übelkeit, Völlegefühl, Inappetenz, Leistungsminderung, gesteigerter Durst, Fieber, Juckreiz
- Tumorzeichen: anhaltende Gewichtsabnahme, Appetitlosigkeit, Erbrechen, Abgeschlagenheit, Meteorismus, Nachtschweiß
- Diarrhö, Wechsel zwischen hellem und dunklem Stuhl
- Dumpfe Oberbauchschmerzen, die in den Rücken ausstrahlen
- **Spätsymptome:** Thromboseneigung, Fundusvarizen mit ggf. Blutungen, Diabetes mellitus, Pankreasinsuffizienz, Anämie, Aszites, Pleuraerguss.

Diagnostik

Die Diagnostik ist schwierig und erfolgt meist erst in dem Stadium, in dem bei 80 % aller Patienten bereits Metastasen vorliegen.

- Anamnese: Rückenschmerzen, Gewichtsverlust, Ikterus
- Klinische Untersuchung: Courvoisier-Zeichen: tastbare, prall-elastisch gefüllte Gallenblase in Kombination mit einem inspektorisch erkennbaren Ikterus. Im Gegensatz zum Murphy-Zeichen ist die Gallenblase dabei nicht schmerzhaft.
- Labor: Tumormarker zur Verlaufskontrolle, CEA und CA 19–9 erhöht
- Endosonografie: sehr sensitive Methode, die Pankreastumoren < 1,0 cm darstellen kann
- CT und MRT: umschriebene Konturveränderung, Feststellung der Resektabilität mittels dynamischem Angio-CT, präoperativ CT-gesteuerte Feinnadelbiopsie möglich.

Differenzialdiagnosen

- Chronische Pankreatitis
- Benigne Pankreastumoren, z. B. Lipom.

Therapie

Palliativ. Aufgrund des Fehlens einer kausalen Therapie und Resektionsraten um die 20 % ist die Behandlung des inoperablen Pankreaskarzinoms palliativ und symptomorientiert. Die Hauptziele sind:

- Besserung der Symptome durch Analgesie bei Schmerzen, Ernährungstherapie bei Gewichtsverlust
- Verbesserung der Lebensqualität durch Chemo- oder Radiotherapie
- Beherrschung von Komplikationen, z. B. interventionelle endoskopische Stent-Einlage (ERCP) bei Verschlussikterus.

> Die Behandlung darf nicht schlimmer sein als die Krankheit! Lebensqualität geht vor.

Operativ. Die Resektion mit radikaler retroperitonealer Lymphadenektomie stellt bei duktalen Adenokarzinomen des Pankreas und der Papille die einzige chirurgische Therapieoption mit kurativem Ansatz dar. Nach R0-Resektionen kann die 5-Jahres-Überlebensrate bei Papillenkarzinomen 50 % und bei duktalen Pankreaskopfkarzinomen 25 % betragen. Allerdings beläuft sich die Gesamtüberlebensrate aller Pankreaskarzinompatienten auf weniger als 5 % in 5 Jahren, da zum Zeitpunkt der Diagnosestellung nur noch etwa 20–30 % der Patienten resektabel sind und bislang keine effektiven adjuvanten Therapiestrategien zur Verfügung stehen.

- Operables Pankreaskopfkarzinom → partielle Duodenopankreatektomie nach Whipple-Kausch: En-bloc-Exstirpation von Pankreaskopf und -korpus mitsamt Duodenum, mit

oder ohne Pylorus. Die onkologische Resektion sollte mit einer radikalen, retroperitonealen En-bloc-Lymphadenektomie kombiniert werden.
- Inoperables Pankreaskopfkarzinom → Bypass-Operation mit Anlage einer biliodigestiven Anastomose und Gastroenterostomie
- Operables Korpus- und Kaudakarzinom → distale Pankreasresektion mit Splenektomie und retroperitonealer Lymphadenektomie
- Inoperables Korpus- und Kaudakarzinom → thorakoskopische Resektion des N. splanchnicus major bilateral zur palliativen Schmerzausschaltung.

CHECK-UP

- ☐ Was ist das Courvoisier-Zeichen? Wie unterscheidet es sich vom Murphy-Zeichen?
- ☐ Welche Tumormarker können zur Verlaufskontrolle bestimmt werden?
- ☐ Wie erfolgt die Whipple-Kausch-Operation? Welche alternativen Verfahren sind Ihnen bekannt? Wie ist die Prognose beim Pankreaskarzinom?

Endokrin aktive Pankreastumoren

Die selten vorkommenden endokrin aktiven Pankreastumoren (→ Tab. 19.4) – sie machen nur 1–2 % aller Pankreastumoren aus – sind aufgrund ihrer endokrinen Wirkungen, die durch die unkontrollierte Sekretion von Hormonen (Insulin, Gastrin, vasoaktives intestinales Peptid oder Glukagon) hervorgerufen werden, differenzialdiagnostisch von Bedeutung. Sie treten gehäuft beim Syndrom der multiplen endokrinen Neoplasie (MEN1-Syndrom) auf, bei Kindern kommen sie sehr selten vor und bei Erwachsenen gibt es keine altersspezifische Häufung.

Tab. 19.4 Endokrine Pankreastumoren

Tumor (Hormon)	Häufigkeit (in % aller endokrinen Pankreastumoren)	Syndrom	Klinik
Insulinom (Insulin)	85 %	Organischer Hyperinsulinismus	• Hypoglykämische Anfälle • Synkopen, Schwitzen, Müdigkeit • Wesensveränderung
Gastrinom (Gastrin)	5–6 %	Zollinger-Ellison-Syndrom	• Schwer therapierbare GIT-Ulzera • Ulkusrezidive trotz adäquater Therapie • Wässrige Durchfälle
Vipom (vasoaktives intestinales Peptid)	3–5 %	Verner-Morrison-Syndrom	• Therapieresistente wässrige Durchfälle (pankreatogene Cholera) • Hypokaliämie • Adynamie
Glukagonom (Glukagon)	2 %	Glukagonom-Syndrom	• Diabetes mellitus • Nekrolytisches Ekzem • Anorexie • Glossitis
Somatostatinom (Somatostatin)	2 %	Somatostatinom-Syndrom	• Diabetes mellitus • Steatorrhö • Cholelithiasis
Karzinoid (Serotonin)	< 1 %	Karzinoid-Syndrom	Bei Lebermetastasen: • Flush-Syndrom • Teleangiektasien • Asthma, Zyanose • Diarrhö
ACTH-Tumor (ACTH)	< 1 %	Morbus Cushing	• Stammfettsucht, Vollmondgesicht • Hypertonie • Ödeme

CHECK-UP

- [ ] Nennen Sie drei endokrin aktive Pankreastumoren, ein damit verbundenes Syndrom und jeweils zwei Symptome.

20 Gallenblase und Gallenwege

Gallensteine

Als Gallensteine ist die Konkrementbildung der (übersättigten) Galle um einen Kristallisationskern in den Gallengängen bzw. in der Gallenblase definiert. Diese können als Solitärstein oder multipel bzw. als Gallengrieß vorliegen. Je nach Vorkommen der Gallensteine wird die Cholelithiasis als Cholezystolithiasis (Steine in der Gallenblase) oder Choledocholithiasis (Steine in den Gallengängen) bezeichnet.

Ätiologie

Die Lithogenität – das Ungleichgewicht in der Zusammensetzung des Gallensafts – wird gefördert durch Übersättigung der Gallenflüssigkeit mit kristallbildenden Substanzen, z. B. Cholesterin und Bilirubin oder durch Motilitätsstörungen (Cholestase) bei geringer Gallenblasendynamik.

Risikofaktoren

Risikofaktoren des Gallensteinleidens sind u. a.:

- w > m 3:1 und familiäre Disposition
- Progredienz mit dem Alter
- Adipositas
- Fettreiche und ballaststoffarme Ernährung
- Schwangerschaft
- Diabetes mellitus.

> Die sog. **6-F-Regel** beschreibt den typischen Patienten mit Gallensteinen – fat, female, forty, fair, fertile und flatulent dyspepsia.

Differenzialdiagnosen

- Andere Ursachen des Ikterus, z. B., Hämolyse, Hepatitis, primär biliäre Zirrhose, primär sklerosierende Cholangitis (PSC), Drogenabusus
- Akutes Abdomen, z. B. infolge einer Ulkusperforation, Nierenkolik.

Klinik

Die meisten Patienten sind asymptomatisch. Behandelt werden müssen nur klinisch auffällige Patienten mit folgenden Symptomen:

- Druck- und Völlegefühl im Oberbauch insbesondere nach Kaffee-, Alkoholkonsum und fettreichem Essen
- Übelkeit, Aufstoßen, Blähungen
- Häufigste Symptome einer **Gallenkolik**:
  - Krampfartige, heftige Schmerzen im rechten Oberbauch, die auch in den Rücken- und Schulterbereich ausstrahlen können
  - Ikterus (→ Abb. 20.1) bei Steinblockierung des Ductus cysticus oder Ductus choledochus
- Bei **bleibender Cholestase**: Ikterus, Pruritus, heller Stuhl und dunkler Urin.

> Mirizzi-Syndrom: seltene Form des Verschlussikterus durch Kompression des Ductus coledochus von außen infolge eines Steins im Gallenblasenhals oder im Ductus cysticus. Nur etwa jeder tausendste Patient mit Gallensteinleiden hat ein Mirizzi-Syndrom.

Diagnostik

- Labor: bei Entzündung der Gallenblase → Leukozytose, Erhöhung von Bilirubin, alkalischer Phosphatase, γ-GT und der Entzündungsparameter

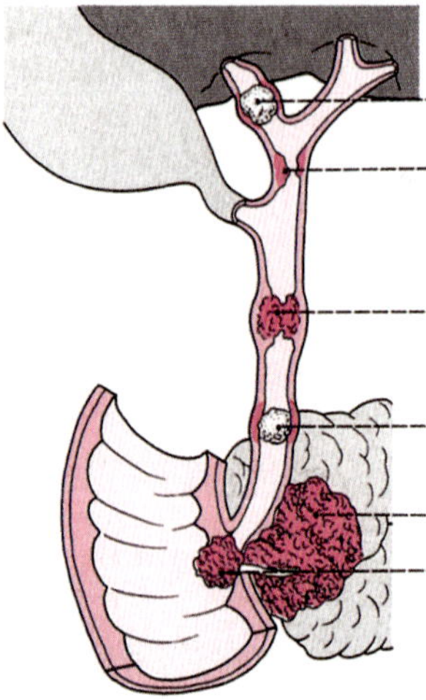

Abb. 20.1 Häufigste Ursachen eines Verschlussikterus und deren Lokalisation. Maligne Stenose im Papillenbereich, Choledochuskonkremente, Gallengangskarzinom, fibrosierende Cholangitis, intrahepatische Gallengangskonkremente [L239]

- Murphy-Zeichen: Eindrücken der Bauchdecke und Einatmen des Patienten → führt zu schmerzhafter Inspiration
- Sonografie: dorsaler Schallschatten bei 95 % der Patienten erkennbar, Beurteilung von entzündlichen Wandveränderungen
- Röntgen: Abdomenübersicht/-leeraufnahme – 75 % der Steine sind nicht verkalkend und somit nicht schattengebend
- ERCP: zur Darstellung und zum Ausschluss von Gallengangssteinen
- MRCP (MRT-Cholangiopankreatikografie) des Oberbauchs zur Abbildung des Gallengangsystems. Indiziert, falls Gallengangsteine sonografisch nicht eindeutig identifizierbar sind.

Therapie

Bei asymptomatischen Patienten ist eine Prophylaxe nicht indiziert. Therapiert werden sollten symptomatische Steinträger.

Medikamentös. Zur Litholyse und Schmerztherapie werden wie folgt verabreicht.
- Bei kleinen Steinen: Steinauflösung durch Zufuhr von oralen Gallensäuren mit z. B. Ursodeoxycholäure
- Bei Gallenkolik: Spasmolytika (z. B. Buscopan), Analgetika (z. B. Dolantin), antibiotische Therapie bei Cholezystitis, Nahrungskarenz, später fettarme Kost.

Interventionell:
- Bei kleinen, kalkfreien Steinen oder bei solitären Steinen: ESWL (extrakorporale Stoßwellenzertrümmerung)
- Bei Gallengangssteinen erfolgt eine Choledocholithiasis mittels ERCP. Die Papille wird mit einem Duodenoskop intubiert und anschließend nach Röntgenkontrastdarstellung kann eine Papillotomie durchgeführt werden. Die Steine können ggf. mittels Dormia-Fangkörbchen extrahiert werden.

Operativ. Entfernung der Gallenblase (Cholezystektomie) möglichst im beschwerdefreien Intervall.
- Chronische Beschwerden: laparoskopische Cholezystektomie
- Akute, ausgeprägte Symptomatik: operative Cholezystektomie mittels Laparotomie.

■ CHECK-UP

- ☐ Was ist die pathophysiologische Grundlage für die Bildung von Gallensteinen? Welche Risikofaktoren prädisponieren für eine Steinentstehung?
- ☐ Wie erfolgt die Diagnostik?
- ☐ Welche therapeutischen Optionen stehen zur Verfügung? Wie erfolgt eine ERCP?
- ☐ Beschreiben Sie den chirurgischen Zugang zur Gallenblase.

Gallenblasenkarzinom

Seltenes Karzinom des Gastrointestinaltrakts, das vorwiegend nach dem 50. Lebensjahr auftritt und mehr Frauen als Männer (3:1) betrifft. Bei Diagnosestellung sind bereits 70–80 % der Fälle inoperabel.

Risikofaktoren

- Ein erhöhtes Risiko besteht bei Arbeitern in der Gummi- und Automobilindustrie.
- Cholezystolithiasis: Bei Steinträgern besteht ein 4–5-fach erhöhtes Gallenblasenkarzinomrisiko.
- Genetische Disposition.

Klinik

Uncharakteristische Spätsymptome mit allgemeinen Tumorzeichen wie Leistungseinbruch, Gewichtsverlust, BSG-Erhöhung, Anämie und Ikterus. Schmerzen im rechten Oberbauch treten erst im fortgeschrittenen Stadium auf.

Diagnostik

- Sonografie: Die Sonografie ist meist wegweisend. Häufig wird ein Gallenblasenkarzinom (→ Tab. 20.1) nur als Zufallsbefund bei Gallensteindiagnostik diagnostiziert
- Labor: Erhöhung der Leberenzyme und Entzündungsparameter
- CT: unregelmäßige Form der Gallenblase
- MRCP: Klärung der Tumorausdehnung
- ERCP oder PTC: bei Verdacht auf Steine im Gallengang.

Tab. 20.1 TNM-Klassifikation des Gallenblasenkarzinoms (UICC 2002)

T1	Tumor infiltriert Schleimhaut (T1a) oder Wandmuskulatur (T1b)
T2	Tumor infiltriert das perimuskuläre Bindegewebe, allerdings keine Ausbreitung jenseits der Serosa oder in die Leber
T3	Tumor perforiert die Serosa (viszerales Peritoneum) und/oder infiltriert die Leber oder die Nachbarorgan (z. B. Magen, Duodenum, extrahepatische Gallengänge)
T4	Tumor infiltriert Stamm der Vena portae oder Arteria hepatica oder Infiltration von zwei oder mehr Nachbarorganen
N1	Regionäre Lymphknotenmetastasen
M1	Fernmetastasen

Therapie

In 90 % der Fälle ist nur eine palliative Therapie möglich.

- Bei inoperablen Tumoren: interventionelle Anlage einer perkutanen transhepatischen Gallendrainage (PTC) mit Gallenabfluss nach außen oder ERCP und Anlage einer Endoprothese in den Gallengang mit Abfluss nach innen
- Kurative Therapie bis Stadium T2/T3, N1 möglich: Laparotomie und Cholezystektomie, evtl. mit Leberteilresektion und Gallengangsteilentfernung.

■ CHECK-UP

- ☐ Welche Therapieansätze sind Ihnen beim Gallenblasenkarzinom bekannt?

Gallengangskarzinom

Gallengangstumoren kommen seltener vor als Gallenblasenkarzinome. Ein Galleganskarzinom tritt vorwiegend nach dem 70. Lebensjahr auf und betrifft mehr Männer als Frauen (3:1). Bei einem Karzinom der zentralen Gallengänge spricht man von einem Hepatikusgabeltumor oder Klatskin-Tumor.

> Gallengangskarzinom m > w
> Gallenblasenkarzinom w > m.

Klinik

Die Symptome entwickeln sich häufig schleichend, der schmerzlose Ikterus nimmt kontinuierlich zu.

- Courvoisier-Zeichen: progredienter schmerzloser Ikterus plus tastbar vergrößerte schmerzlose Gallenblase
- Cholestase: Ikterus, Stuhlentfärbung, Dunkelfärbung des Urins, Pruritus
- Gewichtsverlust, Leistungsknick.

Diagnostik

- Labor: Nachweisbar sind typische Cholestasezeichen: Leukozytose, Erhöhung von Bilirubin, alkalische Phosphatase, γ-GT und der Entzündungsparameter
- Sonografie: Cholestase mit erweiterten Gallengängen, echoarme Raumforderung, unscharfe Duktusbegrenzung
- CT: Tumorausdehnung
- ERCP: Bestimmung der Höhenlokalisation
- PTC: Darstellung der proximalen Gallenwegsabschnitte.

Differenzialdiagnosen

- Cholezystolithiasis
- Pankreaskopfkarzinom.

Therapie

Wie beim Gallenblasenkarzinom ist meist nur eine palliative Therapie möglich.

Interventionell. Um den Gallenabfluss zu gewährleisten, erfolgt bei konservativer Indikation eine perkutane transhepatische Gallendrainage (PTC) mit Gallenabfluss nach außen oder ERCP und Anlage einer Endoprothese in den Gallengang mit Abfluss nach innen.

Operativ:

- Hepatikojejunostomie: Resektion und biliodigestive Anastomose mit einer nach Roux-Y-ausgeschalteten Jejunumschlinge
- Klatskin-Tumoren: Hepatikusgabelresektion, Leberteilresektion und biliodigestive Anastomose oder PTC
- Papillenkarzinom: Whipple-Operation (Duodenopankreatektomie).

CHECK-UP

- [ ] Wo sind sog. Klatskin-Tumoren lokalisiert?
- [ ] Wie unterscheidet sich die Klinik des Gallenganskarzinoms von der des Gallenblasenkarzinoms?
- [ ] Welche kurativen Therapieoptionen gibt es?

21 Niere und Nebennieren

Niere

Die Nieren liegen retroperitoneal und innerhalb einer Fettkapsel. Sie sind ca. 12 × 6 × 4 cm groß und 160 g schwer. Zwischen dem Fettkörper und der Niere liegt die sog. Gerota-Faszie. Der Fasziensack liegt nach kaudal offen, weshalb bei Abnahme des Fettkörpers, z. B. bei Anorexie, eine Absenkungsgefahr besteht. Das Nierenparenchym mit Rinde und Mark umgibt das Nierenpyelon, das Sammelbecken für den Harn. Die Ureter liegen ebenfalls vollständig retroperitoneal. Der anatomische Verlauf muss jedem geläufig sein, um einer Verletzung vorzubeugen! Der Ureter hat drei physiologische Engstellen, die Prädilektionsstellen für Steinobstruktionen darstellen: am Nierenbeckenabgang, an der Überkreuzungsstelle der Iliakalgefäße und an der Harnblaseneinmündung. Der Harntransport erfolgt durch peristaltische Wellen.

Nierensteine

Harnsteine können in den ableitenden Harnwegen vorkommen: als Nierensteine, d. h. als feste kristallisierte Ablagerungen in den Nieren (**Nephrolithiasis**) oder als Harnleiter- und Blasensteine (**Urolithiasis**). Die Prävalenz von Nierensteinen beträgt ca. 5 %. Das Verhältnis von Männern zu Frauen beträgt dabei 7:5. Der Häufigkeitsgipfel der Erkrankung liegt zwischen dem 30. und 50. Lebensjahr. Ist bereits ein Nierenstein aufgetreten, beträgt das Risiko eines Rezidivs ca. 60 %.

Ätiologie und Pathogenese

Nierensteine können sich im Nierenbecken bilden, es kann aber auch, z. B. bei der Uratniere, zu einem diffusen Auskristallisieren im Nierengewebe kommen. Es wird zwischen steinbildenden und steinfördernden Faktoren unterschieden:

Steinbildende Faktoren:
- Hyperkalzämie: **Kalziumoxalatsteine** stellen die häufigste Steinart dar, Kalziumphosphatsteine
- Hyperurikämie: **Uratsteine,** Harnsäureanreicherung z. B. bei Tumorzerfall oder Einnahme von Urikosurika oder Zytostatika
- Harntraktinfektion: **Struvitsteine,** Anreicherung von Magnesiumammoniumphosphat durch harnstoffspaltende Bakterien.

Steinfördernde Faktoren:
- **Harnabflussbehinderungen:** Abgangsstenosen des Ureters, Megaureters, ektope Harnleiter, Hufeisenniere, Prostatahyperplasie
- Risikofaktoren: genetische Disposition (z. B. Hyperoxalurie, renale tubuläre Azidose), männliches Geschlecht, Alter, Schwangerschaft
- Iatrogen: Dauerkatheter, Indinavir-Steine bei HIV-Therapie.

Klinik

Kleine Harnsteine (< 4 mm) gehen oft asymptomatisch mit dem Urin ab. Wird ein größerer Stein mobilisiert und in den Harnleiter gespült, tritt eine **akute Nierenkolik** mit folgenden Symptomen auf:
- **Stärkste, krampfartige,** wellenförmig wiederkehrende **Schmerzen** der Flanke
- Schmerzausstrahlung je nach Lokalisation in Rücken, Unterbauch, Hoden oder Schamlippen
- Imperativer **Harndrang** und reduziertes Harnvolumen

- Brechreiz, Stuhlverhalt, Bewegungsdrang
- Hämaturie: meist **Mikrohämaturie.**

Diagnostik

Anamnese. Starke, kolikartige Schmerzen, Besserung der Schmerzen durch Bewegung, Brechreiz, Erbrechen, Blut im Urin, geringe Urinmengen.

Labor:
- Urin-Schnellteststreifen: pH, spezifisches Gewicht, Erythrozyten, Leukozyten, Bakterien, Eiweiß
- **24-Stunden-Sammelurin:** Kalzium, Harnsäure, Oxalat, Phosphat, Zystin
- Urinkultur
- **Steinanalyse** nach Steinabgang
- Serum: Kreatinin, Harnstoff, Harnsäure, Elektrolyte inkl. Kalzium, Phosphat, Parathormon.

Sonografie. Bei Steinen > 3 mm findet sich ein echoreicher Bezirk mit typischem **dorsalem Schallschatten.**

Röntgen:
- Abdomenleeraufnahme:
  - Sichtbar und schattengebend: **kalziumhaltige Steine**
  - Nicht sichtbar: Harnsäuresteine
- Kontrastdarstellung der Niere und ableitenden Harnwege **(intravenöses Pyelogramm)**: nicht geeignet zur Darstellung von Urat- und Xanthinsteinen.

Endoskopie. MR-Urografie bei Kontraindikation für Röntgenkontrastmittel, Zystoskopie bei Blasensteinen.

Bei unklaren Befunden, v. a. bei Hämaturie, besteht bis zum Ausschluss Tumorverdacht, weshalb meist ein Spiral-CT durchgeführt wird.

Differenzialdiagnosen

- Niereninfarkt
- Nierenfehlbildungen
- Nierentumoren
- Kolik: Appendizitis, Gallensteinkolik, Pankreatitis, Ileus, Ulkusperforation, Myokardinfarkt.

Therapie

Bei einer akuten Kolik bestehen folgende Symptome:
- Spasmolytika und Analgetika
- Viel Bewegung
- Infusionstherapie, bei Steinen < 5 mm kommt es meist bei 80 % zu einem spontanen Steinabgang.

Konservativ. Die medikamentöse Steinauflösung (**Urolitholyse**) ist nur bei reinen Harnsäure- und Cystinsteinen möglich. Harnleitersteine von einem Durchmesser < 5 mm, gehen von selbst ab.

Interventionell. Ist bei Nierenbecken- und Harnleitersteinen angezeigt.
- Nierenbeckensteine: extrakorporale Stoßwellenlithotripsie (ESWL) und perkutane Nephrolithotomie (PNL): Lithotripsie in 95 % der Fälle erfolgreich.
- Harnleitersteine: Bei Steinen von 5–30 mm Durchmesser erfolgt ESWL. Falls ESWL nicht erfolgreich: **Schlingenextraktion** des Uretersteins über einen Katheter in der Blase.

Operativ. Eine operative offene Steinentfernung ist selten notwendig (< 1 %).

Adenokarzinom der Niere

Die dritthäufigste urologische Tumorerkrankung ist nach dem Protstata- und Blasenkarzinom das Nierenzellkarzinom. Dieser auch als **Hypernephrom** oder **Grawitz-Tumor** bezeichnete Tumor geht vom Nierenparenchym aus.

Weitere maligne Nierentumoren sind das Urothelkarzinom, das epithelialen Ursprungs ist und das Nephroblastom – der häufigste Nierentumor des Kindes. Dieser auch als Wilms-Tumor bezeichnete Tumor ist eine Mischgeschwulst aus epitheloidem und mesenchymalem Gewebe und tritt bevorzugt im 3. und 4. Lebensjahr auf.

Männer erkranken doppelt so häufig wie Frauen, der Häufigkeitsgipfel liegt zwischen 55–50 Jahren. Durch den zunehmenden Einsatz der Abdomensonografie sind inzwischen etwa 40 % der Nierenzellkarzinome ein sonografischer Zufallsbefund.

Risikofaktoren

Rauchen, Übergewicht und hormonelle Faktoren scheinen eine gewisse Rolle zu spielen, ebenso die meist berufliche Exposition mit Cadmium, Dieselabgasen, Blei, petrochemischen Substanzen, Teer, Holzschutzmitteln und Asbest. Als gesicherte Risikofaktoren gelten eine **chronische Niereninsuffizienz, positive Familienanamnese** und die **Von-Hippel-Lindau-Krankheit,** eine autosomal-dominante Phakomatose, die zu einem klarzelligen Nierenzellkarzinom führen kann.

Einteilung

Das Staging erfolgt nach dem TNM-System (→ Tab. 21.1).
Das Nierenzellkarzinom kann **hämatogen** v. a. in Lunge, Skelett, Leber und Gehirn metastasieren.

Klinik

Das Nierenzellkarzinom verläuft in mehr als 60 % der Fälle asymptomatisch.

Tab. 21.1 TNM-Klassifikation des Nierenzellkarzinoms

T1	Tumor begrenzt auf die Niere und ≤ 7 cm
T1a	Tumor 4 cm oder weniger in größter Ausdehnung
T1b	Tumor mehr als 4 cm, aber nicht mehr als 7 cm in größter Ausdehnung
T2a	Tumor begrenzt auf die Niere und 7–10 cm
T2b	Tumor begrenzt auf die Niere aber > 10 cm
T3	Tumor infiltriert das umliegende Gewebe nicht über die Gerota-Faszie
T3a	Tumor infiltriert die Nebenniere oder das perirenale Gewebe
T3b	Tumor infiltriert die Nierenvene oder die Vena cava inferior bis unterhalb des Zwerchfells
T3c	Tumor infiltriert die Vena cava inferior oberhalb des Zwerchfells
T4	Tumor infiltriert über die Gerota-Faszie hinaus
N1	Metastasen in einem Lymphknote < 2 cm
N2	Metastasen in mehr als einem Lymphknoten 2–5 cm
N3	Metastasen in mehr als einem Lymphknoten > 5 cm

Klassische Trias. Da es keine klassischen Frühsymptome gibt, kann folgende Trias sowohl Initial- als auch Spätsymptome anzeigen.
- Schmerzlose Hämaturie (65 %)
- Flankenschmerzen (60 %)
- Palpabler Tumor (35 %).

Allgemeinsymptome:
- Gewichtsabnahme und Anorexie
- Leistungsknick
- Subfebrile Temperaturen
- Gastrointestinale Symptome, Koliken bei Blutkoagelabgang
- Anämie.

Paraneoplastische Syndrome. Infolge der paraneoplastischen Hormonbildung entwickeln sich folgende Symptome.
- Polyglobulie: Erythropoetin
- Arterielle Hypertonie: Renin
- Hyperkalzämie: Parathormon, Vitamin D, Prostaglandin
- Hyperkaliämie: Prolaktin
- Hyper- und Hypoglykämie: Glukagon, Insulin
- Libidoverlust: Gonadotropine
- Cushing-Syndrom: ACTH.

Diagnostik

Anamnese. Familiäre Disposition, Makrohämaturie.

Klinische Untersuchung. Palpation der Nieren.

Labor:
- Urin: Mikro- und Makrohämaturie
- Serum: hyperchrome Anämie, Polyglobulie, BSG-Erhöhung, Elektrolyte, Erythropoetin- und Reninspiegel.

Sonografie. Wird eingesetzt als Screening und Staging-Methode und zur Bestimmung der Tumorausdehnung und Infiltration.
- Meist irreguläres Reflexmuster mit zentralen Nekrosen und Kalzifikationen
- Abweichende Echostruktur, Vorwölbung der Nierenoberfläche
- Erfasst Tumorthromben im Stamm der V. renalis und V. cava mit Sensitivität bis zu 100 %
- Mitbeurteilung von Leber, kontralateraler Niere und Nebenniere bei V. a. Metastasierung.

Röntgen-Thorax. Metastasenlokalisation.

CT und MRT. Erfolgt am Abdomen und Thorax, um Ausdehnung des Tumors und den Lymphknotenstatus zu bestimmen. Erlaubt zudem Aussagen über Operabilität (Ausdehnung des Tumors, Infiltrationen von Nachbarorganen, Metastasen).

- Paraaortale und parakavale Lymphknoten > 1 cm sind CT-technisch suspekt
- Lymphknoten > 2 cm Durchmesser sind i. d. R. tumorbefallen
- MRT bei Patienten mit Kontrastmittelallergie und Niereninsuffizienz.

Urogramm (intravenöse Pyelografie). Wird durchgeführt bei Patienten mit Hämaturie, um Urotheltumoren des oberen Harntrakts auszuschließen.

Ganzkörperszintigramm. Erfolgt nur bei Schmerzen oder erhöhter alkalischer Phosphatase bzw. Serumkalzium.

- Nachweis anderer **Fernmetastasen**
- Bei Primärtumorgröße über 10 cm
- Beim Nachweis positiver regionärer Lymphknoten.

Differenzialdiagnosen

- Nierenzysten
- Nebennierentumor
- Pankreaskarzinom.

Therapie

Chemo-, Strahlen- und Hormontherapien sind bislang nur wenig wirksam und werden palliativ eingesetzt. Die **operative Therapie** ist die einzige kurative Behandlungsoption. Handelt es sich um einen metastasierten Tumor, kann die Entfernung des Primärtumors erforderlich sein oder in einem kombinierten Behandlungskonzept erfolgen: Erst nach Reduzierung der Tumorlast durch eine Tumornephrektomie sollte eine systemische Therapie durchgeführt werden, z. B. Immuntherapie, Antikörpertherapie oder Therapie mit Tyrosinkinase-Inhibitoren – oder eine weitergehende chirurgische Behandlung. Durch diese Kombinationstherapien kann in Einzelfällen eine signifikante Verlängerung der Überlebenszeit erzielt werden.

Radikale Tumornephrektomie mit Lymphadenektomie. Bei gesunder kontralateraler Niere und organerhaltendem Vorgehen ist dies für das nicht metastasierte Nierenzellkarzinom die **Therapie der Wahl.**

Nierenerhaltende Operation. Nierenteilresektion, Tumorexzision, Polamputation, Heminephrektomie oder Exzision, Work-Bench-Surgery in Hypothermie bei Befall einer Einzel- oder Restniere.

Palliative Nephrektomie. Ist nur angezeigt bei multiplen Metastasen, wenn der Primärtumor symptomatisch ist, z. B. durch unstillbare Blutung, ausgeprägte Schmerzen, psychischer Druck. Sie ist nur dann gerechtfertigt, wenn Symptome nicht konservativ behandelt werden können.

Embolisation:

- Verschluss der A. renalis bei inoperablen Patienten mit massiver rezidivierender Makrohämaturie und lokalen Beschwerden
- Aufklärung der Patienten über Postembolisationssyndrom (Schmerz, Fieber, Hypertonie).

Operative Entfernung von Fernmetastasen.

- Sinnvoll bei Metastasen, die mehr als 2 Jahre nach Tumornephrektomie auftreten
- Solitäre Metastasen
- Bei Wirbel- und intraspinalen Metastasen mit beginnender Querschnittssymptomatik ist primär eine operative Dekompression vorzunehmen, mit anschließender lokaler Bestrahlung.

CHECK-UP

- ☐ Welche Symptome sind typisch für ein Nierenkarzinom?
- ☐ Welche Differenzialdiagnosen müssen ausgeschlossen werden? Welche paraneoplastischen Syndrome sind Ihnen bekannt?
- ☐ Wie gestaltet sich die Therapie beim Nierenzellkarzinom?

Nebennieren

Die Nebennieren liegen komplett retroperitoneal und medial der oberen Nierenpole, sie sind 5–8 g schwer und 6 × 5 × 1 cm groß. Die Nebennieren bestehen aus der Nebennierenrinde und dem Nebennierenmark.
Die Rinde unterteilt sich morphologisch in drei Schichten, die sich auch funktionell durch die von ihnen produzierten Steroide unterscheiden.

- Zona glomerulosa: Produktionsort der Mineralokortikoide
- Zona fasciculata: Produktionsort der Glukokortikoide
- Zona reticularis: Produktionsort der Sexualsteroide

Im Nebennierenmark werden Adrenalin, Noradrenalin und Dopamin gebildet.

Morbus Cushing

Beim Morbus Cushing handelt es sich um ein Krankheitsbild, das sich durch einen Kortisol-Spiegel (Hyperkortisolismus) auszeichnet. Dieser kann durch verschiedene Erkrankungen hervorgerufen werden, auch durch eine hypophysäre Übersekretion von ACTH.

Ätiologie

Endogene Ursachen:

- ACTH-abhängige Form:
  - Zentrales Cushing-Syndrom , Mikroadenom des Hypophysenvorderlappens
  - Ektope, paraneoplastische ACTH-Sekretion
  - Selten ektope CRH-Sekretion.
- ACTH-unabhängige Form (adrenales Cushing-Syndrom)
  - Kortisolproduzierende NNR-Tumoren: bei Erwachsenen meist Adenome, bei Kindern oft Karzinome
  - Selten: Mikro- oder makronoduläre Hyperplasien, immer beidseitig.

Exogene Ursachen. Langzeitbehandlung mit Glukokortikosteroiden.

Klinik

Die Symptome werden durch die vermehrte Produktion des Kortisols verursacht.

- Gewichtszunahme mit zentripetaler Fettsucht unter Aussparung von Gesäß, Armen und Beinen (Stammfettsucht → Abb. 21.1)
- Osteoporose
- Stiernacken
- Mondgesicht
- Akne, Striae rubrae
- Müdigkeit, Leistungsabfall, Potenz- und Libidoverlust,
- Menstruationsstörungen, sekundäre Amenorrhö, Hirsutismus
- Hypertonie, diabetische Stoffwechsellage, Infektanfälligkeit.

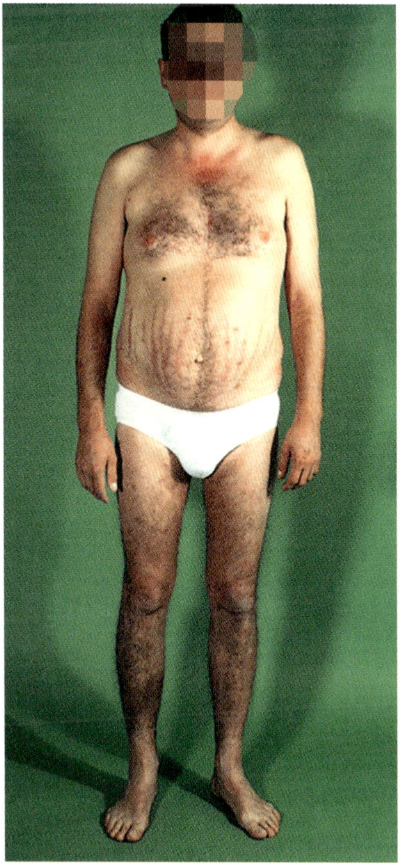

Abb. 21.1 Typische klinische Aspekte eines Patienten mit Morbus Cushing. Fettansatz an Körperstamm und Gesicht, Hautstriae [R234]

Diagnostik

Folgende Laborwerte sind zu erheben:
- Messung der Ausscheidung von freiem Kortisol und Kortisol-Metaboliten im 24-h-Urin
- Fehlender zirkadianer Rhythmus der Kortisolproduktion
- Fehlende Hemmung der ACTH-Sekretion nach Gabe von Dexamethason
- Insulin-Hypoglykämie-Test
- Kortikotropin-releasing-hormone-Test
- Sonografie der Nebennieren
- Lokalisationsdiagnostik: CT oder MRT der Nebennierenrinde und der Hypophyse.

Therapie

Operativ. Die operative Therapie ist von der Lokalisation des Tumors abhängig:
- Adenohypophysentumor: transsphenoidale Entfernung des Hypophysenadenoms
- Nebennierenrindenadenom und -karzinom: Resektion der Nebennieren (Adrenalektomie)
- Mikronoduläre Hyperplasie: beidseitige Adrenalektomie.

Medikamentös. Bei irresektablen Nebennierenrindenkarzinomen erfolgt eine Adrenostatika-Therapie mit Aetyrapon, Aminoglutethimid und Derivaten des DDT, mit selektiver Toxizität auf Zona fasciculata und Zona reticularis.

Morbus Addison

Eine Nebennierenunterfunktion entsteht u. a. durch:
- **Primäre Insuffizienz: Morbus Addison**
- Sekundäre Insuffizienz: Sheehan-Syndrom
- Postoperative Resektion beider Adrenalkörper
- Lang andauernde Steroidtherapie
- Akuten Ausfall der gesamten NNR beim Waterhouse-Friderichsen-Syndrom
- Chronische Tuberkulose.

Ätiologie

Bei der primären (chronischen) Insuffizienz der Nebennierenrinde wird die gesamte Nebennierenrinde zerstört. Da im Gegensatz zu den sekundären Störungen, die durch Erkrankungen des Hypothalamus und/oder der Hypophyse hervorgerufen werden, auch die Mineralokortikoidsekretion betroffen ist, treten auch Symptome eines Mineralokortikoidmangels auf. Die primäre Nebennierenrindeninsuffizienz wird durch eine Autoimmunadrenalitis verursacht, bei der häufig Antikörper gegen die 17-alpha-Hydroxylase vorliegen.

Klinik

Die Krankheitszeichen entwickeln sich infolge des Hormonausfalls sowie der gesteigerten ACTH-Sekretion bei Wegfall der Feedback-Hemmung.
- Schwäche und Ermüdbarkeit
- Pigmentierung der Haut und Schleimhäute, evtl. Vitiligo
- Gewichtsverlust und Dehydratation
- Niedriger arterieller Blutdruck.

Die **Addisonkrise** ist ein lebensbedrohlicher Schockzustand und kann durch Belastungssituationen, bei z. B. unerkanntem Morbus Addison ausgelöst werden. Es zeigen sich folgende Symptome:
- Exsikkose, Blutdruckabfall, Schock, Oligurie
- Pseudoperitonitis
- Ggf. Diarrhö und Erbrechen
- Hypoglykämie, metabolische Azidose
- Anfangs Temperatur herabgesetzt, später Exsikkosefieber
- Delir, Koma.

Diagnostik

Das Labor zeigt folgende Besonderheiten:
- Natrium im Serum erniedrigt und Kalium erhöht
- Basales Serumkortisol erniedrigt
- ACTH-Test: Serumkortisolbestimmung vor und 60 min nach 0,25 mg ACTH-Gabe zeigt einen erniedrigten Basalwert und keinen späteren Anstieg
- Erhöhtes Plasma-ACTH.

Therapie

Die Therapie erfolgt konservativ:
- Substitution der Glukokortikoide und Mineralokortikoide und evtl. DHEA-Gabe
- Bei Belastungen wie Infekten oder Operationen ist die Glukokortikoiddosis zu erhöhen.

Primärer Hyperaldosteronismus (Conn-Syndrom)

Die selten vorkommende Überfunktion der Zona glomerulosa geht mit einem Hyperaldosteronismus und einer Suppression der Reninsekretion einher. Im Vordergrund stehen die Befunde Bluthochdruck und Hypokaliämie.

Ätiologie und Pathogenese

Die Überproduktion von Aldosteron wird v. a. durch ein Adenom (70 %) oder eine Hyperplasie der Zona glomerulosa (20–30 %) verursacht.

- **Nebennierenadenom:** ein autonomes, Aldosteron produzierendes Adenom der Nebennierenrinde.
- **Hyperplasie** der Nebennierenrinde: im Gegensatz zum Adenom sind physiologische, durch Angiotensin II vermittelte Regulationsmechanismen zumindest teilweise weiter wirksam.

Klinik

Leitbefunde des primären Hyperaldosteronismus sind die Hypertonie (z. B. Kopfschmerzen) und die Hypokaliämie (z. B. Muskelschwäche, Paresen, Polyurie) zu erwarten. Sie verursachen folgende Symptome:

- Kopfschmerzen
- Müdigkeit, Muskelschwäche
- Paresen vereinzelter Muskelgruppen
- Tetanische Anfälle, Arrhythmien
- Polyurie und Polydipsie.

Diagnostik

Labor. Erhöhtes Aldosteron, erhöhter Aldosteron-Renin-Quotient, Hypokaliämie und metabolische Alkalose.

Lokalisationsdiagnostik. Nachweis einer einseitigen oder beidseitigen Pathogenese. Aufgrund der Größe des Adenoms, das häufig sehr klein ist, ist ein CT nicht immer eindeutig. Daher ist die MRT die Methode der Wahl.

- Unter kochsalzarmer Diät oder kaliumsparenden Diuretika kann es zu falsch negativen Werten kommen.
- Betablocker, ACE-Hemmer, Clonidin, Spironolacton und Progesteron können das Ergebnis beeinflussen.

Therapie

Konservativ:

- Idiopathischer Hyperaldosteronismus und bilaterale Hyperplasie: Spironolacton, in Kombination mit kaliumsparenden Diuretika
- Glukokortikoidsupprimierbarer Hyperaldosteronismus: niedrige Dosen Dexamethason zur Nacht.

Operativ:

- Bei unilateralem aldosteronproduzierendem Adenom: einseitige Adrenalektomie; eine Vorbehandlung mit Spironolacton ist erforderlich, da chronische Plasmareninaktivität und Angiotensin-II-Suppression zu einem sekundären Hypoaldosteronismus führen können.
- Einseitige makronoduläre Hyperplasie: einseitige Adrenalektomie.

CHECK-UP

- ☐ Beschreiben Sie die Nebennierenrinde.
- ☐ Wie äußert sich der Morbus Cushing?
- ☐ Welche Symptome schildern Patienten bei denen ein Conn-Syndrom diagnostiziert wurde?
- ☐ Wie gestaltet sich die Therapie des Conn-Syndroms?
- ☐ Warum ist eine Addisonkrise ein lebensbedrohlicher Zustand?

22 Bauchwandhernien

Eine Hernie ist ein Eingeweide- oder Weichteilbruch mit sackartiger Ausstülpung des Peritoneums (Bruchsack) durch eine Bauchwandlücke (Bruchpforte, -ring) und Hervortreten von Eingeweiden oder Organteilen in den Bruchsack. Statistisch erleiden 3–5 % der Menschen im Laufe ihres Lebens eine Hernie, Männer sind häufiger betroffen als Frauen (9:1), da ihre Bauchwand schwächer ist und sie im Berufsleben oft einer höheren körperlichen Belastung ausgesetzt sind.

Definitionsgemäß finden sich folgende Charakteristika:
- Bruchpforte: Ort der Bauchwandlücke
- Bruchsack: Ausstülpung des parietalen Peritoneums (→ Abb. 22.1)
- Bruchinhalt: Vorfall von Bauchinhalt, z. B. Darmanteile oder Netzanteile.

Einteilung

Man unterscheidet nach Entstehung, Komplikation und Lage im Bauchfell:
- **Angeborene** und **erworbene Hernien**
- Äußere und innere Hernien: äußere Hernien beschränken sich fast ausschließlich auf die Bauchwand, während die inneren Hernien, z. B. Zwerchfellhernie, im Abdomen selbst auftreten und von außen in der Regel nicht sichtbar sind.
- Reponible, irreponible und inkarzerierte Hernien
- Gleithernien: der peritoneale Bruchsack fehlt ganz oder teilweise; die vorgefallenen Eingeweide bilden selbst einen Teil des Bruchsacks (z. B. bei Leistenhernien).
- Echte Hernien: immer vollständig von Peritoneum überzogen.

Äußere Hernien werden nach ihrer Lokalisation unterschieden (→ Tab. 22.1).

Eine schwerwiegende Komplikation ist die Inkarzeration, die sich anfangs mit Ileussymptomatik präsentiert und später toxische Folgen mit Darmgangrän und Peritonitis mit vitaler Bedrohung nach sich ziehen kann.

Inguinalhernie

Die Inguinalhernie (Leistenhernie) ist mit 75 % aller Hernien die häufigste Hernie überhaupt. Von der Ausstülpung des Peritoneums mit Inhalt durch eine Bruchlücke im Bereich des Leistenkanals sind 90 % Männer betroffen. Häufigkeitsgipfel: Kindesalter (meist angeboren, indirekt); jüngeres Erwachsenenalter (größte sportliche Aktivität); Rentenalter (meist direkt).
Man unterscheidet die direkte von der indirekten Leistenhernie.

Direkte (mediale) Leistenhernie. Die direkte Leistenhernie betrifft meist ältere Männer und ist immer erworben. Die Bruchpforte liegt medial der epigastrischen Gefäße im Bereich der Fossa inguinalis medialis, im sog. Hesselbach-Dreieck. Dieser anatomische Bereich stellt eine physiologische Schwachstelle der Bauchwand dar. Der Bruchsack folgt im weiteren Verlauf dem Inguinalkanal und verläuft medial des Funiculus spermaticus, um am Anulus inguinalis superficialis auszutreten.

Indirekte (laterale) Leistenhernie. Die indirekte Leistenhernie kann sowohl angeboren, als auch erworben sein. Sie betrifft meist Neugeborene und Kinder. Während des Abstiegs der Testis in das Skrotum verschließt sich der Processus vaginalis peritonei nicht und es kann sich eine angeborene Leistenhernie entwickeln. Die Bruchpforte ist lateral der epigastrischen Gefäße fast ausschließlich der Anulus inguinalis profundus. Der Bruch verläuft somit immer komplett durch den Inguinalkanal und tritt dann durch den Anulus inguinalis superficialis aus. Die indirekte Leistenhernie neigt dabei zur Ausweitung in das Skrotum.

Klinik

- Frühphase: stechende, strahlende Schmerzen in der Leiste
- Im Stehen dezente Vorwölbung oder Schwellung, v. a. beim Husten, Pressen oder Niesen, kann bei Männern auch als Skrotumschwellung auftreten

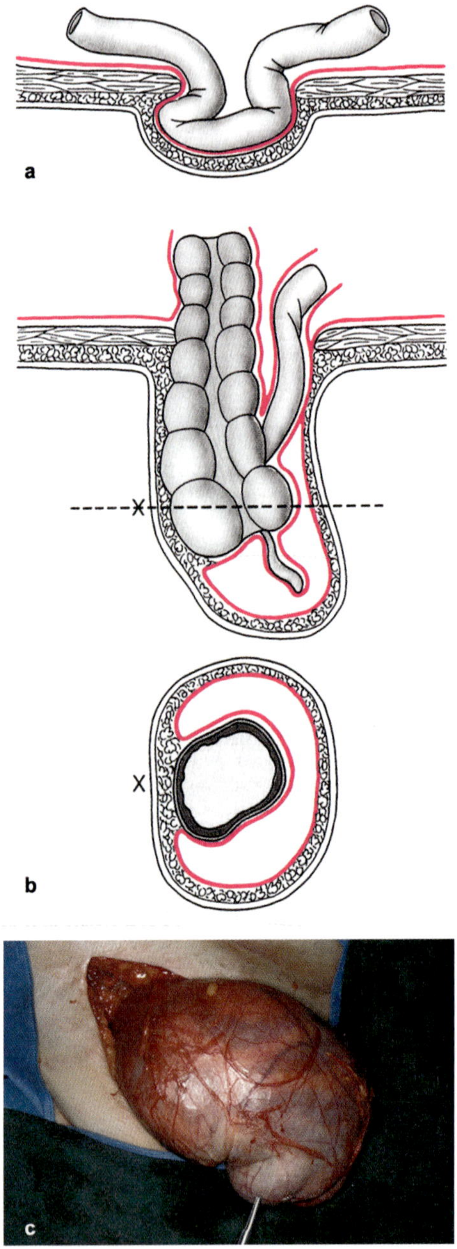

Abb. 22.1 Bestandteile einer Hernie [L239]
a) Bruchsack mit Bruchinhalt und Bruchpforte
b) Gleitbruch mit retroperitonealen Bruchanteilen (rot = Peritoneum, x = Ebene der Querschnittsdarstellung)
c) Bruchsack (noch geschlossen) einer großen Leistenhernie mit Inhalt (Darm)

Tab. 22.1 Häufigkeit der Hernien

Art der Hernie	Häufigkeit
Inguinalhernie • Indirekte Leistenhernie • Direkte Leistenhernie	75 % • 60 % • 15 %
Umbilikalhernie, syn. Nabelhernie, Nabelbruch	9 %
Femoralhernie, syn. Schenkelhernie	5 %
Epigastrische Hernie, syn. Oberbauchhernie	3 %
Narbenhernie, syn. Narbenbruch, Folge einer Dehiszenz der Faszien einer Laparotomienarbe	‹ 1 %

- **Inkarzeration**: Hernie nicht ohne weiteres reponibel und starke Schmerzen, evtl. Ileussymptomatik.

Diagnostik

Anamnese. Schmerzen in der Leistengegend, auffällige Vorwölbung.

Klinische Untersuchung. Zur Palpation am Anulus inguinalis superficialis wird die Haut über der Leiste bzw. die Skrotalhaut über den Finger gestülpt und der Anulus inguinalis superficialis aufgesucht. Ist ein Bruchsack palpabel, kann vorsichtig eine manuelle Reposition versucht werden, um eine mögliche Inkarzeration auszuschließen. Der Patient kann zum Pressen oder Husten aufgefordert werden, falls kein Bruchsack tastbar ist: Durch den intraabdominellen Druck wölbt sich dann der Bruchsack gegen den Finger hervor. Man kann zwischen den verschiedenen Formen der Leistenhernie unterscheiden, legt man die Spitze des Mittelfingers dem Verlauf des Leistenkanals folgend an den Anulus. Der obere Finger markiert den Verlauf der direkten Leistenhernie und der Mittelfinger den Verlauf der indirekten Leistenhernie.

Differenzialdiagnosen

- Adduktorenmuskel-Zerrung
- Leistenlymphome
- Schenkelhernie.

Therapie

- Jede Inguinalhernie stellt eine Operationsindikation dar, da die Gefahr der Inkarzeration besteht.
- Bei Zeichen der Inkarzeration darf keine gewaltsame Reposition erfolgen, angezeigt ist eine sofortige Operation.

Hernioplastik nach Shouldice:
- Spaltung und Doppelung der Fascia transversalis mit fortlaufender Naht
- Naht des M. obliquus internus und des M. transversus abdominis an das Leistenband (nach Bassini).

Hernioplastik nach Lichtenstein. Spannungsfreie Implantation eines präperitonealen Netzes aus Polypropylen, das die Bauchwand verstärkt.

Total extraperitoneale Hernioplastik (TEP). Endoskopische extraperitoneale Implantation eines Kunststoffnetzes zwischen Fascia transversalis und Peritoneum ohne Eröffnung der Peritonealhöhle.

Transabdominelle laparoskopische Hernioplastik (TAPP):
- Inzision des Peritoneums und Verschluss der Hernie durch Naht von innen
- Implantation eines PTFE-Netzes über der Bruchpforte
- Indiziert bei Rezidiv-Hernien.

CHECK-UP

- ☐ Definieren Sie eine Hernie. Was sind die Charakteristika einer Hernie?
- ☐ Wie unterscheidet sich eine direkte von einer indirekten Leistenhernie?
- ☐ Welche Formen der Hernioplastik sind Ihnen bekannt?

23 Akutes Abdomen

Akutes Abdomen

Das akute Abdomen bezeichnet eine Akutsituation im Abdomen mit stärksten Bauchschmerzen, harten Bauchdecken, stark beeinträchtigtem Allgemeinbefinden und Kreislaufstörungen bis hin zur Kreislaufdekompensation (Schock).

Jedes akute Abdomen ist eine klinische Notfallsituation, die zum sofortigen diagnostischen und therapeutischen Handeln zwingt. In 90 % der Fälle muss eine operative Therapie erfolgen.

Ätiologie und Pathogenese

Aktiviert werden Schmerzafferenzen in der Umgebung des betroffenen Organs durch Dehnung, entzündliche Mediatoren oder durch Ischämien. Mögliche Auslöser (→ Abb. 23.1) sind verschiedene intra- oder extraabdominelle Erkrankungen und Störungen:

- Perforation eines Hohlorgans
- Entzündungen: z. B. Appendizitis, Cholezystitis, Pankreatitis
- Mechanischer oder paralytischer Ileus: z. B. aufgrund einer Tumorerkrankung, Entzündung oder inkarzerierte Hernie
- Blutungen in die Bauchhöhle: z. B. durch eine Extrauteringravidität oder ein perforierendes Aortenaneurysma
- Ischämie: z. B. durch Torsion eines Darmabschnitts oder ein Mesenterialinfarkt
- Extraabdominelle Erkrankungen: z. B. ausstrahlende Schmerzen bei einem Myokardinfarkt, Erkrankungen der Nieren und ableitenden Harnwege, z. B. Nierenkolik oder Uretersteine.

Bei jüngeren Patienten ist meist eine Appendizitis die Ursache. Bei älteren Patienten liegt dem akuten Abdomen meist ein Ileus oder Subileus durch inkarzerierte Hernien, Mesenterialinfarkt, Divertikelperforation zugrunde. Generell auszuschließen sind:

- Cholezystolithiasis, Cholezystitis, Cholangitis
- Akute Pankreatitis
- Nierenkolik
- Divertikulitis
- Ulkusperforation
- Gynäkologische Ursachen.

Klinik

- Leitsymptome (abdominelle Schmerzen):
  - Plötzlich einsetzende, starke Bauchschmerzen
  - Druckschmerzhaftigkeit
  - Abwehrspannung, bretthharte Bauchdecke, Schonhaltung.
- Fakultative Symptome: Übelkeit, Erbrechen, Exsikkose, Meteorismus, Fieber, Kaltschweißigkeit, Tachykardie, Hypotonie, Schock.

Diagnostik

Eine rasche Diagnostik kann angesichts der oft lebensbedrohlichen Erkrankung lebensrettend sein.

Anamnese. Erfragt wird der Schmerztyp, Schmerzverlauf und Schmerzbeginn (zur Schmerzlokalisation → Tab. 23.1).

- Obstruktion → kolikartige Schmerzen
- Entzündliche Prozesse → Schmerzen mit leichter bis mittlerer Intensität, bei denen der

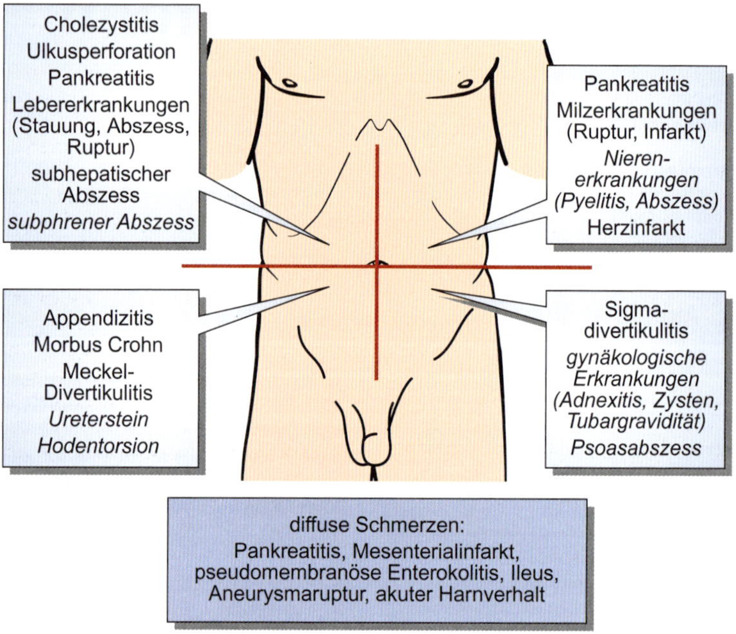

Abb. 23.1 Ursachen des akuten Abdomens [L106]

Tab. 23.1 Schmerzlokalisation und betroffenes Organsystem

Schmerzlokalisation	Anatomisches Korrelat
Rechte Schulter	Gallenblase und Gallenwege, Leber, Pneumothorax
Linke Schulter	Milz, Ösophagus, Herz, Pneumothorax
Epigastrium	Magen, Querkolon
Rechter oberer Quadrant	Leber, Gallenblase, Pylorus, Duodenum
Hypogastrium	Kolon, Nieren
Flanken	Nieren, Pankreas
Nabelregion	Appendix, Darm
Sakrum, Lendengegend	Rektum, Uterus

Patient den Schmerzbeginn nur sehr ungenau benennen kann
- Perforationen und Aortenaneurysma → heftige und plötzlich einsetzende Schmerzen.

Klinische Untersuchung. Druckschmerz, Loslassschmerz, Abwehrspannung, verminderte oder nicht vorhandene Darmgeräusche.

Rektale Untersuchung:
- Druckschmerzhafter Douglas-Raum, z. B. Appendizitis, Adnexitis
- Blut am Finger, z. B. Mesenterialinfarkt.

Labor. Generell sollten nachstehende Organwerte, evtl. mehrfach, zur Ausschlussdiagnostik bestimmt werden:
- Allgemein: BSG, CRP, Leukozyten, Serumwerte, Gerinnung, Blutzucker, BGA
- Leber, Niere, Pankreas
- Bei V. a. Myokardinfarkt: CK, CK-MB, Troponin T
- Schwangerschaftstest: Ausschluss einer Extrauteringravidität
- Urinstatus.

EKG. Myokardinfarktzeichen.

Sonografie. Ausgeschlossen werden können u. a. Appendizitis, freie Flüssigkeit, Gallenblasen-, Nieren- und Pankreaserkrankungen.

Röntgen. Röntgen-Thorax (Pneumonie, Pleuraerguss, Herzkontur) und Röntgen-Abdomenübersicht im Stehen und Linksseitenlage:

- Flüssigkeitsspiegel: Ileus
- Verkalkungen: Steine
- Freie Luft unter dem Zwerchfell: Perforation.

CT. Wird heute auch primär statt der Röntgen-Abdomenübersicht eingesetzt:

- Angiografie: bei V. a. Mesenterialinfarkt
- Kolonkontrasteinlauf: bei V. a. Invagination.

Endoskopie. Ösophagogastroduodenoskopie (ÖGD) bei z. B. V. a. Magen- oder Duodenalulkus, bei nicht sicheren Befunden explorative Laparoskopie.

Therapie

Häufige chirurgische Indikationen sind:

- Akute Appendizitis
- Ileus
- Blutung mit Schock
- Magen- und Duodenal-Perforation
- Mesenterialinfarkt.

Sofortmaßnahmen. Falls kein Schock vorliegt, ist es beim akuten Abdomen für den Patienten sehr erleichternd, mit dem Oberkörper leicht erhöht und mit den Beinen angewinkelt zu liegen. Leichte Spasmolytika können ebenfalls helfen, wobei häufig präklinisch von der Gabe von stärkeren Analgetika durch den Notarzt abgesehen wird, um das Bild für die klinische Differenzialdiagnose nicht zu verfälschen.

Stielgedrehter Ovarialtumor oder Ovarialzyste. Das Ovar kann sich im Lig. suspensorium ovarii um seine eigene Achse drehen. Dadurch kann es zu einer Abklemmung der A. und V. ovarica kommen. Die Patientinnen klagen über starke, lageabhängige Schmerzen, die auch nach schnellen Bewegungen plötzlich einsetzen können. Die gefürchtete Komplikation einer Stieldrehung liegt in einer hämorrhagischen Infarzierung und irreversiblen Nekrosen des Ovars. Eine sofortige Laparoskopie mit Detorquierung des Ovars ist unbedingt notwendig, um das Ovar zu erhalten.

Megakolon. Totale oder subtotale Proktokolektomie bei gleichzeitiger Entlastung des Darms mittels Anlage eines Ileostomas.

CHECK-UP

- ☐ Wie stellt sich ein Patient mit akutem Abdomen vor?
- ☐ Welche typischen Ursachen hat ein akutes Abdomen?
- ☐ Was kann anhand eines Röntgen-Abdomens diagnostiziert werden?
- ☐ Nennen Sie fünf Schmerzlokalisationen beim akuten Abdomen und das jeweilige anatomische Korrelat.

Gastrointestinale Blutung

Eine gastrointestinale Blutung bezeichnet eine Blutung mit einer oder mehreren Blutungsquellen im Bereich des Gastrointestinaltrakts. Unterschieden werden eine obere und untere gastrointestinale Blutung. Mehr als 80 % aller Blutungen treten im oberen Gastrointestinaltrakt auf.

Ätiologie und Pathogenese

Die Ursachen der Blutungen können eingeteilt werden in:

- Entzündlich-toxische Ursachen: Medikamente, infektiös, ischämisch, autoimmun
- Gefäßbedingte Ursachen: Angiodysplasien, Varizen, Divertikel
- Neoplasien: Adenome, Karzinome.

Klinik

Akute Blutung. Abhängig vom Blutverlust entwickeln sich Zeichen der Hypovolämie bis zur Schocksymptomatik: beschleunigter Puls, Schwindel, Schwäche, Blässe und Hypotonie. Die für die Blutung verantwortliche Läsion verursacht selten Schmerzen. Eine Ausnahme können stechende Oberbauchschmerzen bei Magenulzera oder Mallory-Weiss-Einriss sein.

Chronische Blutung. Sie wird meist durch eine mikrozytäre, hypochrome Anämie im Rahmen von Routine-Blutuntersuchungen festgestellt.

Blutung im oberen Gastrointestinaltrakt. Diese manifestiert sich meist mit **Hämatemesis** und/oder **Meläna.**

- Hämatemesis: hellrotes Bluterbrechen bei ösophagealer Blutung oder kaffeesatzartiges Erbrechen bei gastraler Blutung
- Meläna: rektaler Teerstuhl. Schwarzfärbung des Stuhls durch Hämatinbildung bei Kontakt mit Magensäure.

Blutung im unteren Gastrointestinaltrakt. Die **Hämatochezie** (hellroter Stuhlabgang) dagegen ist meistens ein Zeichen für eine Blutungsquelle im unteren GI-Trakt.

Okkulte Blutungen treten häufig bei Neoplasien auf.

Diagnostik

- Anamnese: Frage nach sichtbarer Blutung (Bluterbrechen, blutigem Stuhl), bei blutigem Stuhl Nachfrage, ob Blut aufgelagert oder Stuhl mit Blut durchmischt ist (reiner Blutstuhl, Teerstuhl)
- Klinische Untersuchung: digitale rektale Untersuchung
- Endoskopie: Suche nach der Blutungsquelle zunächst mit Ösophagogastroduodenoskopie (ÖGD), bei negativem Ergebnis folgt Koloskopie
- Labor: Blutbild, Gerinnungsstatus, Leberenzyme und Kreuzblutentnahme
- Angiografie oder Erythrozytenszintigrafie bei unklarem Befund.

Die Blutungen werden endoskopisch eingeteilt nach Forrest:

- **Forrest I:** Zeichen der akuten Blutung
  - Ia: arteriell spritzende Blutung
  - Ib: Sickerblutung.
- **Forrest II:** Zeichen einer Blutung, die sich vor Kurzem ereignet hat
  - IIa: Läsion mit Gefäßstumpf
  - IIb: Koagelbedeckte Läsion
  - IIc: Hämatinbedeckte Läsion.
- **Forrest III:** Läsion ohne Zeichen einer Blutung = keine Blutung, aber Blutungsanamnese (Hämatemesis, Teerstuhl).

Differenzialdiagnosen

- Milz- oder Leberruptur
- Rupturiertes Aortenaneurysma
- Mesenterialblutung
- Endometriose
- Tubargravidität oder -ruptur.

Therapie

Kleinere Blutungen kommen meist von selbst zum Stehen. Eine große Blutung aus einem Hinterwandulkus im Bulbus duodeni sollte gleich operiert werden.

Medikamentös. Blutverdünnende Maßnahmen, z. B. ASS, Clopidogrel, Heparin oder Marcumar, müssen bei Blutungen sistiert oder zumindest in ihrer Dosis reduziert werden. Eine Abwägung ist im Einzelfall, z. B. bei künstlichen Herzklappen erforderlich. Ein Magenschutz mit Protonenpumpenblockern (PPI) sollte begonnen werden.

Interventionell. Mithilfe endoskopischer Verfahren kann in der Regel eine Blutung gestillt werden:

- Ösophagogastroduodenoskopie: endoskopische Ligatur, Clip-Applikation, Unterspritzung oder Laserkoagulation
- Endoskopische Kompression mit Sonden bei Ösophagusvarizen (Sengstaken-Blakemore-Sonde mit Doppelballon) und Magenfundusvarizen (Linton-Nachlass-Sonde).

Operativ. Eine große Blutung, die nicht gestillt werden kann, muss operiert werden. Wenn eine Operation nicht infrage kommt, kann u. U. eine angiografische Embolisation des zuführenden Gefäßes zielführend sein. Meist wird der Verbrauch von vier und mehr Blutkonserven zur Aufrechterhaltung des Kreislaufs als OP-Indikation gesehen. Durchgeführt werden Operationen mit lokaler Umstechung der Blutungsquelle oder Übernähung des Defekts.

CHECK-UP

- ☐ Was ist eine okkulte Blutung?
- ☐ Wie lautet die diagnostische Einteilung der gastrointestinalen Blutung nach Forrest?

Abdominaltrauma

Bei ca. 20 % der polytraumatisierten Patienten liegt eine Mitbeteiligung des Abdomens im Sinne eines stumpfen oder penetrierenden Bauchtraumas vor.

Ätiologie

Die Ursachen für stumpfe Traumen (95 % der Fälle) sind v. a. Verkehrsunfälle und Stürze aus großer Höhe. Bei penetrierenden Verletzungen kommen Messerstich-, Schuss- oder Explosionsverletzungen sowie Pfählungsverletzungen als Unfallmechanismus in Betracht. Ein penetrierendes Abdominaltrauma kann auch **iatrogen** erfolgen, z. B. Laparoskopie oder Punktionen. Statistisch sind Organe unterschiedlich häufig betroffen:

- **Stumpfes Abdominaltrauma:** Milz (25 %), Leber (15 %), Nieren (12 %), Magen-Darm-Trakt, Harnblase, Zwerchfell
- **Penetrierendes Abdominaltrauma:** Dünndarm (30 %), Mesenterium (18 %), Leber (16 %), Kolon (9 %).

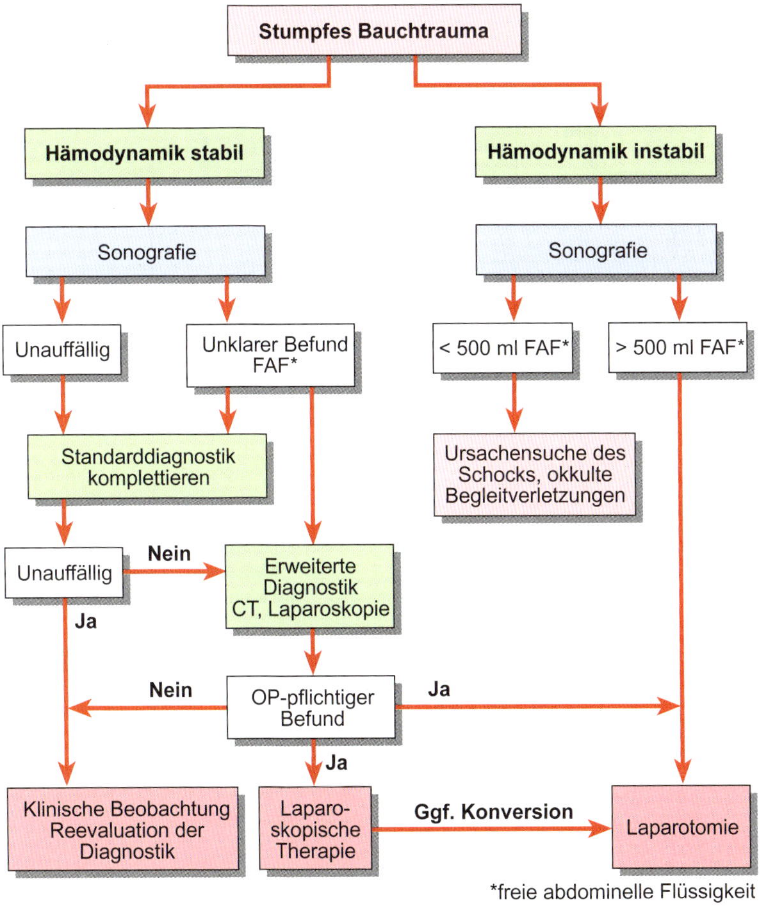

Abb. 23.2 Diagnostisches und therapeutisches Vorgehen bei stumpfem Bauchtrauma [L106]

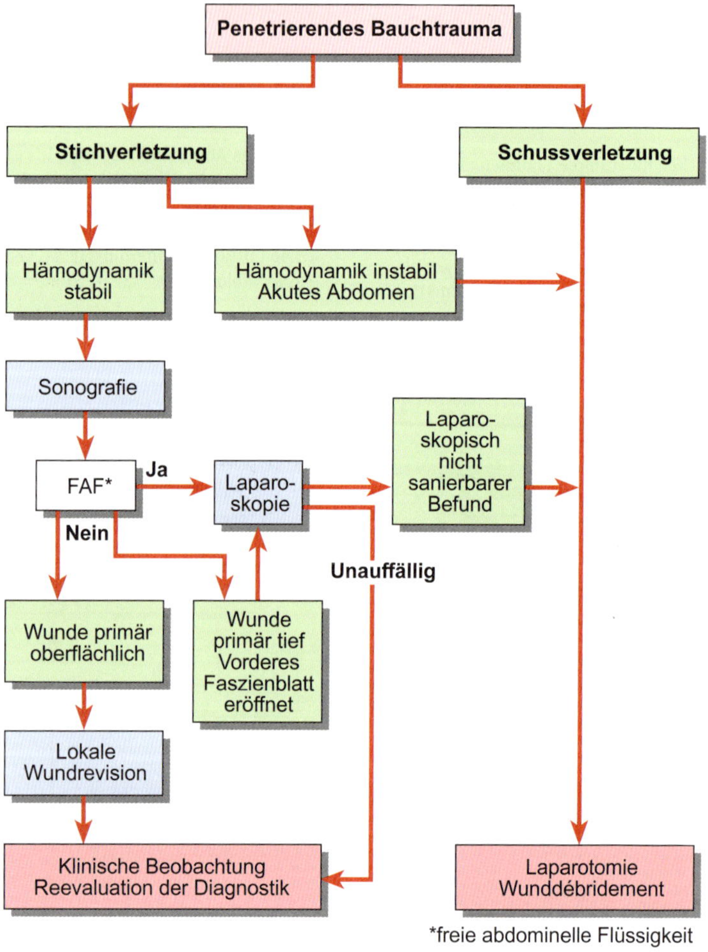

Abb. 23.3 Diagnostisches und therapeutisches Vorgehen bei penetrierendem Bauchtrauma [L106]

Klinik

Die Schmerzen können geringgradig sein, doch es können auch stärkste Schmerzen vorliegen. Zudem treten folgende Symptome auf:

- Schonhaltung und Abwehrspannung
- Prellmarken mit Hämatomen im Bereich des Abdomens
- Einstichstellen
- Bild des **akuten Abdomens**
- Schockzeichen.

Diagnostik

Anamnese. Unfallhergang.

Klinische Untersuchung. Prellmarken, Hämatome, Abwehrspannung, Druckschmerzen, perforierende Abdominalwunde.

Sonografie-Abdomen:

- Freie Flüssigkeit bei Blutungen, Organverletzungen
- **FAST-scan** (**F**ocused **A**ssessment with **So**nography for **T**rauma): Die Ultraschalldiagnos-

tik nach einem definierten Schema ist eine wichtige diagnostische Säule um frühzeitig, schnell und nichtinvasiv intraabdominelle oder intrathorakale Blutungen festzustellen.

Röntgen. Abdomenübersicht: Fremdkörper, freie Luft.

CT. V. a. bei polytraumatisierten Patienten.

Labor. Notfall-Labor, Blutgruppe und Erythrozytenkonzentrate bestellen.

Endoskopien. Laparotomie bei unklarem Befund, Angiografie bei V. a. Gefäßverletzungen.

Therapie

Nach Stabilisierung der Vitalparameter werden die Patienten stationär aufgenommen. Ob bei stumpfem Abdominaltrauma (→ Abb. 23.2) eine Laparotomie durchgeführt wird, ist von der Klinik abhängig. Bei penetrierendem Abdominaltrauma (→ Abb. 23.3) erfolgt regelmäßig eine **Laparotomie,** um kleiner Verletzungen des Darms, die mit im Rahmen der Diagnostik häufig nicht erkannt werden, ausschließen zu können.

Konservativ:

- Begrenzte Verletzungen ohne hämodynamische Auswirkung
- Intensivtherapeutische Überwachung für ca. 48–72 h
- Antibiotische Therapie.

Operativ. Die OP-Indikation ist meist nicht abhängig von einer traumatischen Eröffnung der Bauchhöhle, sondern von vorliegender Organverletzung, gegeben:

- Laparotomie
- Blutstillung
- Beseitigung des Defekts
- Peritoneallavage (Spülung der Bauchhöhle)
- Entfernung des Organs.

CHECK-UP

- ☐ Welche Unfallmechanismen werden unterschieden? Welche Organe sind meist betroffen und warum?
- ☐ Wie lässt sich die Blutung eines parenchymatösen Organs kontrollieren?

24 Allgemeine Orthopädie und Traumatologie

Untersuchungstechniken und häufig vorkommende Indikationen

Neutral-Null-Methode

Obwohl Gelenkverletzungen nicht immer äußerlich zu erkennen sind, zeigen sie fast immer **Funktionseinschränkungen.** Eine objektivierbare Untersuchungstechnik ist die Neutral-Null-Methode. Überprüft, gemessen und dokumentiert wird der Bewegungsumfang anhand der Gelenkbeweglichkeit. Ein festgelegter Code, der für jedes Gelenk definierte Winkelnormwerte vorgibt, z. B. 10–0–150 für das Ellenbogengelenk, dient als Richtgröße.

- Ausgangsposition (anatomische Normalstellung): Der Patient steht aufrecht, die Arme hängen locker nach unten, die Daumen sind nach vorn gerichtet und die Füße stehen parallel.
- 1. Winkelnormwert: Die erste Bewegung führt vom Körper weg (Extension, Abduktion, Supination), sodass im Falle des Ellenbogengelenks eine physiologische Extension von 10° angegeben würde.
- 2. Winkelnormwert: Gibt die Haltung des Gelenks in anatomischer Normalstellung an (in diesem Falle 0).
- 3. Winkelnormwert: Misst den Winkel, bei dem das Gelenk eine zum Körper hinführende Bewegung ausführt (Flexion, Adduktion, Pronation), beim Ellenbogen also normalerweise 150°.

Hat ein Gelenk mehrere Bewegungsachsen, z. B. Hüftgelenk, sind für jede Achse Normwerte festgelegt.

Eingeklemmte Unfallopfer bei Polytrauma

Als Polytrauma bezeichnet man traumatisch bedingte Verletzungen, die mehrere Körperregionen oder Organe betreffen. Diese Verletzungen sind lebensbedrohlich und müssen als Notfall behandelt werden. Primäres Ziel ist die unverzügliche Wiederherstellung und Aufrechterhaltung der Vitalfunktionen, die Vermeidung weiterer Schädigungen und der rasche Transport in eine geeignete Klinik.
Das praktische Vorgehen orientiert sich an dem **ATLS-Konzept** (Advanced Trauma Life Support) und an der **ABCDE-Regel:**

- **A**irway (Atemwegssicherung)
- **B**reathing (Beatmung, falls nötig)
- **C**irculation (Kreislaufstabilisierung)
- **D**isability (neurologischer Check-up)
- **E**xposure (systematische körperliche Untersuchung am entkleideten Patienten).

Bei eingeklemmten Unfallopfern muss zunächst ein ädaquater Kommunikations- und Versorgungszugang geschaffen werden, bevor sie aus dem Fahrzeug befreit werden können.

Solange kein vollständig freier Zugang zum Patienten besteht, sollte – so möglich – eine Untersuchung der Vitalfunktionen nach der ABCDE-Regel erfolgen und ein großlumiger peripherer Venenkatheter gelegt werden. Als Analgosedativa sollte nur Ketamin in geringer Dosis verwendet werden.

Offene Frakturen

Eine Fraktur wird dann als offen definiert, wenn die über dem Knochen liegenden Weichteilstrukturen durchtrennt sind und die Haut eröffnet ist. Die je nach Schweregrad des Traumas variierenden Weichteilverletzungen sind richtungsweisend für das therapeutische Vorgehen und die Prognose des Patienten.

Klinik

Gustilo Klassifikation:

- Typ I :
  - < 1 cm, Niedrigenergie-Trauma
  - Hautperforation durch Knochenfragment
- Typ II:
  - > 1 cm, mittlere Energie
  - mittelgradige Quetschung und Kontamination des Gewebes
- Typ III
  - > 10 cm, Hochenergie-Trauma
  - Beteiligung neurovaskulärer Strukturen, ausgeprägte Kontamination
  - Typ IIIa: plastische Rekonstruktion zum Weichteilverschluss notwendig
  - Typ IIIb: Muskellappenplastik zum Weichteilverschluss erforderlich
  - Typ IIIc: Um eine Extremitätenamputation zu vermeiden, ist eine Gefäßplastik notwendig

Diagnostik

- Klinische Untersuchung: DMS (Durchblutung, Motorik, Sensibilität) und Kompartmentsyndrom
- Röntgen: im Frakturbereich in mehreren Ebenen sowie angrenzende Gelenke
- CT: bei Gelenkbeteiligung und zur besseren OP-Planung

Therapie

Eine offene Fraktur wird wie ein Notfall behandelt. Initial erfolgt die Anlage eines Verbands, der aufgrund des erhöhten Infektionsrisikos erst wieder im OP geöffnet wird.

Die **Tetanusprophylaxe** muss bei fehlendem Schutz obligat durchgeführt werden, eine prophylaktische antibiotische Therapie ist abhängig vom Schweregrad der Fraktur.

Vor der osteosynthetischen Versorgung erfolgt ein, oft mehrmaliges, Débridement mit Wundspülung. Die schrittweise Rekonstruktion von Knochen, Sehnen und Nerven dient der abschließenden Weichteildeckung. Je nach Schweregrad der Weichteilverletzung ist in manchen Fällen initial eine Amputation der betroffenen Extremität indiziert.

Als **Komplikation** zeigen sich oft erst mehrere Tage nach dem Unfall nekrotische Demarkierungen der Haut und des Muskelgewebes proximal der Verletzung. Zudem besteht wegen der offenen Wundfläche ein erhöhtes Wundinfektionsrisiko, das zur sekundären Amputation führen kann und die Gefahr einer Sepsis birgt.

Osteopenie

Bei einer Osteopenie liegt der T-Score zwischen 1,0 und 2,5 Standardabweichungen niedriger im Vergleich zu einer alters- und geschlechtsspezifischen Norm. Die Osteopenie bedingt ein erhöhtes Risiko für Knochenbrüche.

Der T-Score ist eine Messgröße, die Aufschluss gibt über die Knochendichte. Bei einem Messwert von 2,5 Standardabweichungen liegt eine Osteoporose vor.

Risikofaktoren

- Positive Familienanamnese
- Chronischer Kalzium- oder Vitamin-D-Mangel
- Körperliche Inaktivität
- Übermäßiger Alkohol- und Tabakgenuss
- Medikamente (Glukokortikoide, Immunsuppressiva).

Psoriasis-Arthritis

Die chronisch-entzündliche Psoriasis-Arthritis ist eine Zweitmanifestation einer seronegativen Psoriasis. Meist sind periphere, kleine Gelenke, z. B. distale Interphalangealgelenke, betroffen, teilweise auch Hüft- und Kniegelenke. Bei über der Hälfte der Patienten ist der MHC-Klasse-I-Proteinkomplex **HLA27 positiv,** ohne dass die beispielsweise bei der chronischen Polyarthritis typischen ANA (antinukleären Antikörper) nachzuweisen wären.

Klinik
Die Patienten klagen über Gelenksteifigkeit und bewegungsabhängige Schmerzen. Charakteristisch ist der sog. **Strahlbefall:** Alle Gelenke eines Fingers oder Zehs sind betroffen, z. B. Fingergrundgelenk, Mittelgelenk und Endgelenk. Häufig sind erythematös-squamöse Hautveränderungen, v. a. auf den Streckseiten der Gelenke zu sehen.

Diagnostik
- Röntgen: Röntgenaufnahme der distalen Endgelenke
- MRT: Darstellung entzündlicher Gelenkbereiche.

Therapie
Konservativ. Neben physio- und ergotherapeutischen Maßnahmen ist eine medikamentöse Therapie mit NSAR indiziert. In schweren Fällen ist die systemische Anwendung von Glukokortikoiden und Immunsuppressiva möglich. Eine lokale Infiltrationstherapie mit Steroiden und Lokalanästhetika bewirkt oft eine vorübergehende Beschwerdebesserung.

Operativ. Die Radiosynoviorthese (Verödung der Gelenkinnenhaut durch Einspritzen einer radioaktiven Substanz) als auch die operative Therapie, z. B. Gelenkersatz, ist Patienten mit hochgradigen Funktionseinschränkungen vorbehalten.

Sudeck-Dystrophie

Bei der Sudeck-Dystrophie (Morbus Sudeck, Complex regional Pain Syndrome, Algodystrophie) handelt es sich um ein Schmerzsyndrom, bei dem v. a. die Extremitäten betroffen sind. Meist geht ein peripheres Knochen- und/oder Weichteiltrauma voraus.
Die in mehreren Stadien verlaufende Erkrankung kann zum Funktionsverlust der betroffenen Extremität mit Atrophie der Knochen und Weichteile führen.

Klinik
Die Patienten klagen über eine diffus-generalisierte, v. a. die Extremitäten betreffende, Hyperästhesie (Berührungsüberempfindlichkeit), Allodynie (Berührungsschmerz) und Kausalgie (Brennschmerz).

Diagnostik
- Anamnese: Bagatellunfall wie Distorsionen und klinischer Befund
- Röntgen: Etwa 3–4 Wochen nach Erkrankungsbeginn ist eine typische fleckige Entkalkung zu sehen

Die Stadien der Sudeck-Dystrophie sind wie folgt:
- **Stadium I:** starke Schmerzen, erhöhte taktile Hautempfindlichkeit, lokale Schwellung, Hyperhydrosis, trockene, erythematöse Haut
- **Stadium II:** Schmerzzunahme, radiologisch sichtbare, fleckige Knochenentkalkung, Muskeldystrophie, Gelenksteifigkeit und Bewegungseinschränkung, Ausbreitung der Schwellung
- **Stadium III:** zunehmende Muskel-, Haut- und Sehnendystrophie, deutliche Funktionseinschränkung der betroffenen Extremität, diffuser Schmerz mit gelegentlicher Intensitätsabschwächung.

Therapie
Aufgrund der Komplexität der Beschwerdesymptomatik und der bisher unbekannten Pathogenese gibt es bisher keine einheitlichen Therapieempfehlungen. Neben **physiotherapeutischen Maßnahmen** (Krankengymnastik, Ultraschalltherapie, Lymphdrainagen etc.) sind eine begleitende **medikamentöse Therapie** mit NSAR, Glukokortikoiden und bei Bedarf eine Guanethidin-Sympathikolyse angezeigt.
Eine frühzeitige **psychosomatische Mitbetreuung** ist zur Bewältigung des hohen Leidensdrucks und der psychodynamischen Komponenten der Erkrankung frühzeitig anzustreben.

CHECK-UP

- ☐ Was versteht man unter der Neutral-Null-Stellung?
- ☐ Nach welchen Regeln geht man bei der Versorgung eines Polytraumas vor?
- ☐ Wie werden offene Frakturen im OP versorgt?
- ☐ Nennen Sie bitte mindestens vier Risikofaktoren, welche die Entstehung einer Osteopenie begünstigen können.
- ☐ Was kennzeichnet den typischen Gelenkbefall einer Psoriasis-Arthritis?
- ☐ Benennen Sie bitte die verschiedenen Stadien der Sudeck-Dystrophie.

Anatomische Fehlbildungen und Entwicklungsstörungen

Fehlbildungen des Skeletts und Bindegewebes treten vorwiegend im Bereich der Extremitäten und der Wirbelsäule auf und sind zum Zeitpunkt der Geburt bereits zu erkennen.
Die angeborenen, selten auftretenden **Entwicklungsstörungen** sind vorgeburtlich determiniert, manifestieren sich aber oft erst während der Skelettentwicklung in der Kindheit.

Hühnerbrust (Pectus carinatum)

Die Hühnerbrust (Kielbrust) ist eine Fehlbildung des knöchernen Thorax, bei der das Brustbein mit den angrenzenden Rippen in seinem kaudalen Anteil kielförmig vorgewölbt ist.

Klinik

In der Regel hat die Fehlbildung keinen pathologischen Stellenwert, stellt aber oft eine psychische Belastung der Patienten dar.

Diagnostik

Klinische Verlaufskontrollen mit fotografischer Dokumentation sind zu empfehlen.

Therapie

Eine konservative Therapie mit einer Pelottenbandage ist möglich, in seltenen Fällen, bei hochgradiger kosmetischer Beeinträchtigung, ist eine operative Therapie indiziert.

Torticollis

Beim angeborenen muskulären Schiefhals (Torticollis muscularis congenitus) kommt es aufgrund einer Fehlbildung – bindegewebige Verkürzung – des **M. sternocleidomastoideus** zu einer fixierten Schiefhaltung des Kopfs. Ohne adäquate Therapie kommt es zu einer Skoliose der HWS und Gesichtsfehlentwicklungen.

Sonderform Torticollis ocularis: Wegen des Ausfalls des N. trochlearis tritt eine Parese des M. obliquus superior auf, sodass der Kopf zum Ausgleich der dadurch entstehenden Doppelbilder schief gehalten wird.

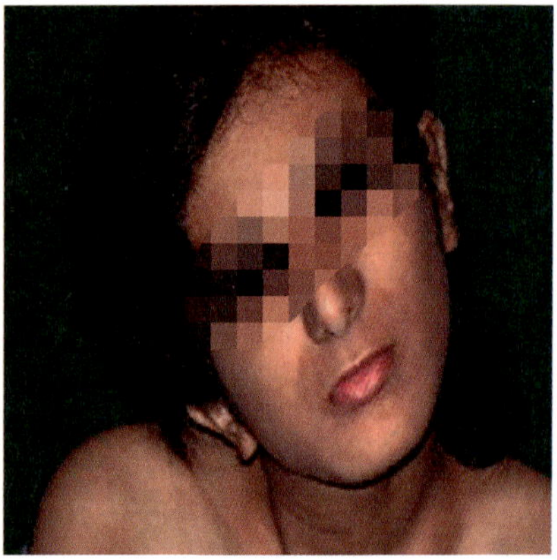

Abb. 24.1 Torticollis muscularis congenitus [F320]

Klinik

Der Kopf wird auf der betroffenen Seite geneigt, während eine Drehung zur gesunden Seite erfolgt (→ Abb. 24.1).

Diagnostik

Aufgrund des eindeutigen klinischen Bilds sind weiterführende Untersuchungen nur zum differenzialdiagnostischen Ausschluss anderer Torticollis-Erkrankungen, z. B. Torticollis spasticus, Torticollis osseus und Torticollis ocularis, notwendig. Beim Torticollis muscularis kann eine Verkürzung des M. sternocleidomastoideus gemessen werden, außerdem ist das junge Alter bei Beschwerdebeginn wegweisend.

Therapie

Konservativ. Bis zum Ende des 1. Lebensjahrs wird in der Regel ein konservativer Behandlungsansatz mit physikalischer Therapie und verschiedenen, audiooptisch unterstützten Lagerungstechniken gewählt.

Operativ. Bei Erfolglosigkeit ist die operative Therapie mit Tenotomie des M. sternocleidomastoideus das einzig kurative Mittel der Wahl.

CHECK-UP

- ☐ Welchen pathologischen Krankheitswert hat die Kielbrust?
- ☐ Welcher Pathomechanismus liegt dem angeborenen, muskulären Schiefhals zugrunde?

25 Spezielle Orthopädie und Traumatologie

Schulter

Klavikulafraktur

Klavikulafrakturen treten v. a. bei jungen Menschen auf und machen bis zu 15 % aller Frakturen aus. Meist werden sie durch ein direktes Trauma infolge eines Sturzes auf den ausgestreckten Arm verursacht.

Klinik

Die Patienten klagen über bewegungsabhängige Schmerzen des Arms bei sichtbarem Hämatom und Stufenbildung im Knochenverlauf.

Der periphere DMS-Status muss zum Ausschluss einer Nerven- und Gefäßverletzung bei jeder Klavikulafraktur erhoben und dokumentiert werden.

Diagnostik

- Röntgen: Röntgenaufnahme der Klavikula in 2 Ebenen
- CT: um mediale Frakturen (im Nativ-Röntgen Überlagerungseffekte) erkennen zu können
- MRT: zum Ausschluss von Kapsel- und Bandverletzungen.

Therapie

- Konservativ: ¾ aller Klavikulafrakturen können konservativ therapiert werden (z. B. Rucksack- oder Tapeverband).
- Operativ: bei offener Verletzung, drohender Weichteilperforation oder höhergradiger Dislokation ist eine operative Therapie mittels Osteosynthese (→ Abb. 25.1) indiziert.

Akromioklavikulargelenkverletzungen

Durch ein direktes Trauma gegen das Akromion, z. B. bei Sturz auf die Schulter oder den ausgestreckten Arm, kommt es häufig zur AKG-Luxation wobei auch der korakoklavikuläre Bandapparat mitbetroffen sein kann.

Klinik

- Relativer Hochstand des lateralen Klavikulaanteils („Klaviertastenphänomen“)
- Schmerzhafte Schwellung und Hautabschürfung
- Druckschmerzhafte Palpation des Gelenks.

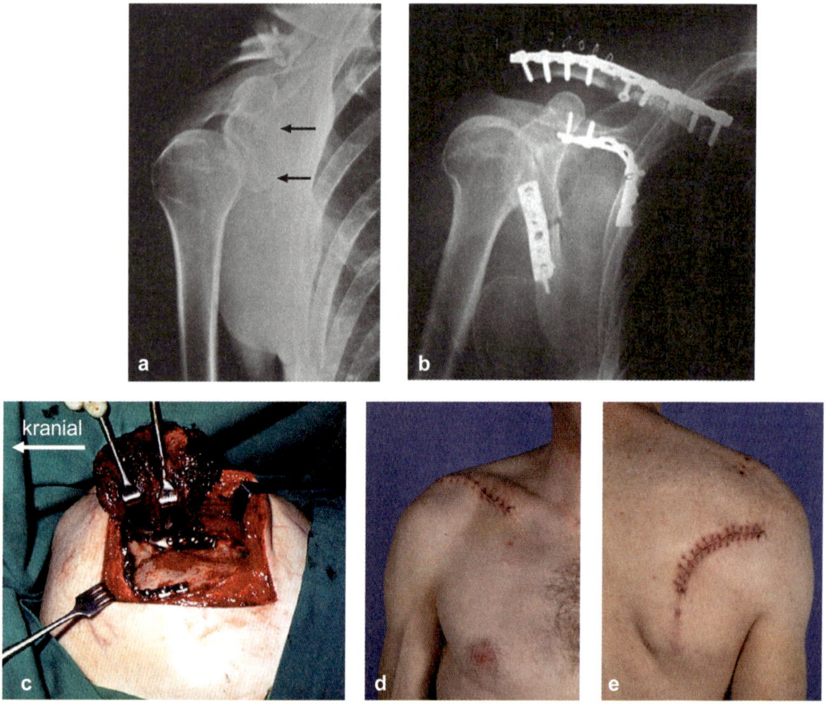

Abb. 25.1 Plattenosteosynthese einer Klavikulaschaftfraktur [R234]

Nach der **Rockwood-Klassifikation** (→ Abb. 25.2) wird die Verletzungen des AKG wie folgt unterteilt.

- ☐ Typ 1: AK-Gelenkzerrung
- ☐ Typ 2: Teilruptur des Lig. coracoclaviculare und Subluxation im AK-Gelenk
- ☐ Typ 3: Komplettruptur des Lig. acromioclaviculare und Lig. coracoclaviculare mit Luxation des AK-Gelenks
- ☐ Typ 4: Luxation des AK-Gelenks, bei der die Klavikula nach posterior in Richtung des M. trapezius verschoben ist
- ☐ Typ 5: Luxation des AK-Gelenks, bei der die Klavikula um das zwei- bis dreifache der Klavikulabreite nach oben verschoben ist
- ☐ Typ 6: Selten vorkommende Luxation des AK-Gelenks, bei der die Klavikula nach dorsal unter den Proc. coracoideus verschoben ist.

Diagnostik

Aufschluss gibt eine Panoramaaufnahme beider Schultergelenke AP unter Belastung.

Therapie

Die Therapie orientiert sich an den Klassifikationsgraden:

- Rockwood 1–3 konservativ: Armschlinge, Eis, NSAR, Physiotherapie
- Rockwood 4–6 operativ.

Skapulafraktur

Aufgrund der relativen Mobilität der Skapula und dem umgebenden muskulären Schutzmantel kommt es meist nur bei einem hochenergetischen, direkten Trauma, z. B. infolge eines Verkehrsunfalls. Auch eine schnelle, kraftvolle Bewegung der Schulter, z. B. bei Tennisspielern, kann zu einer Skapulafraktur mit begleitender Schulterluxation und Glenoidfraktur führen.

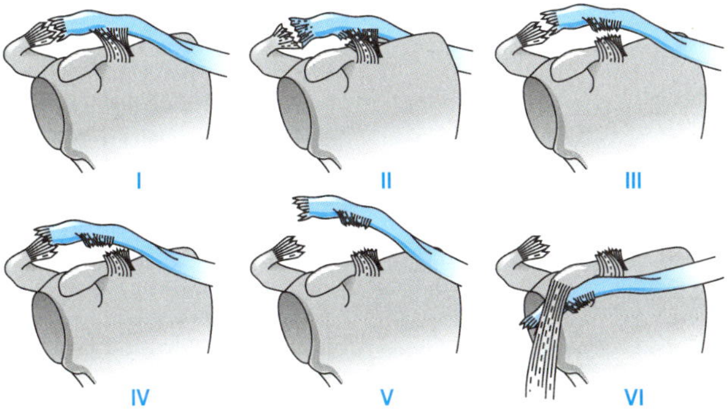

Abb. 25.2 Einteilung der AC-Gelenkverletzung nach Rockwood (1984) [L106]

Klinik

- Schmerzhaft eingeschränkte Bewegung im Schultergürtel
- Schonhaltung der betroffenen Extremität

Begleitverletzungen, z. B. der Rippen, des Plexus brachialis, Thorax oder der Gefäße, müssen aufgrund hoher Koinzidenz bei allen Patienten mit Skapularfraktur ausgeschlossen werden.

Diagnostik

- Röntgen: Thorax, AP, axiale Aufnahme, Supraspinatus-Tunnel Aufnahme
- CT, MRT: bei V. a. Nervenverletzung oder Rotatorenmanschettenruptur

Therapie

Konservativ. Therapie der Wahl für die meisten Skapularfrakturen (am Körper fixierte Armschlinge, NSAR, Frühmobilisation).

Operativ. Die Indikation zur OP orientiert sich an der Gelenkbeteiligung, Dislokation und Instabilität.

Humerusschaftfraktur

Frakturen des Humerusschafts entstehen häufig durch ein direktes Trauma mit hoher Gewalteinwirkung, z. B. Sturz oder Schlag auf den Oberarm. In seltenen Fällen ist ein Verdrehtrauma, z. B. Armdrücken, oder in höherem Alter eine pathologische Fraktur die Ursache.

Die **AO-Klassifikation** sieht folgende Einteilung vor.

- Typ A: einfache Fraktur, zwei Hauptbruchfragmente
- Typ B: zwei Hauptbruchfragmente (mit Kontakt), ein Keilfragment
- Typ C: komplexe Frakturen (Trümmerfraktur ohne Kontakt der Hauptbruchfragmente).

Klinik

- Schmerzhafte, unphysiologische Beweglichkeit im Oberarm
- Krepitation
- Fehlstellung
- Verkürzung der Extremität.

Bei jeder Humerusschaftfraktur muss DMS (Durchblutung, Motorik, Sensibilität) überprüft werden, um insbesondere eine Mitbeteilung des N. radialis auszuschließen.

Diagnostik

Angezeigt ist Röntgen in zwei Ebenen.

Therapie

Ob konservativ oder operativ therapiert werden muss, orientiert sich an dem Grad der Weichteilverletzung, dem funktionellen Anspruch des Patienten, dem Ausmaß der Fehlstellung und eventuell aufgetretenen Begleitverletzungen.

Konservativ. Desault-Verband oder Traumaweste für 3 Wochen (ggf. Anschlusskorrektur mit Ruhigstellung und Mobilisation in einer Bandage).

Operativ. Marknagel, Plattenosteosynthese, Fixateur.

Schulterluxation

Aufgrund des großen Bewegungsumfangs und der nur geringen knöchernen Führung treten im Glenohumeralgelenk häufiger als in jedem anderen Gelenk Luxationen auf. Die Einteilung der Luxationen orientiert sich an der Richtung und dem Ausmaß der Instabilität, Willkürlichkeit, Häufigkeit, Trauma.

Zu den **traumatischen** Instabilitäten zählen folgende Läsionen (TUBS):
- **T**raumatisch
- **U**nidirektional
- **B**ankart-Läsion
- **S**urgical-Repair.

Zu den **atraumatischen** Instabilitäten zählen folgende Läsionen (AMBRII):
- **A**traumatisch
- **M**ultidirektional
- **Bi**lateral
- **R**ehabilitation
- **I**nferiorer Kapselshift
- **I**ntervallverschluss.

Klinik
- Bei vorderer Luxation: Schonhaltung mit Abduktion und Außenrotation
- Bei hinterer Luxation: Adduktion und Innenrotation
- Instabilitätsgefühl im Schultergelenk
- Aktive und passive Bewegung im Schultergelenk schmerzbedingt nicht möglich
- Anamnese rezidivierender, atraumatischer Luxationen
- Taubheitsgefühl zum Luxationszeitpunkt.

Diagnostik
- DMS-Status: Ein Großteil der Patienten berichtet über ein zum Zeitpunkt der Luxation eingetretenes Taubheitsgefühl.
- Inspektion, Palpation: sichtbare „Eindellung" des Schulterreliefs („Epaulettenphänomen")
- Röntgen, CT, MRT: als Ausschlussdiagnostik für intraartikuläre Begleitverletzungen und Frakturen

Typische strukturelle Veränderungen bei vorderer Schulterluxation:
- **Hill-Sachs-Delle:** Impressionsfraktur durch Einkeilung des dorsolateralen Humeruskopfs durch den vorderen, unteren Pfannenrand
- **Bankart-Läsion:** Ventraler Labrumabriss im Bereich des vorderen unteren Pfannenrands.

Therapie
Unabhängig von der Ursache sollte jede Schulterluxation im Akutfall primär reponiert werden, z. B. nach Stimsons, Hippokrates oder Arlt.

Konservativ. Gilchrist-Armschlinge für 2–3 Wochen, danach Physiotherapie mit Muskelaufbautraining.

Operativ. Die Indikation zur OP (offene und arthroskopische Verfahren) orientiert sich an der Rezidivhäufigkeit, Funktionsbehinderung sowie am Aktivitätsniveau (junge Sportler haben ein nahezu 100-prozentiges Reluxationsrisiko).

Impingementsyndrom

Das Impingementsyndrom bezeichnet Einklemmungsschmerzen, die durch eine subakromiale Einengung entstehen. Die Genese der Beschwerden kann sowohl degenerativ als auch entzündlich sein.

Klinik
- Nächtliche Schmerzen
- **Painful arc,** schmerzhafte Bewegung bei Abduktion zwischen 60–120°.

Das Impingementsyndrom erfordert eine gründliche, differenzierte klinische Untersuchung, da es durch verschiedenste Faktoren verursacht sein kann.

Diagnostik
Klinische Untersuchungen:
- Painful Arc, Jobe-Test, Neer's Impingement-Zeichen
- Subakromiale Infiltration: Probatorische subakromiale Infiltration führt bei Impingement zum sofortigen Nachlassen der Schmerzen.

Röntgen. AP, Outlet view (im Stand oder Sitzen mit retrovertiertem oder adduziertem Oberarm), axia.

MRT, Sonografie. Als Ausschlussdiagnostik für Bursititis, Rotatorenmanschettenruptur, Tendinitis.

Therapie

Bei **akuten Beschwerden** ist eine konservative Therapie mit folgenden Maßnahmen angezeigt:

- Kühlung
- NSAR
- Lokalinfiltration mit Kortikoiden.

Bei **chronischen Beschwerden** erfolgt die nächste Stufe der konservativen Therapie:

- Kräftigung der Rotatorenmanschette durch Physiotherapie
- Elektrotherapie (z. B. TENS)

Bei Versagen der konservativen Therapie besteht die Möglichkeit zur **chirurgischen** (offenen oder arthroskopischen) **Dekompression.**

Bizepssehnensyndrom

Die schmerzhafte, degenerativ-entzündliche Erkrankung der langen Bizepssehne zusammen, geht häufig mit anderen Schultererkrankungen einher. Im Krankheitsverlauf können Sehnenrupturen auftreten.

Klinik

- Druckschmerzhaftigkeit im Verlauf des Sulcus bicipitalis
- Schmerzverstärkung bei Anspannung der Bizepsmuskulatur.

- Bei ursprungsnaher Ruptur der langen Bizepssehne (oberer Glenoidrand): krampfartige Schmerzen, die im Verlauf nachlassen
- Bei (traumatischem) Abriss der distalen Bizepssehne: hörbares Schnappen und schmerzhafte Ellenbogenbeugung.

Diagnostik

- Sonografie, MRT: geben Aufschluss über mögliche Ruptur, Flüssigkeit im Sulcus bicipitalis, Luxation
- Klinische Untersuchung: als Funktionstest Speed-Test und Yergason-Test

Therapie

Konservativ. Physiotherapie zur Kräftigung der Rotatorenmanschette und Lokalinfiltration mit Lidocain und Kortison.

Operativ. Bei Beschwerdepersistenz, Teilruptur der langen Bizepssehne oder der (seltenen) Ruptur der distalen Bizepssehne ist eine operative Rekonstruktion indiziert.

CHECK-UP

- ☐ Benennen Sie die Therapieprinzipien der Klavikulafraktur.
- ☐ Was ist das „Klaviertastenphänomen" und wie kommt es zustande?
- ☐ Worauf ist bei der Verdachtsdiagnose Skapulafraktur besonders zu achten?
- ☐ Nennen Sie die therapeutischen Optionen bei einer Humerusschaftfraktur.
- ☐ Wofür stehen die Abkürzungen TUBS und AMBRII?
- ☐ Was versteht man unter dem Begriff „Impingementsyndrom"?
- ☐ Nennen Sie die klinischen Zeichen der Bizepssehnenruptur.

Unterarm und Hand

Unterarmschaftfrakturen

Frakturen des Ulna- und Radiusschafts können durch direkte Gewalteinwirkung (z. B. Rasanztraumen, „Parierverletzung") und indirekte Gewalteinwirkung (z. B. Sturz auf den ausgestreckten Arm) hervorgerufen werden. Eine Unterform sind die Luxationsfrakturen, z. B. Monteggia- und Galeazzi-Fraktur.

- Monteggia-Fraktur: Ulna-Fraktur mit proximaler radioulnarer Luxation
- Galeazzi-Luxationsfraktur: Radius-Fraktur mit Luxation im distalen Radioulnargelenk.

Klinik

- Schmerzen
- Bewegungseinschränkung im Unterarm
- Schwellung.

> Ein Kompartmentsyndrom muss bei massiver Schwellung des Unterarms unbedingt ausgeschlossen werden.

Diagnostik

Angezeigt ist Röntgen des Ellenbogens, Unterarms und Handgelenks in zwei Ebenen.

Therapie

Konservativ. Einfache (geschlossene) Unterarmfrakturen können nach korrekter, gut durchführbarer Reposition konservativ therapiert werden. Insbesondere kindliche Grünholz-Frakturen werden im Gips für 3–4 Wochen ruhig gestellt.

Operativ. Bei offenen Frakturen oder Luxationsfrakturen erfolgt eine sofortige Plattenosteosynthese (Goldstandard), als Marknagel-Osteosynthese oder in seltenen Fällen als Fixatuer externe.

> Als **Komplikationen** können auftreten: Kompartmentsyndrom, Pseudarthrosen, Synostosen zwischen Radius und Ulna.

Epicondylitis humeri

Die Epicondylitis humeri ist eine durch Überbelastung verursachte, nicht entzündliche Tendopathie, die zu Schmerzen im Ansatzbereich der Muskulatur an den Epikondylen führt. Bevorzugt betroffen ist die lateral gelegene Streckmuskulatur.

Klinik

Bei Extension im Handgelenk gegen Widerstand geben die Patienten Schmerzen am Epicondylus lateralis an. Außerdem wird oft ein Druckschmerz angegeben, der bis in den Unterarm ausstrahlen kann.

Diagnostik

Klinische Widerstandstests zeigen Druckschmerzhaftigkeit und Kraftminderung am Epikondylus und der entsprechenden Muskelgruppe. Radiologische Untersuchungen sind ohne Befund.

Therapie

Konservativ. Schonung der betroffenen Extremität bis zur Ruhigstellung im Gips ist die Therapie der Wahl. Weitere Maßnahmen sind die physikalische Therapie und lokal-infiltrativ medikamentöse Therapie mit Lokalanästhetika und Kortikoiden.

- Extensorendehnung
- Querfriktion des Sehnenansatzes
- Ultraschalltherapie
- Bei Tennisspielern Modifikation des Schlägers
- Bandagenkompression.

Operativ. Bei Therapieversagen Indikation zur Operation, z. B. nach Hohmann. Dabei wird die Muskulatur (M. extensor carpi radialis brevis) am Ansatz abgelöst. Diese OP kann auch arthroskopisch durchgeführt werden. Alternativ dazu ist eine Denervierung der sensibel versorgenden Nerven möglich (nach Wilhelm).

Strecksehnenverletzungen der Hand

Der Streckapparat besteht aus Sehnen, die in Sehnenfächern vom dorsalen Unterarm zu den Endgliedern der Hand ziehen. Verletzungen können durch direkte Gewalteinwirkung, z. B. Schnittverletzungen, oder indirekte Traumen, z. B. ruckartige, gewaltsame Beugung im Interphalangealgelenk, verursacht werden (➜ Abb. 25.3, ➜ Abb. 25.4).

Klinik

Deformität und Funktionsausfall des betroffenen Fingers, der sich nach der Höhe der Verletzung im Gelenk richtet, z. B. Os metatarsale oder DIP-Gelenk, und dementsprechend eine typische Klinik zeigt.

Diagnostik

- Klinische Funktionsuntersuchung
- Schnittwundenexploration, zur Diagnosesicherung, da nach Sehnenstümpfen gesucht werden kann. Diese können sich durch die Muskelspannung oder Bewegung der Finger aber auch soweit zurückgezogen haben, dass sie nicht mehr sichtbar sind.

Therapie

Konservativ. Bei geschlossene Rupturen mit minderschweren Läsionen erfolgt eine Schienung des PIP-Gelenks.

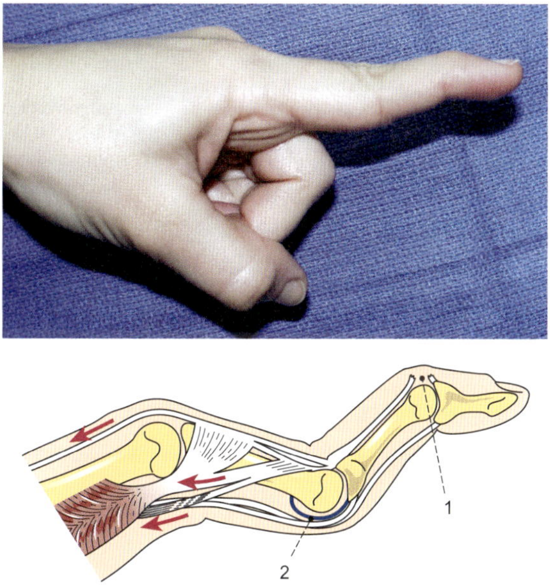

Abb. 25.3 Schwanenhalsdeformität [R234] [L106]

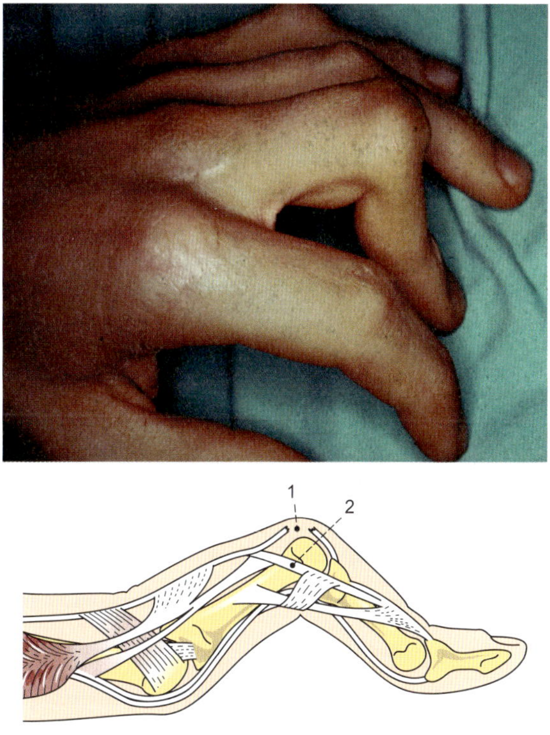

Abb. 25.4 Knopflochdeformität [R234]

Operativ. Offene Verletzungen müssen umgehend mittels Strecksehnenplastik operativ versorgt werden, z. B. nach Matev oder Snow.

Beugesehnenverletzungen des Unterarms

Pro Finger setzt eine Beugesehne am Mittel- und eine am Endglied an. Verletzungen beruhen meist auf einem offenen Trauma, z. B. Schnittverletzung.

Klinik

- Funktionsbeeinträchtigung bzw. -ausfall des betroffenen Fingers. Abhängig davon, ob eine oder beide Beugesehnen rupturiert sind
- Verlust des Beugetonus der Finger
- Fingerkuppensymmetrie ist gestört

Diagnostik

- Klinische Funktionsprüfung
- Wundinspektion, Schnittexploration, um ggf. sichtbare Sehnenenden darzustellen.

Therapie

Die primäre Naht ist die Methode der Wahl, kann jedoch nach adäquater Primärwundversorgung bis zu 24 Stunden aufgeschoben werden.

Schädigung des N. radialis

Da der N. radialis im Bereich der Humerusmitte direkt dem Periost aufliegt, kommen durch Druck ausgelöste Läsionen, z. B. Parkbanklähmung oder falsche Lagerung während einer OP, häufig vor. Proximale Läsionen können durch indirekte Traumen, z. B. unfallbedingte Überstreckung des Schultergelenks, ausgelöst werden.

Klinik

Die **Fallhand** – Unfähigkeit, das Handgelenk zu strecken – als typisches Symptom ist Folge der Schädigung des N. radialis. Zudem bestehen im dorsalen Unterarm Sensibilitätsstörungen.

Diagnostik

- Klinisch-neurologische Untersuchung mit Reflextestung, z. B. Trizepssehnenreflex
- Neurografie bei motorischen und sensiblen Ausfällen.

Therapie

Abhängig von Ursache und Ausmaß der Läsion und Chronizität der Beschwerden wird entweder konservativ (Watch and Wait) oder operativ, z. B. Interponatrekonstruktion, behandelt.

Schädigung des N. ulnaris

Aufgrund der befestigten Lage im Sulcus ulnaris kann es zu Druckschädigungen sowie zu Lähmungen durch Humerusfrakturen kommen.

Klinik

- **Krallenhand:** Überstreckung in den Grundgelenken und Beugung in den Mittelgelenken
- Sensibilitätsdefizit auf der ulnaren Seite des Handrückens, des Ringfingers und des Kleinfingers

Diagnostik

- Klinische Funktionsprüfung
- Neurografie bei motorischen und sensiblen Ausfällen

Therapie

Nach konservativem Zuwarten und unterstützender physikalischer Therapie kann bei persistierenden neurologischen Lähmungserscheinungen und Sensibilitätsstörungen eine operative Therapie angezeigt sein.

Schädigung des N. medianus

Der N. medianus versorgt den Großteil der Unterarmbeugemuskulatur und anteilsweise die Thenarmuskulatur. Durch Dauerreizung in der Pronator-Teres-Loge, z. B. durch ständiges Muskeltraining oder durch andauernde Ellenbogenstreckstellung, kann es zu einer Läsion des Nervs kommen. Direkte Traumen, z. B. Schnittverletzungen und Frakturen, kommen als Schädigungsursache ebenfalls infrage.

Klinik

- **Schwurhand:** Beim Versuch des Faustschlusses kommt es zur radialseitigen Lähmung
- Sensibilitätsdefizit und Parästhesien der Dig. I–III.

Diagnostik

- Klinische Funktionsprüfung, z. B. positives Flaschenzeichen
- Neurophysiologische Untersuchungen: Neurografie, Elektromyografie.

Therapie

Je nach Ausmaß der Schädigung konservative Therapie mit Antiphlogistika und Schonung bis hin zur operativen Therapie mit Interponatrekonstruktion, Neurolyse oder End-zu-End-Koadaption.

Karpaltunnelsyndrom

Das Karpaltunnelsyndrom beschreibt eine Verengung des Kanals, der von den Handwurzelknochen und dem darüber verlaufenden Retinaculum flexorum gebildet wird und in dem der N. medianus und die Beugesehnen verlaufen.

Klinik

- Kribbelparästhesien in Digitales II, III und IV
- Positives Hoffmann-Tinel-Zeichen (Klopfschmerz im Verlauf des N. medianus)
- Hypotrophie der Daumenballenmuskulatur.

Diagnostik

- Nervenleitungsgeschwindigkeitsmessung des N. medianus durch Neurografie
- Klinische Untersuchung (Phalen-Zeichen, Hoffmann-Tinel-Zeichen).

Therapie

Konservativ. Es erfolgen lokale Kortikoidinfiltration und systemische NSAR-Gaben.

Operativ. Spaltung des Retinaculum flexorum.

Volkmann-Kontraktur

Diese ischämische Kontraktur mit nekrotischen Veränderungen der Beugemuskulatur von Hand und Fingern entwickelt sich durch Quetschung oder Kompression der A. brachialis und umliegender Nerven, z. B. bei unsachgemäßer Frakturbehandlung mit zu engem Gipsvervand bei suprakondylärer Humerusfraktur.

Klinik

- Hypotrophie der Unterarmflexoren
- Pronation und Flexion des Handgelenks mit Überstreckung der MP-Gelenke und Flexion der PIP- und DIP-Gelenke („Krallenhand").

Diagnostik

- Anamnese: vorangegangene, reponierte, suprakondyläre Humerusfraktur, Gipsverband
- Klinische Untersuchung: derb tastbare Muskelstränge der Unterarm-Beugemuskulatur, Beugekontrakturen, Krallenstellung der Hand

Therapie

Sowohl die konservative (Krankengymnastik) als auch die operative, z. B. Sehneninterponat, Therapie ermöglichen lediglich eine Verbesserung der Symptomatik ohne die Chance auf eine kausale Heilung.

Kahnbeinfraktur

Für die Stabilität der Handwurzel ist das Kahnbein als Verbindungsglied zwischen distalen und proximalen Handwurzelknochen essenziell von Bedeutung. Der häufigste Verletzungsmechanismus ist der Sturz auf den ausgestreckten Arm mit überstrecktem Handgelenk.

Klinik

- Druckschmerz in der Tabatiére anatomique
- Schwellung der Hand mit Druck- und Bewegungsschmerz v. a. radialseitig.

Diagnostik

- Röntgen („Kahnbeinquartett")
- MRT/CT (immer vor Therapie zur Diagnosesicherung).

Therapie

Konservativ. Ein Gips (2–6 Monate) ist aufgrund einer hohen Pseudarthroserate nur selten indiziert.

Operativ. Diese erfolgt z. B. mittels Schrauben und Spongiosaplastiken.

Perilunäre Luxationsfraktur

Die perilunäre Luxation wird häufig durch ein Hochgeschwindigkeitstraumas, z. B. infolge eines Motorrad- oder Fahrradunfalls mit Sturz auf die ausgestreckte Hand hervorgerufen. Die schwere Handwurzelverletzung betrifft sowohl Ligamente als auch Knochen.

Klinik

- Schwellung
- Schmerzhafte Bewegungseinschränkung und Kraftminderung mit verminderter Dorsalextension und Palmarflexion im Handgelenk

Diagnostik

- Klinische Untersuchung: Schwellung des Handgelenks mit Beweglichkeitseinschränkung. Ggf. Parästhesien der Finger I–III bei Mitbeteilung des N. Medianus
- Röntgen: Handgelenk inklusive Handwurzelknochen in zwei Ebenen
- MRT, CT: Bei Unsicherheit in der Auswertung des Nativ-Röntgenbilds großzügige Indikationsstellung.

Therapie

Nach Reposition erfolgt eine operative Therapie.

Bennet-Fraktur

Bei der Bennet-Fraktur handelt es sich um eine intraartikuläre Luxation im Metakarpale I, bei der das Schaftfragment disloziert, während es zu einer bandhaften Fixierung des ulnarseitigen Fragments in anatomischer Position kommt.

Klinik

Die Patienten klagen über schmerzhafte Bewegungseinschränkung bei sichtbarer Fehlstellung des Gelenks.

Diagnostik

- Klinische Untersuchung: Schwellung, Bewegungs- und Druckschmerz im Daumen
- Röntgen: Das Metakarpale I wird in zwei Ebenen geröngt.

Therapie

- Konservativ: geschlossene Reposition und Gips
- Operativ: offene Reposition und Drahtfixierung.

Ulnare Seitenbandverletzung

Die sogenannte Skifahrerhandverletzung (Skidaumen) entsteht bei gewaltsamer Abduktion des Daumens, die zu einem – in manchen Fällen nur partiellen – Abriss des ulnaren Kollateralbandes führt.

Klinik

Es zeigt sich eine Aufklappbarkeit des Gelenks > 30°, die mit Druckschmerz und Schwellung im Gelenkbereich einhergeht.

Diagnostik

- Klinische Untersuchung: Unsicherheit beim Flaschengriff
- Röntgen: Daumen in zwei Ebenen.

Therapie

Partielle Ruptur. Gelenk für 4 Wochen ruhig stellen und für 12–15 Wochen keinen Sport ausüben.

Komplette Ruptur. Konservative Therapie mit Gipsschienung für 6 Wochen oder operative Therapie, z. B. mit Bandrekonstruktion.

Kragenknopfpanaritium

Das Kragenknopfpanaritium ist Folge eines Übergreifens einer oberflächlichen, oft sehr schmerzhaften Infektion der Fingerbeere auf tiefer liegende Strukturen aufgrund einer unsachgemäßen oder verspäteten Therapie. Betroffen sind Sehnen, Knochen oder Gelenke.

Klinik

Es zeigt sich eine Schwellung, Rötung und Überwärmung des gesamten Fingers mit deutlicher Druckschmerzhaftigkeit und ggf. Auftreibung des betroffenen Gelenks.

Diagnostik

- Anamnese: vorangegangenes Mikrotrauma, unsachgemäße Wundbehandlung etc.
- Klinische Untersuchung und Inspektion (Blickdiagnose): Schmerzen, Schwellung und Rötung im Bereich des Fingerendglieds.

Therapie

Um eine Schädigung und Vernarbung der tiefer liegenden Strukturen zu vermeiden, muss eine umgehende Inzision, Entlastung und Spülung mit Einlage von Laschen in den Wundbereich erfolgen. Eine systemische Antibiose ist bei tiefer liegenden Infektionen obligat.

CHECK-UP

- ☐ Welche Formen der Luxationsfrakturen des Unterarms kennen Sie?
- ☐ Wie entsteht eine Epicondylitis humeri?
- ☐ Was sind klinische Zeichen eine Beuge- bzw. Strecksehnenverletzung des Unterarms?
- ☐ Nennen Sie die Ausfallserscheinungen, die bei einer Verletzung des N. radialis, N. medianus und N. ulnaris auftreten können.
- ☐ Was ist das operative Therapieprinzip beim Karpaltunnelsyndrom?
- ☐ Welche Komplikation können bei der Anlage eines zu engen Gipsverbands auftreten?
- ☐ Worauf deutet Druckschmerz in der Tabatiére anatomique hin?
- ☐ Nennen Sie die primären Therapieziele bei einer perilunären Luxationsfraktur. Was ist eine Bennet-Fraktur?
- ☐ Welcher Unfallmechanismus liegt dem sogenannten Skidaumen zugrunde?
- ☐ Wie wird ein Kragenknopfpanaritium behandelt?

Hüfte und Oberschenkel

Traumatische Hüftgelenkluxation

Die traumatisch bedingte Hüftgelenkluxation (→ Abb. 25.5) tritt häufig bei Hochrasanztraumen, wie z. B. als Dashboard Injury auf, bei der das Knie, besonders bei nicht angeschnallten Passagieren, während eines Pkw-Unfalls am Armaturenbrett anprallt. Die häufigste traumatische Gelenkverrenkung ist die Luxatio iliaca – eine Fehlstellung mit adduziertem, innenrotiertem und flektiertem Hüft- und Kniegelenk.

Klinik

Typische, schmerzhafte Fehlstellung, entsprechend der Luxationsrichtung. Außerdem ist eine durch die Fehlstellung verursachte Verkürzung des Beins mit Einschränkung der Beweglichkeit und belastungsabhängigen Schmerzen möglich.

Diagnostik

- Körperliche und klinische Untersuchung: Die typische Fehlstellungen lässt sich bereits beim Anblick des Patienten erkennen. Die klinische Untersuchung zeigt je nach Luxationstyp eine Beinverkürzung, ein Druck- und Spannungsgefühl im Gesäß sowie eine schmerzhafte Bewegungseinschränkung.
- Röntgen: Röntgenübersichtsaufnahme des Beckens (obligat)
- CT: zum Ausschluss von Begleitverletzungen und zur besseren OP-Planung (falls notwendig).

Die Integrität des N. ischiadicus muss zum Ausschluss einer Ischiadicusparese aufgrund seiner nachbarschaftlichen anatomischen Beziehung zum Hüftgelenk immer überprüft werden.

Therapie

Eine notfallmäßige Reposition (geschlossen oder offen) ist zur Minimierung des Risikos einer Hüftkopfnekrose obligat. Erfolglose geschlossene Repositionsversuche und Begleitverletzungen sind Operationsindikationen.

Epiphysiolyse

Eine Epiphysiolyse liegt bei einer traumatisch bedingten Ablösung der Epiphyse im Kindes- und Jugendalter vom metaphysären Fragment vor. Die Frakturen werden je nach Beteiligung des epi- und metaphysärem Fragmentes nach Salter-Harris und Aitken eingeteilt (→ Abb. 25.6).

Klinik

- Achsenfehlstellung des betroffenen Gelenks
- Schwellung aufgrund des begleitenden Gelenkergusses.

Diagnostik

- Klinische Untersuchung: Hüftbeugung führt zu Außenrotation (Drehmann-Zeichen), Knieschmerzen und Unfähigkeit zu gehen.

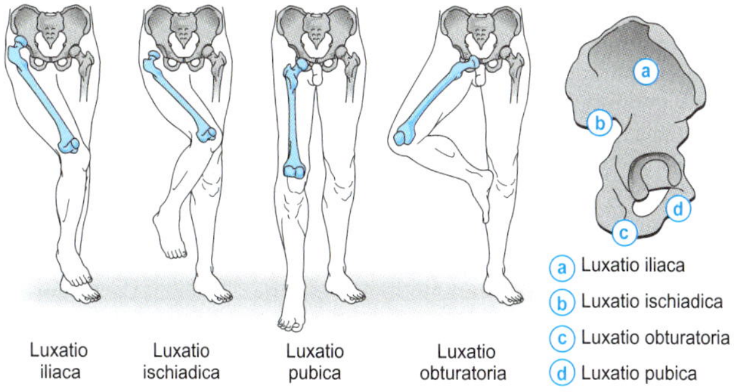

Abb. 25.5 Einteilung der Luxationstypen [L106]

	Einteilung nach AITKEN	Einteilung nach SALTER/HARRIS
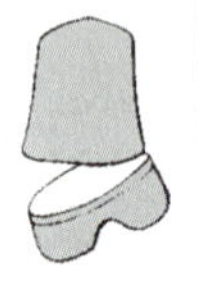	–	I
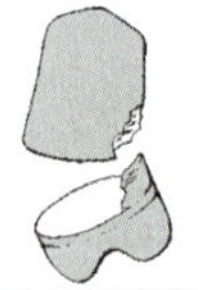	I	II
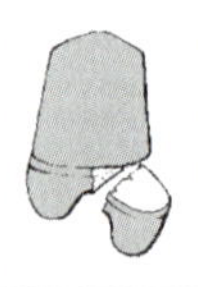	II	III
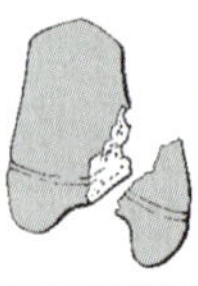	III	IV
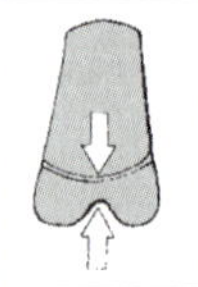	–	V

Abb. 25.6 Einteilung von gelenknahen Frakturen im Kindesalter mit Beteiligung der Wachstumsfugen [L108, L127]

Vor allem bei Kindern hinweisend auf eine mögliche Hüfterkrankung

- Röntgen: korrespondierende Gelenke im Seitenvergleich in zwei Ebenen
- MRT: zur Beurteilung von Sehnen, Bändern, Gelenkkapsel.

Therapie

Konservativ. Bei leichteren Frakturformen (Aitken und Salter-Harris I–II) Schienung und Ruhigstellung des Gelenks.

Operativ. Osteosyntheseverfahren bei höhergradige Frakturen (Aitken und Salter-Harris III–IV) mit epi- und/oder metaphysärem Fragment.

Die Behandlung muss von einem Kinderorthopäden durchgeführt werden.

Schenkelhalsfraktur

Bei einer Schenkelhalsfraktur liegt ein Oberschenkelbruch zwischen Femurkopf und Trochanter major vor. Insbesondere ältere Patienten (v. a. Frauen und Patienten mit geringem BMI) sind betroffen. Ein einfacher Sturz aus niedriger Fallhöhe reicht bei den oft osteoporotisch vorgeschädigten Knochen aus, um eine Fraktur zu induzieren.
Die Einteilung erfolgt in mediale und laterale Schenkelhalsfrakturen, da die den Femurkopf versorgenden Blutgefäße weiter medial liegen und somit das Risiko einer sekundären aseptischen Femurkopfnekrose besser abgeschätzt werden kann.

Klinik

- Bewegungsabhängige Schmerzen
- Meist Schonhaltung mit Beinverkürzung und Außenrotation
- Deutlich eingeschränkter aktiver und passiver Bewegungsumfang.

Diagnostik

- Klinische Untersuchung: sich bei passiver Hüftbeugung verstärkende bewegungsabhängige Schmerzen im Hüftgelenk mit sichtbarer Fehlstellung
- Röntgen: Becken und Hüftgelenk a. p. und axial
- CT: bei komplexen Frakturen gibt das CT Aufschluss über Kompliziertheit und Prognose des Bruchs
- MRT: bei v. a. pathologische Frakturen oder um eine okkulte Fraktur festzustellen.

Therapie

Konservativ. Diese besteht aus initialer Bettruhe mit folgender schmerzadaptierter Belastung und erfolgt nur bei einer eingestauchten Abduktionsfraktur (Typ I nach Pauwels), da bei höhergradigen Frakturen das hohe Risiko einer Fragmentverschiebung besteht.

Operativ. Angezeigt aufgrund des massiv erhöhten Dislokationsrisikos bei Frakturen nach Pauwels II und III. Jüngere Patienten werden in der Regel mit dynamischen Hüftschrauben oder kanülierten Schrauben operativ versorgt, um den Hüftkopf zu erhalten und die begleitende Gefäßversorgung zu gewährleisten. Im Gegensatz dazu werden ältere Patienten oft endoprothetisch versorgt, um eine möglichst rasche postoperative Mobilisierung zu ermöglichen.

Junge Patienten müssen notfallmäßig innerhalb von 6 Stunden operiert werden, um die Hüftkopfdurchblutung zu gewährleisten.

Femurschaftfrakturen

Femurschaftfrakturen entstehen meist durch starke direkte oder indirekte Gewalteinwirkung. Insbesondere bei Polytrauma-Patienten müssen Begleitverletzungen, z. B. eine gleichzeitige Schenkelhalsfraktur, ausgeschlossen werden.

Klinik

- Schmerzen, Schwellung
- Bewegungseinschränkung.

Diagnostik

- Röntgen: Konventionelles Röntgen des Femurs in zwei Ebenen
- DMS-Status: v. a. bei Trümmerfrakturen Durchblutung, Motorik und Sensibilität (DMS) testen.

Therapie

In der Regel erfolgt eine **operative Therapie** mit Marknagel, Verriegelungsschrauben, Plattenosteosynthese oder einem Fixateur externe, wobei der Verriegelungsmarknagel das Mittel der Wahl ist außer bei Kindern und Polytrauma-Patienten.

CHECK-UP

- ☐ Welche Folgen kann die Dashboard Injury haben?
- ☐ Was ist eine Epiphysiolyse?
- ☐ Welche Einteilung der Schenkelhalsfrakturen kennen Sie?
- ☐ Wie werden Femurschaftfrakturen in der Regel behandelt?

Knie

Bänder- und Meniskusverletzungen

Ursache von Meniskus- und Bandverletzungen des Kniegelenks sind meist Rotationstraumen, die durch indirekte Gewalteinwirkung hervorgerufen wurden. Es treten häufig komplizierte Verletzungen auf, die mehrere Strukturen betreffen, wie beispielsweise die **Unhappy Triad** mit Innenbandruptur, vorderem Kreuzbandriss und Riss des Innenmeniskus.
Von traumatischen Knieverletzungen sind besonders oft Skiläufer und Ballsportler betroffen. Durch Knierotationstraumen kann es auch zu Knorpel-Knochenläsionen (osteochondralen Frakturen) kommen. Es können sowohl Abscherfrakturen (Abscherung von Knorpel und Knochen) als auch Ausrissfrakturen durch den betroffenen Bandapparat, z. B. Ausrissfraktur der Tibia durch das vordere Kreuzband, entstehen.

Klinik

Neben einer meist auftretenden Schwellung und schmerzhaften Bewegungseinschränkung des Kniegelenks sind verschiedene Tests des Kniegelenkbandapparats wegweisend zur genauen Lokalisation der Schädigung (→ Abb. 25.7, → Abb. 25.8).

Diagnostik

- Klinische Untersuchung
- Kniegelenkpunktion (→ Tab. 25.1)
- MRT: bestes diagnostisches Instrument zur Beurteilung des Kniebandapparats.

Therapie

Bei akuten Verletzungen des Kapsel-Bandapparats des Kniegelenks wird bis auf wenige Ausnahmen, z. B. isolierte Kollateralbandruptur, eine operative Sanierung angestrebt.

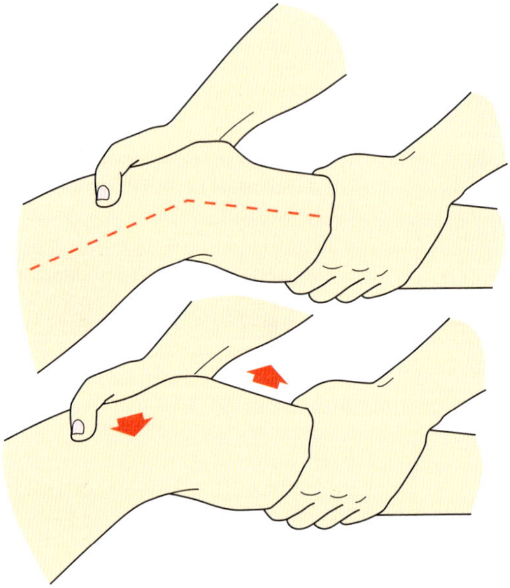

Abb. 25.7 Lachmann-Test [L234]

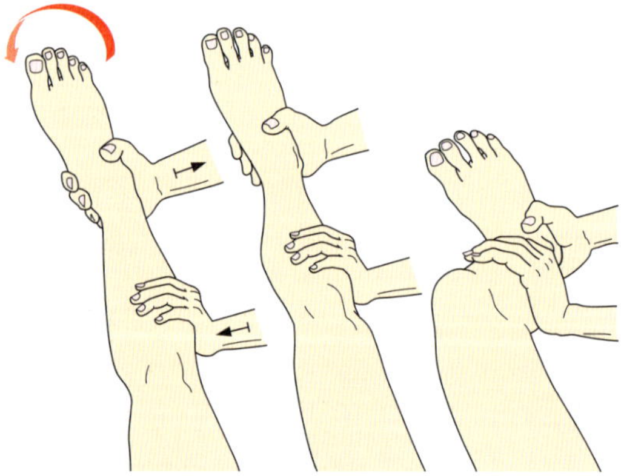

Abb. 25.8 Pivot-Shift-Test [L234]

Tab. 25.1 Kniegelenkpunktion

Verletzungsart	Art des Punktats
Ausgedehnte Kapsel-Bandrupturen	Geringe Punktatmenge
Kreuzbandruptur	Hämarthros
Intraartikuläre Fraktur	Punktat mit Lipidbeimengung
Meniskusriss	Klar-gelbliches Punktat

Patellafraktur

Patellafrakturen können durch direkte, z. B. Dashboard Injury, oder indirekte Gewalteinwirkung hervorgerufen werden, z. B. beim Stolpern durch forcierte Kontraktion des Streckapparats bei gewaltsam gebeugtem Knie.

Klinik

- Schmerzhafte Bewegungseinschränkung beim Versuch des aktiven Streckens des Beins
- Schwellung, Hämatom, Hämarthros.

Diagnostik

Angezeigt ist Röntgen des Kniegelenks a. p., seitlich sowie der Patella in 45°-Beugung.

Therapie

Konservativ. Bei nicht dislozierten Längsfrakturen für 5–7 Wochen Knieschiene, Bein kann mit teilweise blockierter Streckung schmerzadaptiert belastet werden.

Operativ. Abhängig von der Frakturform mittels Zuggurtungsosteosynthese, Schraubenosteosynthese oder Kirschner-Drahtfixierung.

CHECK-UP

- ☐ Was charakterisiert die Unhappy Triad?
- ☐ Inwiefern gibt gewonnenes Kniegelenkspunktat Auskunft über die betroffene Struktur?
- ☐ Was ist ein häufiger Unfallmechanismus bei der Patellafraktur?

Unterschenkel und Fuß

Anatomie des Unterschenkels

Knochen und Muskulatur

Die beiden Knochen des Unterschenkels (➔ Abb. 25.9) – Tibia und Fibula – sind proximal durch die Articulatio tibiofibularis und distal durch die Syndesmosis tibiofibularis miteinander verbunden. Zudem sind Fibula und Tibia durch die Membrana interossea, die als Syndesmose die beiden Knochen aneinander fixiert, miteinander verbunden. Die Syndesmose unterteilt die Muskulatur des Unterschenkels (➔ Abb. 25.10) in eine vordere und eine hintere Gruppe.

Ventrale Unterschenkelmuskulatur. Diese besteht aus dem M. tibialis anterior, M. digitorum longus, M. extensor hallucis longus sowie der sog. Peroneusgruppe mit den Mm. peronaei brevis und longus. Sie alle ermöglichen die Dorsalflexion des Fußes und der Zehen.

Dorsale Unterschenkelmuskulatur. Der M. triceps surae (M. gastrocnemius und M. soleus) und der M. plantaris bilden die oberflächliche Schicht sowie der M. tibialis posterior, M. flexor digitorum longus und M. flexor hallucis longus die tiefe Schicht. Sie ermöglichen v. a. die Plantarflexion des Fußes und der Zehen.

Leitungsbahnen

Die wichtigsten Leitungsbahnen des Unterschenkels und Fußes (➔ Abb. 25.11) verlaufen durch die Fossa poplitea, die sich an der Dorsalseite des Knies befindet und durch ihre muskuläre Begrenzung definiert wird. Die proximale Begrenzung stellt die ischiokrurale Muskulatur (M. semitendinosus, M. semimembranosus, M. biceps femoris), die distale Begrenzung der M. gastrocnemius dar.

Mediale Leitungsbahnen. Hierzu zählt der N. saphenus, der gemeinsam mit der A. und V. femoralis durch den Adduktorenkanal verläuft um dann die Membrana vasoadductoria zu durchbrechen und gemeinsam mit der V. saphena magna hinter dem Epicondylus medialis humeri zum Unterschenkel zieht.

Laterale Leitungsbahnen. Lateral findet sich zwischen dem M. extensor digitorum longus und den Mm. peronaei der **N. peroneus superficialis.** Der N. peroneus superficialis versorgt den Fußrücken, die Unterschenkelvorderseite und die Streckseite (Dig. I–IV, mit Ausnahme der Zwischenzehenräume Dig. I+II) sensibel. Im Weiteren versorgt er den M. peroneus longus und brevis motorisch.
In der Tiefe zwischen der Sehne des M. tibialis anterior und dem M. extensor hallucis longus verlaufen die **A. tibialis anterior** mit ihren Begleitvenen, den Vv. tibiales anteriores, und der **N. peroneus profundus.** Der N. peroneus profundus versorgt die Fußheber des Sprunggelenks (M. tibialis anterior, M. extensor hallucis longus, M. extensor digitorum longus, M. fibularis tertius) als auch die Fußrückenmuskulatur (M. extensor hallucis brevis, M. extensor digitorum brevis) motorisch und die Zwischenzehenräume von Dig. I+II sensibel.

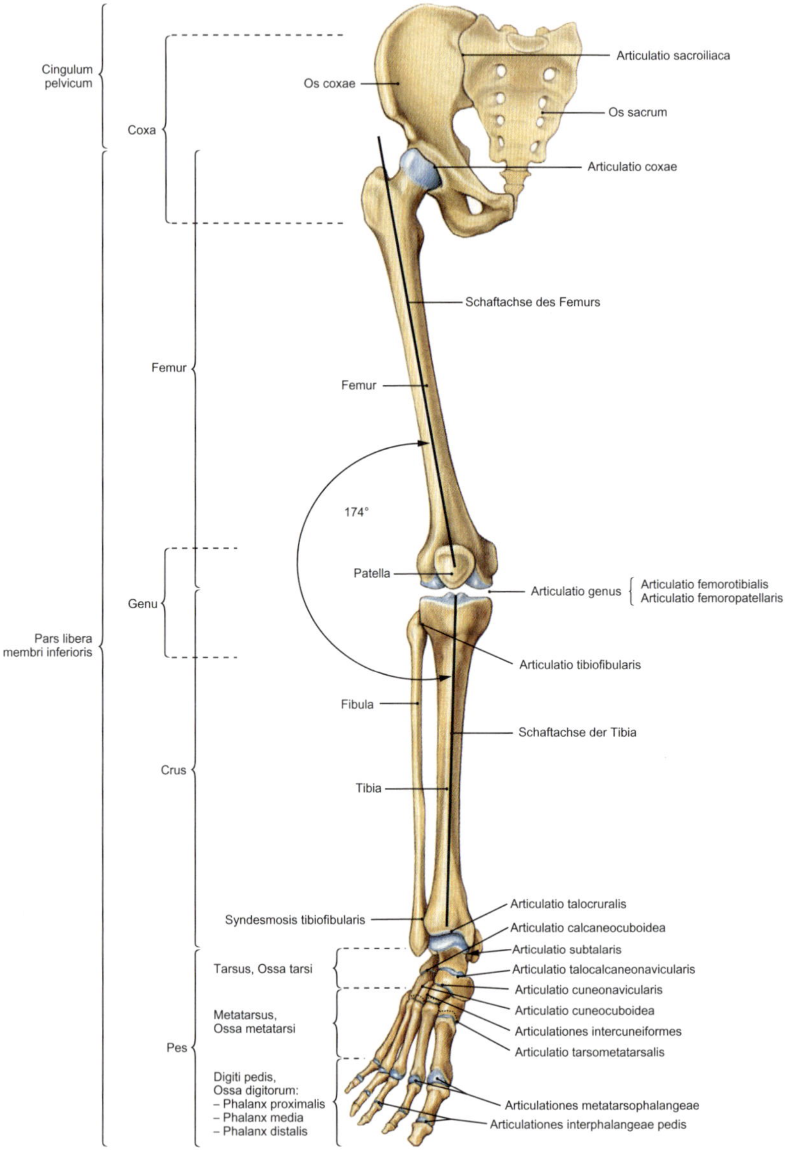

Abb. 25.9 Knochen und Gelenke der unteren Extremität [L126]

Ist der N. peroneus durch Kompression, z. B. nach Gipsanlage, oder Verletzungen geschädigt, kommt es zu Ausfällen entsprechend dem Versorgungsgebiet.

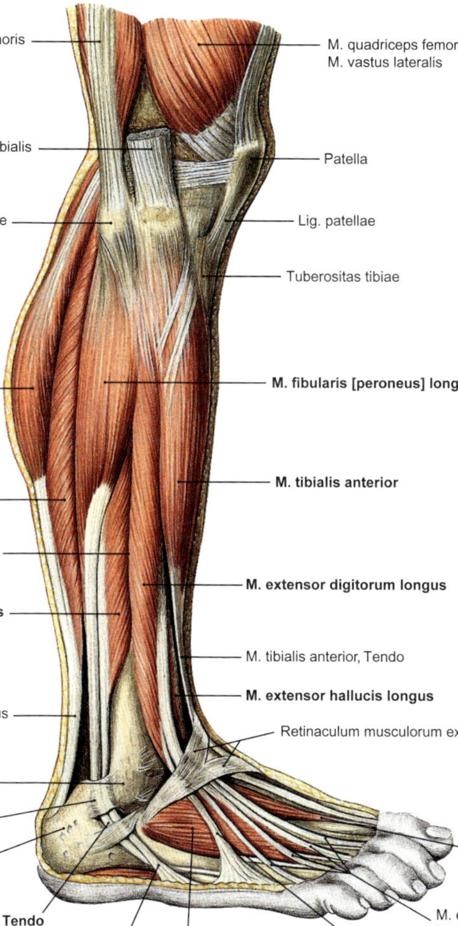

Abb. 25.10 Muskeln des Unterschenkels und Fußes [L126]

Der **N. tibialis** entsteht auf der Dorsalseite des Oberschenkels aus dem N. ischiadicus und zieht dann zwischen den tiefen Flexoren und dem M. soleus gemeinsam mit den Vasa tibialia in der tiefen Flexorenloge des Unterschenkels nach distal. Er gelangt durch den Canalis malleolaris auf die Plantarseite des Fußes. Der **N. cutaneus surae medialis** versorgt sensibel die dorsale Haut des Unterschenkels. Zum Versorgungsgebiet des **N. cutaneus dorsalis lateralis** gehört der laterale Teil des Fußrückens. Mit seinen Rr. musculares versorgt der N. tibialis den M. biceps femoris (Caput longum), den M. semimembranosus, den M. semitendinosus, den M. popliteus, den M. triceps surae, den M. flexor hallucis longus, den M. tibialis posterior, als auch den M. flexor digitorum longus.

Der **N. plantaris medialis** versorgt sensibel die Haut der Fußsohle sowie motorisch den M. abductor hallucis, den M. flexor hallucis brevis

(Caput mediale), die Mm. lumbricales I und II, als auch den M. flexor digitorum brevis.
Zum Versorgungsgebiet des **N. plantaris lateralis** gehören die Haut der Fußsohle sowie motorisch der M. abductor digiti minimi, der M. quadratus plantae, der M. flexor hallucis brevis (Caput laterale), der M. flexor digiti minimi brevis, der M. adductor hallucis, der M. opponens digiti minimi, die Mm. lumbricales III und IV, die Mm. interossei plantares als auch die Mm. interossei dorsales.
Eine Schädigung des **gesamten N. tibialis** führt zum Ausfall der Supinatoren und der Flexoren des Unterschenkels. Der Zehengang ist eingeschränkt oder unmöglich. Der Fuß ist proniert und dorsal extendiert. Man bezeichnet diese Stellung auch als Hackenfuß.
Eine Kompression des N. tibialis oder seiner Endäste im Bereich des Canalis malleolaris führt zum medialen Tarsaltunnelsyndrom, das durch Schmerzen und Sensibilitätsstörungen im Bereich der Fußsohle gekennzeichnet ist. Selten kommt es dabei zu Paresen der kurzen Fußmuskeln.

Pilon-tibial-Fraktur

Es handelt sich um eine distal gelegene Tibiafraktur, die durch einen axiale Gewalteinwirkung, z. B. Sturz aus großer Höhe, hervorgerufen wird: Der Talus wird in die Tibia-Gelenkfläche eingestaucht, was zu einer Kompressionsfraktur führt. Bei 75 % der Patienten entwickelt sich als Begleitverletzung eine Fibularis-Fraktur.

Klinik

Aufgrund der massiven Gewalteinwirkung kommt es oft zu einer schmerzhaften Weichteilschwellung.

> DMS (Durchblutung, Motorik und Sensibilität) muss geprüft und eine Gelenkluxation als auch zusätzliche Frakturen (Talus, Calcaneus) ausgeschlossen werden.

Diagnostik

- Röntgen: Röntgenaufnahme a. p., seitlich, Innenrotationsaufnahme
- CT: Bei Verdacht auf distale Tibiafraktur sinnvoll, da die Fraktur im Nativröntgen regelhaft unterschätzt wird.

Therapie

Konservativ. Nur leichte Frakturformen (A1 und B1 nach AO-Klassifikation) können mittels Gipsverband und sechswöchiger Entlastung behandelt werden.

Operativ. Die operative Versorgung muss entweder innerhalb der ersten 12 Stunden erfolgen oder nachdem die Extremität soweit abgeschwollen ist, dass eine postoperative primäre Wundheilung nach spannungsfreiem Verschluss möglich ist. Die operative Therapie nach Rüdi und Allgöwer beinhaltet ein mehrschrittiges Verfahren mit Wadenbein- als auch Gelenkflächenrekonstruktion, Spongiosaplastik und Plattenosteosynthese.

Fraktur des oberen Sprunggelenks (OSG)

Sprunggelenkfrakturen treten als isolierte knöcherne Verletzungen oder in Kombination mit Bandverletzungen auf. Die häufigste Ursache ist indirekte Gewalteinwirkung durch Rotationstraumen, z. B. beim Umknicken auf rutschigem Untergrund. Selten ist eine direkte Gewalteinwirkung, z. B. Sturz aus großer Höhe, ursächlich. Die Einteilung erfolgt nach Denis und Weber (→ Abb. 25.12)

Klinik

Klinisch führend sind ein belastungsabhängiger Schmerz beim Auftreten und eine sichtbare Gelenkschwellung.

Diagnostik

- Röntgen: Röntgenaufnahme des OSG a. p. und seitlich, bei Verdacht auf Maisonneuve-Fraktur Röntgen des Unterschenkels komplett
- MRT: bei Verdacht auf Maisonneuve-Fraktur.

Therapie

Konservativ. Bei hohem Operationsrisiko, z. B. bei älteren Patienten, und einer nichtdislozierten Typ-A-/-B-Fraktur kann eine konservative Therapie angestrebt werden. Bei nicht dislozierter Typ-B-Fraktur wird beispielsweise eine Orthese (Pneumatic Ankle Brace) angelegt und eine funktionelle Behandlung durchgeführt.

Operativ. Je nach Frakturtyp kommen spezielle operative Verfahren, z. B. Zugschraube, Fixateur externe oder Drahtzerklage, und postoperative Mobilisationsstrategien zur Anwendung. Falls die Indikation zur Operation besteht, sollte

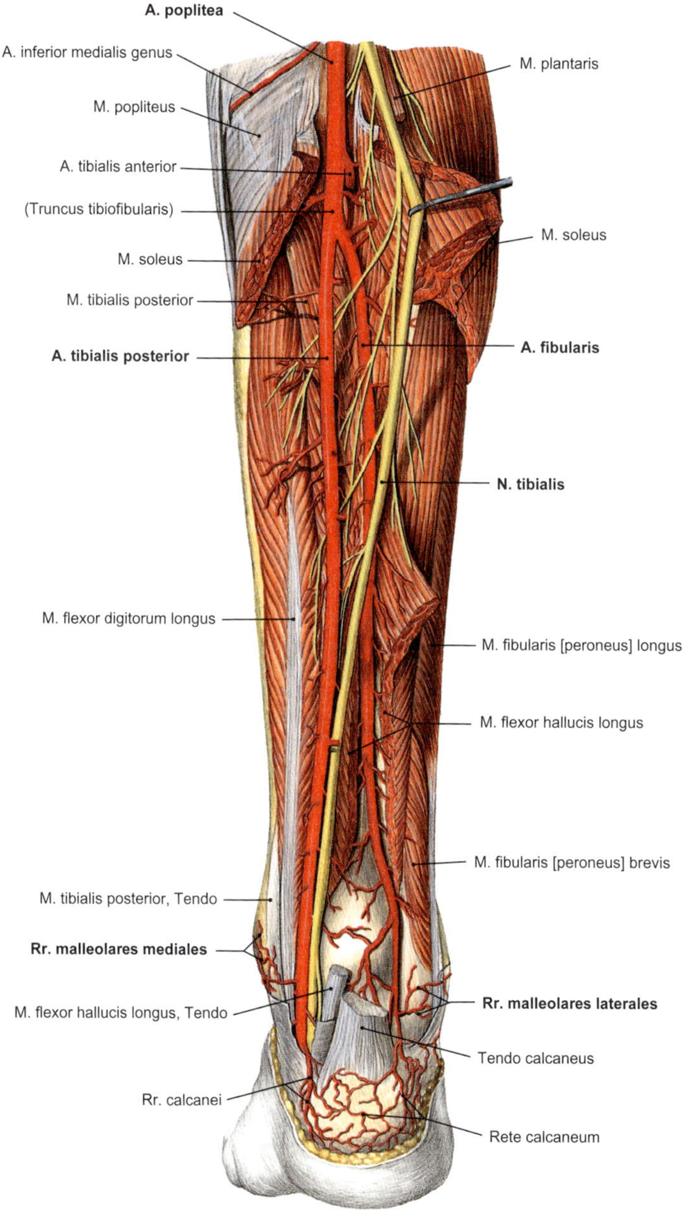

Abb. 25.11 Gefäße und Nerven des Unterschenkels [L126]

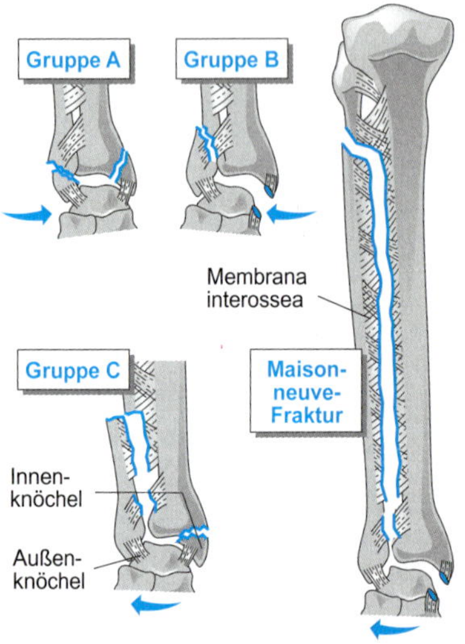

Abb. 25.12 Klassifikationen der Malleolarfrakturen [L106]

diese nicht verzögert werden, da sich dadurch die Komplikationsrate erhöht und eine anatomische Rekonstruktion schwieriger wird. Im Weiteren kann es bis zu zwei Jahre nach der Operation zu einer klinisch relevanten, posttraumatischen Arthrose im Sprunggelenk kommen.

Achillessehnenruptur

Rupturen der Achillessehne entstehen oft durch massive Zugkräfte auf die Sehne, z. B. Antritt beim Sprint, oder direkte Traumen, z. B. Tritt. Betroffen sind v. a. sportlich aktive Patienten zwischen dem 30. und 50. Lebensjahr mit degenerativ vorgeschädigten Sehnen.

Klinik

Bei einer traumatischen Ruptur berichten die Patienten von einem lauten Knall, dem ein stechender Schmerz gefolgt ist.

Diagnostik

Klinische Untersuchung. Der klinisch einfach durchzuführende Thompson-Test ist positiv, sodass eine passive Plantarflexion ausbleibt. Wenn man den Patienten auf dem betroffenen Bein stehen lässt, ist der Zehenstand bei Totalruptur unmöglich. Außerdem ist oft eine Delle an der Dorsalseite des Sprunggelenks tastbar.

Röntgen. Zum Ausschluss eines knöchernen Ausrisses Röntgen des Rückfußes in zwei Ebenen

Sonografie. Als kostengünstige und effektive Methode zur Beurteilung des Ausmaßes der (Teil-)Ruptur. Die Entscheidung zum Therapieverfahren (konservativ oder operativ) kann oftmals daraus abgeleitet werden.

Therapie

Direkt nach der Verletzung sollte in jedem Fall das PECH-Schema (s. u.) angewandt werden. Ob im Verlauf operativ oder konservativ vorgegangen wird, ist abhängig vom Alter, Aktivitätsgrad des Patienten und dem Ausmaß der Ruptur.

PECH-Schema:
- **P**ause (keine aktive körperliche Belastung)
- **E**is (Kühlung der betroffenen Region)
- **C**ompression (Druckverband)
- **H**ochlagerung (des verletzten Körperteils).

Abrissfraktur des Metatarsale V

Durch eine forcierte Supination bei gleichzeitiger Plantarflexion und Adduktion des Fußes kann es durch Zug der Sehne des M. peroneus brevis zu einem knöchernen Ausriss an der Basis des Os metatarsale V (Avulsionsfraktur) kommen.

Klinik

- Druckschmerz im Frakturbereich
- Bewegungsabhängiger Schmerz
- Schwellung
- Zehenfehlstellung.

Diagnostik

- Röntgen: Röntgenaufnahme des Fußes in mindestens zwei Ebenen
- CT: CT des Fußes zur genaueren Beurteilung des Dislokationsgrads.

Therapie

Die konservative Therapie mittels Orthese, z. B. Aircast-Schiene, ist bei nicht dislozierten Frakturen indiziert. Dislozierte Frakturen werden mit einer Zuggurtungsosteosynthese und funktioneller Gipsschuhversorgung im Verlauf behandelt.

CHECK-UP

- ☐ Benennen Sie die Muskeln der vorderen und hinteren Muskelgruppe des Unterschenkels und erläutern Sie ihre wichtigsten Funktionen.
- ☐ Welche Leitungsbahnen verlaufen im Unterschenkel und was sind ihre wesentlichen Aufgaben?
- ☐ Worauf muss man bei der Diagnostik der Pilon-tibiale-Fraktur v. a. achten?
- ☐ Welche Einteilung der OSG-Frakturen kennen Sie?
- ☐ Was sind die klinischen Zeichen einer Achillessehnenruptur?
- ☐ Wie kann es zu einer Abrissfraktur des Metatarsale V kommen?

26 Jochbeinfraktur

Frakturen im Gesichtsbereich erfolgen meist im Rahmen eines direkten Traumas, z. B. eines Verkehrsunfalls, einer Schlägerei oder eines Sportunfalls. Pathologische Frakturen sind selten, finden sich allerdings u. a. beim Basaliom, Zungenbodenkarzinom oder Parotistumor. Häufige Gesichtsschädelfrakturen sind:

- Jochbeinfraktur
- Nasenbeinfraktur
- Mandibulafraktur
- Mittelgesichtsfraktur
- Orbitawandfraktur.

Die Jochbeinfraktur ist eine Fraktur des lateralen Mittelgesichts. Betroffen sind Jochbein und Kieferhöhle unter Beteiligung der lateralen Orbitawand.

Ätiologie

Die Jochbeinfraktur entsteht meist durch äußere, massive Gewalteinwirkung (Autounfall, Schlägerei) und ist die häufigste Mittelgesichtsfraktur. Sowohl Maxilla als auch die laterale Orbitawand können mitbeteiligt sein.

Klinik

- Doppelbilder: bei Beteiligung der Orbitawand mit Stufenbildung durch Absinken des Bulbus
- Schwellung im Gesichtsbereich, Monokelhämatom
- Hypästhesien bei Schädigung des N. infraorbitalis.

Diagnostik

- Röntgen Gesichtsschädel: Stufenbildung durch Fraktur
- CT: Frakturenlinie, Verkippung bei Dislokation
- Bulbusmotilitätsuntersuchung (durch Ophthalmologen überprüfen lassen).

Therapie

Bei dislozierten Frakturen, Funktionseinschränkungen des Auges oder Sensibilitätsstörung erfolgt die Behandlung operativ:

- Reposition und Fixierung der Knochenfragmente mittels Miniplattenosteosynthese
- Operative Dekompression bei länger bestehenden Parästhesien im Bereich des N. infraorbitalis.

CHECK-UP

- [ ] Welche Symptome weisen auf eine Jochbeinfraktur hin?

27 Neurochirurgie

Intrakranielle Blutung

Als intrakranielle Blutung bezeichnet man eine arterielle oder venöse Blutung innerhalb des Schädels. Intrakranielle Blutungen können an unterschiedlichen Stellen auftreten und aufgrund verschiedener Ursachen entstehen. Die Blutungsquelle liegt zwischen den arterien- oder venendeckenden Hirnhäuten.

Blutung über oder unter der Dura mater:

- **Epiduralblutung:** Eine Blutung zwischen der Dura mater und des Schädelknochens bezeichnet man auch als epidurales Hämatom. Sie wird meistens durch Schädel-Hirn-Traumen und Einrisse der Arteria meningea media ausgelöst.
- **Subduralblutung:** Eine Blutung zwischen der Dura mater und des Schädelknochens bezeichnet man auch als subdurales Hämatom. Sie wird ebenfalls durch Schädel-Hirn-Traumen und Einrisse der Brückenvenen verursacht.

Blutung unter der weichen Hirnhaut. Die **Subarachnoidalblutung** ist eine Blutung in den Subarachnoidalraum zwischen Arachnoidea und Pia mater. Ursächlich sind meist rupturierte Aneurysmen, gelegentlich auch nach Traumen, aber auch spontan. Die Wahrscheinlichkeit einer intrakraniellen Blutung wird deutlich durch das Vorhandensein eines Aneurysmas erhöht.

Blutung in das Hirngewebe. Eine Blutung im Gehirnparenchym **(intrazerebrale Blutung)** entsteht, wenn innerhalb der Pia mater ein Gefäß platzt.

Epidurales Hämatom

Ein epidurales Hämatom ist eine traumatische Blutung in den zwischen der Dura mater und dem Schädelknochen gelegenen Epiduralraum. Die Ausbreitung des Hämatoms erfolgt vorwiegend in der Temporalregion.

Ätiologie

Die Blutung tritt meist als Folge einer Ruptur der A. meningea media auf oder infolge eines venösen Sinus (selten). Verursacht wird die Ruptur v. a. durch ein Schädel-Hirn-Trauma mit Kalottenfraktur.

Klinik

- Kurzer Bewusstseinsverlust mit nachfolgendem freiem Intervall von wenigen Stunden, in dem der Patient (wieder) bei Bewusstsein und ansprechbar ist, danach erneute Eintrübung bis hin zum Koma; ein freies Intervall kann auch fehlen (meist bei schweren Hirnverletzungen)
- Kontralaterale Halbseitensymptomatik
- Mydriasis auf Seite des Hämatoms
- Bei gesteigertem Hirndruck Gefahr der Einklemmung (Einklemmungssyndrom).

- Epidurale Hämatome nach Schädelverletzungen kommen besonders häufig vor bei **Kleinkindern** in den ersten beiden Lebensjahren, verlaufen meist jedoch ohne sofortigen Bewusstseinsverlust, da der Schädel wegen der noch nicht vollständig geschlossenen Fontanellen über eine größere Ausdehnungskapazität verfügt.
- Die Bewusstseinstrübung als Frühsymptom tritt in vielen Fällen erst 6–12 Stunden nach dem Trauma auf.

Diagnostik

Anamnese. Trauma, Bewusstseinsverlust.

Klinische Untersuchung. Neurologischer Status, Bewusstseinslage, Anisokorie, neurologisches Konsil mit EEG: Abflachung der betroffenen Halbseite.

CCT nativ. Hyperdense, scharf abgegrenzte, konvexe Raumforderung, in 90 % der Fälle ist eine Schädelfraktur mit subgalealem Hämatom nachweisbar.

Angiografie. Darstellung dislozierter Meningealarterien oder Zerbralvenen, ggf. Kontrastmittelaustritt aufgrund einer Fraktur in den Subduralraum.

Differenzialdiagnosen

- Subduralblutung
- Intrazerebrale Blutung.

Therapie

Angezeigt ist eine sofortige neurochirurgische Versorgung.

- Entlastungstrepanation und Hämatomausräumung
- Hirndruckbestimmung: Bohrloch zur Entlastung und evtl. zum Legen einer epiduralen Sonde zur Hirndruckmessung.

> Die Letalität beträgt etwa 30–40 %. 20 % der Patienten tragen eine Behinderung davon, etwa 50 % erlangen wieder volle Erwerbsfähigkeit.

Subdurales Hämatom

Subdurale Blutungen (subdurales Hämatom) sind Blutungen in den Raum zwischen der Dura mater und der Arachnoidea.

> Eine hoch lebensbedrohliche Situation und damit ein absoluter Notfall ist das akute Subduralhämatom.

Ätiologie und Einteilung

Die Blutungen werden hervorgerufen durch die Verletzung der zwischen den Sinus durae matris vermittelnden Brückenvenen sowie durch Sickerblutungen aus Kontusionsherden. Abhängig vom Zeitraum des Auftretens nach dem Trauma werden unterschieden:

- **Akutes Subduralhämatom:** treten innerhalb von 3 Tagen nach schwerem Schädel-Hirn-Trauma auf. Sie sind in der Regel einseitig.
- **Subakutes Subduralhämatom:** innerhalb von 3 Wochen
- **Chronisches Subduralhämatom:** nach mehr als 3 Wochen, oft Bagatelltrauma bei älteren Menschen oder auch spontan unter gerinnungshemmender Therapie mit z. B. Marcumar. Sie können insbesondere bei antikoagulatorischer Therapie auch beidseitig auftreten.

Klinik

> Bei akutem Subduralhämatom ist die Symptomatik durch die Folgen des Schädel-Hirn-Traumas geprägt, ein chronisches Subduralhämatom wird in der Regel innerhalb von 2–3 Monaten symptomatisch.

Akutes Subduralhämatom:

- Initiale Bewusstlosigkeit
- Zeichen der hirndruckbedingten Ausfälle durch die Folgen der Einblutung: Beuge- und Strecksynergismen.

Subakutes Subduralhämatom. Allmählich zunehmende intrakranielle Drucksteigerung mit neurologischer Herdsymptomatik.

Chronisches Subduralhämatom. Meist uncharakteristische Symptome: Schwindel, Kopfschmerz, Einschränkung bzw. Verlust von Konzentrationsfähigkeit und Orientierung, psychische Veränderungen (häufig als Depression oder Demenz fehlgedeutet).

Diagnostik

Anamnese. Trauma, Bewusstseinsverlust.

Klinische Untersuchung. Neurologischer Status, Bewusstseinslage.

CCT nativ. Hyper-, iso- oder hypodense, nicht scharf abgegrenzte, konkave Raumforderung, Mittellinienverlagerung (→ Abb. 27.1)

- Akutes Subduralhämatom: hyperdens
- Chronisches Subduralhämatom: Mischbild aus hyper-, iso- oder hypodensen Arealen.

Differenzialdiagnosen

- Subdurales Hygrom
- Epidurales Hämatom.

Therapie

Akutes Subduralhämatom. Um eine exzessive Hirndrucksteigerung zu vermeiden, muss eine zeitnahe Kraniotomie erfolgen. Die Dura mater wird eröffnet, um eine Entlastung des Gehirns zu erzielen.

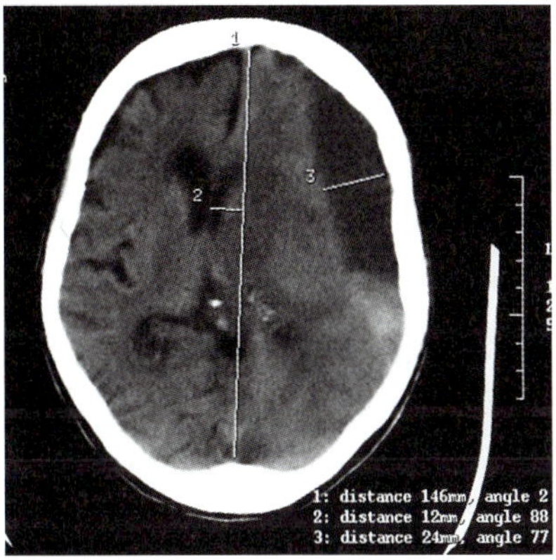

Abb. 27.1 Chronisches Subduralhämatom im CT. Hypodense Raumforderung mit über 2 cm Breite, Mittellinienverschiebung über 1 cm. [R234]

Chronisches Subduralhämatom. Therapie der Wahl ist eine Kraniotomie durch Bohrung mit konsekutiver Absaugung des Hämatoms. Es folgt eine Spülung der Hämatomkapsel. Postoperativ empfiehlt sich in den meisten Fällen die Einlage einer Drainage. Asymptomatische chronische Hämatome müssen oft nicht therapiert werden („watch and wait"). Eine Epilepsieprophylaxe kann z. B. mit Carbamazepin durchgeführt werden, um eine entstehende oder bestehende Krampfneigung zu mindern.

Subarachnoidalblutung

Die Subarachnoidalblutung ist ein neurologischer Notfall! Bereits der Verdacht erfordert unbedingt den Nachweis oder Ausschluss einer SAB.

Die Subarachnoidalblutung (SAB) ist eine spontane Blutung in den Subarachnoidalraum. Das Risiko, eine Subarachnoidalblutung zu erleiden, steigt mit dem Alter. Die prähospitale und stationäre Mortalität ist mit ca. 30 % hoch, einige Patienten bleiben dauerhaft behindert. Etwa ⅓ erleidet ein leichtes neurologisches Defizit oder erreichen annähernd den mentalen und körperlichen Ausgangszustand.

Ätiologie

In 80 % der Fälle verursacht ein meist **akut rupturiertes Aneurysma** des Circulus arteriosus Willisii oder eine distale Arterie der Pia mater die Blutung. Im vorderen Anteil des Circulus arteriosus Willisii sind ca. 85 % der Aneurysmen, im hinteren Anteil ca. 15 % der Aneurysmen lokalisiert. An Gabelungsstellen der arteriellen Gefäße entsteht die Mehrzahl der Gefäßaneurysmen. Ihre Entstehung wird begünstigt durch eine embryonale Dysgenesie der Tunica media.
Zudem können **kongenitale Gefäßfehlbildungen** wie arteriovenöse Angiome eine Blutung induzieren. Selten sind **erworbene Aneurysmen,** welche hauptsächlich durch bakterielle Embolien, Vaskulitiden und Arteriosklerose verursacht werden. Die wichtigsten Risikofaktoren sind Rauchen und ein arterieller Hypertonus.

Klinik

- Aneurysmaruptur: **akuter Vernichtungskopfschmerz** mit ggf. Bewusstseinsverlust
- Übelkeit, Erbrechen, Bewusstseinstrübung, im weiteren Verlauf Koma
- **Meningismuszeichen:** Lichtscheu, Nackensteife, zerebrale Krampfanfälle
- Zerebrale Herdsymptomatik je nach Schwere der Blutung, z. B. Sprachstörungen, Halbseitenlähmung
- Hirndrucksteigerung infolge von Massenverschiebung, lebensbedrohlicher Notfall mit Gefahr der Einklemmung.

Der Schweregrad der SAB wird je nach Schweregrad der Blutung, Bewusstseinsstörung und neurologischen Ausfällen wie folgt unterteilt (→ Tab. 27.1).

Tab. 27.1 Einteilung der SAB nach Hunt und Hess

Grad	Symptomatik
I	Wach, asymptomatisch oder leichte Kopfschmerzen
II	Wach, starke Kopfschmerzen und Meningismus
III	Benommen, desorientiert, leichte fokale neurologische Symptome
IV	Nicht erweckbar, reagiert auf Schmerzreiz, ausgeprägte fokal neurologische Symptome (z. B. Halbseitenlähmung)
V	Koma, Atem- und Kreislaufstörungen, Einklemmungssymptome

Die Symptome sind sehr charakteristisch, nichtsdestotrotz wird die Diagnosestellung oft verfehlt. Patienten werden wegen einer „Nerveneinklemmung bei Bandscheibenschaden", eines „grippalen Infekts" oder einer Migräne oft falsch behandelt. Verbreitet sind auch aktionistische und gefährliche Maßnahmen, wie z. B. Einrenkung.

Diagnostik

Anamnese. Bewusstseinsverlust.

Klinische Untersuchung. Neurologischer Status, Bewusstseinslage, neurologisches Konsil mit Liquorpunktion → blutiger Liquor.

CCT nativ. Nachweis von Blut in den basalen Zisternen

Angiografie. Aneurysmalokalisation und ggf. Intervention.

Differenzialdiagnosen

- Arteriovenöse Angiome
- Migräneanfall.

Therapie

Die Einteilung des klinischen Schweregrads der Subarachnoidalblutung nach Hunt und Hess (➜ Tab. 27.1) ist für Operationszeitpunkt und -timing sowie für die Prognose wichtig.

Konservativ. Alle Patienten mit SAB werden auf der Intensivstation behandelt.

- Analgesie und Sedierung: Analgetika, z. B. Buprenorphin, Bettruhe und Tranquilizer, wie z. B. Diazepam
- Normotensive Einstellung: bei hohen initialen Blutdruckwerten, wie bei einer SAB oft beobachtet, erhöhtes Risiko einer Nachblutung.

Vasospasmen sind mitverantwortlich für die Verschlimmerung des Allgemeinzustands des Patienten zwischen dem 4. und 10. Tag nach SAB. Kalziumantagonisten sind in der Regel vasodilatierend und verbessern die Symptome.

Interventionell. Aneurysmen, die als Blutungsquelle für die SAB angiografisch darstellt wurden, sollten möglichst zeitnah ausgeschaltet werden, durch das endovaskuläre **Aneurysma-Coiling** mit Platinspiralen oder durch ein **Aneurysma-Clipping.**

Operativ. In der Regel wird der Aneurysmahals (➜ Abb. 27.2) operativ durch einen Gefäß-Clip komprimiert, allerdings kann auch eine komplette Resektion des Aneurysmas erfolgen. Das sog. Wrapping, wobei die Rupturstelle mittels Baumwoll- oder Muskelwatten umhüllt wird, reduziert zwar das Blutungsrisiko, kann diese jedoch nicht verhindern.
Mit dem sog. Trapping – eine sichere Methode, die allerdings nicht immer durchführbar ist –, erfolgt eine Ausschaltung des Aneurysmas vor und nach der Aussackung. Eine frühe Nachblutung kann effektiv durch eine Aneurysmaoperation verhindern werden, ist allerdings technisch aufgrund des Hirnödems und frischer Blutung im Subarachnoidalraum schwieriger. Patienten, die erst zwischen dem 7. und 10. Tag nach SAB einer operativen Therapie unterzogen werden, haben höchstwahrscheinlich wegen der hohen Spasmenrate die schlechteste Prognose.

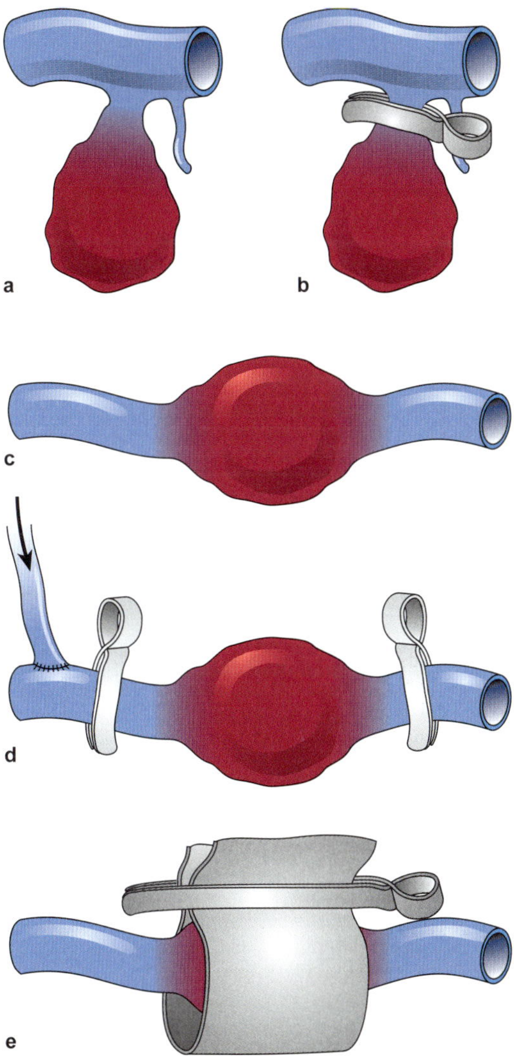

Abb. 27.2 OP-Prinzipien bei Hirngefäßaneurysmen [R234]
a, b) Bei sackförmigen Aneurysmen Clipping
c–e) Bei fusiformen Aneurysmen Trapping, d) Ischämiegefahr oder Wrapping (e)

CHECK-UP

- ☐ Ein Patient stellt sich vor mit einer Schädelverletzung und kurzzeitigem Bewusstseinsverlust. Welche Klinik erwarten Sie? Wie erfolgt chronologisch Ihre Diagnostik?
- ☐ Wie unterscheidet sich klinisch das epidurale vom subduralen Hämatom?
- ☐ In welchem Zeitraum nach Subarachnoidalblutung ist mit einem zerebralen Vasospasmus zu rechnen? Welche Symptome gehen mit ihm einher?
- ☐ Welche Therapieoptionen haben Sie bei einer Subarachnoidalblutung? Beschreiben Sie ein Aneurysma-Clipping.

Intrazerebrale Blutung (ICB)

Intrazerebrale Blutungen (ICB) sind nichttraumatisch bedingte Hirnmassenblutungen, die in der Regel abrupt auftreten. In lediglich 7 % der Fälle wird ein schlaganfallähnlicher Beginn beschrieben. Meist kommt es zu einer Progredienz der Schwere der Ausfälle in den ersten Stunden analog der Hämatomausweitung im CCT.

Ätiologie

Die Blutung ist meist durch eine **arterielle Hypertonie** oder arteriovenöse Malformation des Gehirns bedingt. Weitere mögliche Ursachen bzw. begünstigende Faktoren einer intrazerebralen Blutung sind:

- Komplikation einer Antikoagulanzientherapie
- Einblutungen bei Hirnmetastasen
- Sekundäre Einblutungen bei Subarachnoidalblutung.

Intrazerebrale Blutungen sind für ca. 15 % der Schlaganfälle verantwortlich.

Klinik

- Lokalisatorische Ausfälle: typisch für die jeweilige Blutungsstelle und -größe, z. B. okulomotorische Störungen mit mesenzephaler ICB oder **Halbseitensymptomatik**
- Symptome des erhöhten intrakraniellen Drucks: z. B. Kopfschmerzen, Übelkeit, Erbrechen
- **Bewusstseinsstörungen** als Ausdruck der schweren intrakraniellen Drucksteigerung, Somnolenz-Sopor-Koma
- Vegetative Störungen: EKG-Veränderungen bei Herz- und Kreislaufstörungen können im Einzelfall einen Myokardinfarkt mit ST-Senkungen, CK-Anstieg und Arrhythmien imitieren.

Epileptische Anfälle treten bei der Hälfte der lobären Blutungen initial auf und sind sonst ungewöhnlich.

Diagnostik

- Anamnese und klinische Untersuchung: neurologischer Status, Pyramidenbahnzeichen, Pupillenstörungen, neurologisches Konsil mit Liquorpunktion (bei Ventrikeleinbruch blutiger Liquor)
- CCT nativ: Die Lokalisation einer Blutung ergibt Aufschluss über die ätiologische Zuordnung. Hypertensive Massenblutungen sind eher in der Tiefe des Gehirns, nahe den Basalganglien lokalisiert. Andere Formen der Hirnblutung, das intrazerebrale Hämatom oder Einblutungen von Metastasen, finden sich meistens oberflächlicher, häufig am oder dicht unter dem Kortex.

Differenzialdiagnosen

- Ischämischer Insult
- Hämangiome
- Hirntumoren, Hirnmetastasen
- Hypertensive Krise mit neurologischen Symptomen.

Therapie

Die Behandlung einer ICB erfolgt meist auf einer neurochirurgischen oder neurologischen Intensivstation.

Bei **kleineren Hämatomen** sind angezeigt:

- Beobachtung und regelmäßige Kontrollen
- Physiotherapie von Kontrakturen oder Lungenfunktionsstörungen
- Blutdruckeinstellung
- Korrektur einer Gerinnungsstörung.

Bei **größeren Hämatomen** wird eine neurochirurgische Entlastungstrepanation und Hämatomausräumung durchgeführt, bei Liquorstau erfolgt eine Ventrikeldrainage.

CHECK-UP

- ☐ Was ist die Hauptursache einer intrazerebralen Blutung?
- ☐ Nennen Sie jeweils zwei lokalisatorische Ausfälle.
- ☐ Welches Bild erwarten Sie im CT?

Intrakranielle Tumoren

Hirntumoren haben an der Gesamtheit aller Tumorerkrankungen mit 7–9 % einen relativ großen Anteil. Männer sind in der Regel häufiger betroffen als Frauen. Intrakranielle Tumoren kommen in allen Altersklassen vor, treten aber gehäuft zwischen dem 3.–12. und dem 40.–70. Lebensjahr auf.

Einteilung

Eingeteilt werden die intrakraniellen Tumoren nach ihrer entwicklungsgeschichtlichen Herkunft und ihrer Dignitität (➜ Tab. 27.2).

Neuroepitheliale Tumoren. Die auch als Gliome bezeichneten intrakraniellen Tumoren machen 50 % der Tumoren aus.
- Astrozytome: 10–15 %
- Glioblastome: 15 %
- Oligodendrogliome
- Medulloblastome
- Neurinome.

Mesodermale Tumoren. 20 % der intrakraniellen Tumoren sind mesodermale Tumoren.
- Meningeome (20 %)
- Sarkome
- Angioblastome.

Ektodermale Tumoren. 10 % der intrakraniellen Tumoren sind Hypophysenadenome.

Keimzelltumoren:
- Teratome
- Hamartome
- Germinome.

Intrazerebrale Metastasen: 5–20 % der intrakraniellen Tumoren sind Metastasen mit folgendem Primärtumor.
- Bronchialkarzinom
- Mammakarzinom
- Nierenzellkarzinom
- Malignes Melanom
- Prostatakarzinom
- Lymphom
- Karzinome des Gastrointestinaltrakts.

Benigne Tumoren. Als gutartige Hirntumoren gelten u. a.:
- Meningeome
- Neurinome
- Kraniopharyngeome
- Hypophysenadenome
- Niedriggradige Astrozytome.

Maligne Tumoren. Zu den bösartigen Hirntumoren gehören u. a.:
- Lymphome
- Melanome
- Anaplastische Astrozytome
- Medulloblastome
- Oligodendrogliome.

Klinik

Im Vordergrund stehen Zeichen des erhöhten intrakraniellen Drucks oder progrediente neurologische Herddefizite, abhängig von der Prozesslokalisation oberhalb (Herdsymptome) oder unterhalb des Tentorium cerebelli (Störung der Liquorpassage und Kleinhirnfunktionsstörungen).

Unspezifische Symptome. Anfänglich finden sich eher unspezifische Symptome:
- Leistungsminderung
- Übelkeit und Erbrechen
- Kopfschmerz
- Kognitive Defizite
- **Epileptische Anfälle** (15–20 % der Fälle als Initialmanifestation).

Weitere Entwicklung. Ein meist stark ausgeprägtes perifokales Ödem ist hauptverantwortlich für die schnelle Entwicklung der Symptome. Zur akuten Hirndruckentwicklung, insbesondere bei infratentorieller Tumorlokalisation, kann ein Verschlusshydrozephalus beitragen. Eine Neigung zu Tumorblutungen, die einen apoplektiformen Verlauf bewirken, ist für Hirnmetastasen charakteristisch.

Spezifische Symptome:
- Tumoren im Frontallappen: Lähmungen, Verhaltensänderung, motorische Aphasie
- Tumoren im Temporallappen: Sensibilitäts- und Werkzeugstörungen, z. B. Agrafie, Alexie, Apraxie
- Tumoren in der Hypophyse: Gesichtsfeldausfälle, Akromegalie bei hormonaktivem Tumor.

> Bei bekannter Malignomanamnese ist jede neu auftretende neurologische Symptomatik verdächtig auf eine intrakranielle Metastasierung. Auch ist auf Hirndruckzeichen oder auch ein Psychosyndrom zu achten. An eine spinale Beteiligung muss bei querschnittsartigem Bild gedacht werden.

Tab. 27.2 WHO-Klassifikation der Hirntumoren und Häufigkeit [aus Berchtold Chirurgie, 6. Auflage, Elsevier]

Tumor	Typen	Häufigkeit
1. Astrozytäre Tumoren	• Diffuse Astrozytome Grad 2–4 (Großhirn, Erwachsene, dazu gehört das Glioblastom Grad 4) • Pilozytische Astrozytome Grad 1 (Kleinhirn, Hirnstamm, Kinder) • Pleomorphe Xanthoastrozytome Grad 2	› 25 % (10–15 %)
2. Oligodendrogliale Tumoren	Oligodendrogliome Grad 2–3, Oligoastrozytome Grad 2–3	10 %
3. Ependymale Tumoren	• Myxopapillär Grad 1 (meist Cauda), Ependymome Grad 2–3 • Subependymome Grad 1	4 %, häufiger Kinder
4. Plexustumoren	Plexuspapillome Grad 1, Plexuskarzinome Grad 3	selten
5. Neuronale und gemischte neuronal/gliöse Tumoren	• Gangliozytome, Gangliogliome Grad 1–3, dysembryoplastischer • neuroepithelialer Tumor 1, zentrales Neurozytom	selten
6. Tumoren des Pinealisparenchyms	Pinealozytome Grad 2; Pinealoblastome Grad 4 (Unterscheidung von PNET nicht einheitlich)	1 %
7. Embryonale Tumoren (PNET)	• Medulloblastome (Grad 4) • Ependymoblastome Grad 4, supratentorielle PNET Grad 4, • zentrale Neuroblastome Grad 4	7 %
8. Tumoren der kranialen und peripheren Nerven	• Schwannome/Neurinome Grad 1, maligner peripherer • Nervenscheidentumor (MPNST) Grad 3–4	7 %
9. Meningeale Tumoren	• Meningeome Grad 1 • Atypische, anaplastische Meningeome Grad 2–3 • Hämangiomperizytome (Grad 2, 3) • Melanozytäre Tumoren	20 % (18 %)
10. Tumoren des hämatopoetischen Systems	Maligne Lymphome, Histiozytome	1 %
11. Keimzelltumoren	Malignes Teratom, embryonales Karzinom; Germinome (Seminome) z. B. der Pinealis	
12. Familiäre Tumorsyndrome	• Neurofibromatose Typ 1 und 2 • Von-Hippel-Lindau-Syndrom • Tuberöse Hirnsklerose	
13. Tumoren der Sellaregion	Gesamt • Hypophysenadenome • Kraniopharyngeome	11 % • (8 %) • (3 %)
14. Metastasen		› 10 %
15. Fehlbildungstumoren*	Epidermoide, Dermoide, Teratome	3 %

* Listung entspricht nicht WHO-Schema

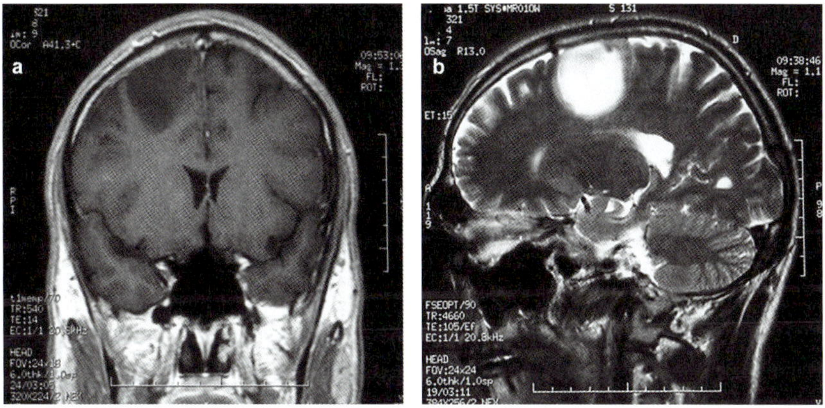

Abb. 27.3 Astrozytom Grad 2 präzentral. Resektion mit Neuronavigation und intraoperativem Monitoring [R234]
a) Hypointens in T1
b) Hell in T2

Diagnostik

Anamnese. Wesensänderung, Alter des Patienten.

Klinische Untersuchung. Neurologischer Status, Stauungspapille als Hirndruckzeichen.

CCT oder MRT. Diese Untersuchungsmethoden sind wegen ihrer hohen Sensitivität unverzichtbar für die Darstellung kleinster Metastasen, sie ermöglichen auch die Aufdeckung einer eventuellen intrakraniellen Multiplizität. Einer Nativ-Aufnahme folgt immer ein anschließender Kontrastmittel-Scan. Charakteristisch ist die Darstellung einer oder multipler, meist kugelförmig konfigurierter Raumforderungen mit perifokalem Ödem und starker Kontrastmittel-Aufnahme.

Liquor. Eine Untersuchung des Liquors erfolgt nur in Ausnahmefällen und nach vorheriger bildgebender Diagnostik.

Biopsie. Stereotaktische Biopsie und histologische Untersuchung.

Differenzialdiagnosen

- Primäres zerebrales Lymphom
- Arachnoidealzysten
- Kolloidzysten
- Anämische oder hämorrhagische Insulte
- Hirnabszesse
- Granulome
- Im Schädeldach: eosinophiles Granulom und andere primäre Knochenprozesse benigner oder maligner Natur
- Bakterielle oder aseptische Meningitiden.

Therapie

Operativ. Eine operative Entfernung von Hirntumoren (→ Abb. 27.3) ist abhängig von der Art und Lokalisation des Tumors bzw. der Metastasen und vom Allgemeinzustand des Patienten. Häufig wird bei inoperablen und subtotal resezierten Tumoren eine **Chemo- und Radiotherapie** eingesetzt, bei malignen Tumoren erfolgt dies palliativ.
Die **subtotale oder totale Tumorexstirpation** ist das Vorgehen der Wahl und erfolgt meist in Kombination mit einer Chemo- oder Radiotherapie.

Zugangswege bei Hirnoperationen:

- Kraniotomie oder Trepanation: Eröffnung der Kopfhaut, Eröffnen des Schädels (Kraniotomie), Unterscheidung von osteoblastischen (Wiedereinsetzen des herausgesägten Knochenstücks) und osteoklastischen Trepanationen, bei tiefer gelegenen Tumoren muss Dura mater eröffnet werden
- Stereotaktische Operation: minimalinvasiver Zugang mittels Sonde unter CT-Steuerung

Medikamentös:

- Glukokortikoide zur Behandlung des perifokalen Hirnödems
- Antiepileptika
- Analgetika bei Schmerzen.

CHECK-UP

- ☐ Nennen Sie Symptome eines intrakraniellen Tumors.
- ☐ Welche Differenzialdiagnosen kennen Sie? Welche Diagnostik kann helfen, die Diagnose zu sichern? Welche therapeutischen Maßnahmen sind erforderlich?
- ☐ Welche operativen Zugangswege gibt es bei Operationen des Gehirns?

28 Kinderchirurgie

Humerusfraktur des Kinds

Distale Humerusfrakturen gehören im Kindesalter zu den häufigsten Frakturformen, betroffen sind insbesondere Kinder zwischen dem 5. und 7. Lebensjahr, da in diesem Alter motorische Ungeschicklichkeit gepaart ist mit einem vermehrten kindlichen Bewegungsdrang. Frakturen am linken Humerus treten häufiger auf, da vorwiegend der linke Arm benutzt wird, um Stürze abzufangen.

Einteilung

Distale durch Sturz auf den ausgestreckten Arm verursachte Frakturen werden abhängig vom Verlauf des Bruchspalts im Verhältnis zur Epiphysenfuge in folgende fünf Formen (nach Salter-Harris, ehemals Einteilung nach Aitken) unterteilt (➜ Abb. 28.1).

Die häufigste Form der distalen Humerusfraktur ist suprakondyläre Humerusfraktur mit 50–60 %.

In Abhängigkeit des auslösenden Traumas werden die deutlich zahlreicheren Extensions- von den selteneren Flexionsfrakturen unterschieden.

Extensionsfraktur (98 %). Der Patient stürzt auf den im Ellenbogengelenk ausgestreckten Arm. Der Bruchspalt verläuft von dorsal kranial nach ventral kaudal. Durch Verschiebung des distalen Bruchstückes nach dorsal oben und einer Varuskippung mit Innenrotation, tritt scheinbar eine Unterarmverkürzung auf. Der scharfe Unterrand des proximalen Fragments kann bei der Relativbewegung nach vorne und unten im Bereich des Musculus brachialis großen Schaden anrichten. Die Gefäße des Brachialis und die Nn. medianus und radialis können beschädigt oder eingeklemmt werden.

Flexionsfraktur (2 %). Die Flexionsfraktur wird durch rückwärtigen Fall auf den Ellenbogen hervorgerufen, der Bruchspalt verläuft in

	Epiphysenlösung		Epiphysenfraktur		Epiphysenstauchung
Salter	I	II	III	IV	V
Aitken	0 (I)	I	II	III	VI

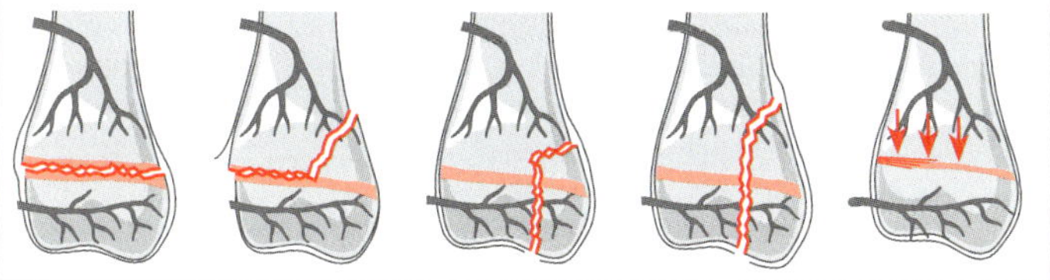

Abb. 28.1 Klassifikation der Epiphysenverletzungen [L106]

umgekehrter Richtung, von dorsal kranial nach dorso-kaudal. Durch Verschiebung des peripheren Fragments nach dorsal, tritt klinisch eine scheinbare Unterarmverlängerung auf.

Humerusschaftfraktur. Diese kann durch direkte Gewalteinwirkung (z. B. im Rahmen einer Kindsmisshandlung) oder im Rahmen von Raumforderungen im Bereich des Humerusschafts, z. B. Knochenzysten, -tumoren, auftreten.

Klinik

Typisch sind eine lokale Schwellung, Hämatomausbildung und mitunter starke Schmerzen, die zu einer Schonhaltung der betroffenen Extremität (leichte Beugehaltung im Ellenbogengelenk) führen.

Diagnostik

Anamnese. Unfallhergang, Symptome.

Klinische Untersuchung. Mögliche Nerven- (Nn. medianus, radialis und ulnaris) und/oder Gefäßschädigungen (A. brachialis) müssen frühzeitig ausgeschlossen werden, da sich andernfalls eine Volkmann-Kontraktur der Unterarmmuskulatur entwickeln kann.

- Die Trias aus Unfallhergang, Symptomen und einer Röntgenaufnahme in zwei Ebenen sichert die Diagnose im Regelfall.
- Eine exakte klinische Untersuchung der betroffenen Extremität insbesondere im Hinblick auf D(urchblutung), M(otorik) und S(ensibilität) ist durch kein Röntgenbild zu ersetzen.

Röntgen. Ellenbogen a. p. und seitlich, v. a. achten auf vorderes und hinteres „Fettpolsterzeichen", Rogers Hilfslinie im seitlichen Röntgen, Rotationssporn.

Therapie

Wichtig ist eine rasche Reposition des Frakturspalts, um eine Beeinträchtigung von Nerven oder Gefäßen zu verhindern bzw. aufzuheben. Die Reposition ist im Regelfall in Allgemeinnarkose durchzuführen.

Konservativ. Aitken 0 und I. Zur anschließenden Retention kann eine Armschlinge nach Blount ausreichend sein. Alternativ erfolgt eine perkutane Spickdrahtosteosynthese mit anschließendem Oberarm-Gipsverband.

Operativ. Aitken II und III oder bei starker Dislokation. Meist ist eine operative Therapie – eine Osteosynthese mit Kirschner-Drähten – erforderlich, da es durch den Muskelzug zu erheblicher Verschiebung der Fragmente kommen kann. Sie ist angezeigt in folgenden Fällen:

- Reposition ist konservativ nicht möglich
- Offene Fraktur
- Gefäß- und/oder Nervenverletzung
- Rasche Belastbarkeit des Patienten wird angestrebt, z. B. zur besseren pflegerischen Betreuung bei einem Polytrauma-Patienten.

Aitken IV. Keine kausale Therapie möglich, Ruhigstellung und Entlastung für 6 Wochen. Insgesamt schlechte Prognose mit sekundärer Wachstumsverzögerung.

Prognose

Die Prognose der Humerusfraktur des Kinds ist – in Abhängigkeit der Lokalisation und einer eventuell vorliegenden Epiphysenverletzung – meist gut, eine reduzierte Beweglichkeit im Ellenbogengelenk ist jedoch möglich. Komplikationen können in Form von Achsenabweichungen, Nervenverletzungen sowie Gefäßverletzungen mit der Gefahr eines Kompartmentsyndroms auftreten.

CHECK-UP

- ☐ Welche ist die häufigste Form der distalen Humerusfraktur? Warum?
- ☐ Beschreiben Sie den Unterschied zwischen einer Extensionsfraktur und einer Flexionsfraktur.
- ☐ Wie erfolgt die Klassifikation von Epiphysenverletzungen? Welche Therapie ist bei Aitken I mit starker Dislokation indiziert?

Nekrotisierende Enterokolitis

Die nekrotisierende Enterokolitis (NEC) ist eine akut auftretende hämorrhagisch-inflammatorische Erkrankung des terminalen Ileums und Colon ascendens. Sie verläuft als Sepsis mit disseminierten Darmnekrosen, Perforation und Peritonitis. Betroffen sind in der Regel Frühgeborene mit einem Geburtsgewicht von unter 1.500 g.

> Die NEC ist die häufigste Ursache für ein akutes Abdomen auf neonatologischen Intensivstationen. 12 % aller Frühgeborenen und 2 % aller Neugeborenen sind betroffen.

Ätiologie

Obwohl die Pathogenese bislang nicht abschließend geklärt werden konnte, wird vermutet, dass der Invasion von **Anaerobiern** in die Darmwand vermutlich eine lokale Ischämie vorausgeht. Die Erreger rufen eine inflammatorische Reaktion mit begleitendem Ödem hervor.

Risikofaktoren

Begünstigend für die Entwicklung einer nekrotisierenden Enterokolitis sind folgende Risikofaktoren:

- Katheterisierung der Nabelschnur
- Asphyxie, Unterkühlung und Schock
- Polyglobulie
- Persistierender Ductus Botalli
- Infektionen
- Medikamente, z. B. Solosin.

Klinik

Einteilung. Der klinische Verlauf der nekrotisierenden Enterokolitis kann nach Bell in drei Stadien eingeteilt werden:

- Verdacht auf NEC: systemische Symptome, Darmdistension
- Definitive NEC: Ileus, nachgewiesene Pneumatosis intestinalis
- Fortgeschrittene NEC: schwere Infektionssymptome, schlechter Allgemeinzustand, Peritonitis.

Symptome. Die Erkrankung entwickelt sich zunächst, ähnlich wie eine Sepsis, schleichend und zeigt unspezifische Symptome. Das Abdomen ist zu der Zeit meist noch unauffällig bis leicht gebläht. Diese Symptome gehen der eigentlichen Bauchproblematik mehrere Stunden bis sogar Tagen voraus.

- **Lokalbefunde:**
  - Geblähtes, druckdolentes Abdomen
  - Abwehrspannung
  - Blutiger Stuhl, galliges Erbrechen
  - Lokale Resistenzen palpabel, evtl. blassgraues Hautkolorit
  - Fehlende Darmgeräusche.
- Symptome einer **systemischen Infektion:**
  - Temperaturschwankungen
  - Tachykardie, Hypotonie
  - Tachypnoe, Apnoen
  - Muskelhypotonie, Lethargie
  - Evtl. Azidose, disseminierte intravasale Gerinnung, Thrombozytopenie bei schweren Verläufen.

Diagnostik

Anamnese und klinische Untersuchung. Frühgeborenes, Geburtsgewicht, orale Ernährung.

Labor. Befunde entsprechend der Sepsis: Leukozytose, erhöhtes CRP und BSG Linksverschiebung.

Röntgen. Abdomenübersichtsaufnahme:

- Lokalisierte/generalisierte Dilatation von Darmschlingen
- Pneumatosis intestinalis: perlschnurartige Ansammlung von Gasblasen in der Darmwand, evtl. intrahepatische Luft, beweisend für die nekrotisierende Enterokolitis
- Pneumoperitoneum bei Darmperforation.

Differenzialdiagnosen

- Mekoniumileus
- Volvulus
- Paralytischer Ileus
- Angeborene Fehlbildungen des Gastrointestinaltrakts, intestinale Atresien
- Iatrogen: Darmblähung bei CPAP-Ventilation.

Therapie

Konservativ. In Stadium I nach Bell:

- Nahrungskarenz und parenterale Ernährung
- Magenablaufsonde und gastrointestinale Dekompression
- Schmerztherapie und antibiotische Behandlung
- Ausgleich von Elektrolytverschiebungen, Hypo- und Hyperglykämien
- Ggf. mechanische Beatmung und Kreislauftherapie.

Operativ. Bei Perforation, klinischen Peritonitiszeichen, deutlichen Pneumatosiszeichen:
- Laparotomie
- Resektion der nekrotischen Darmteile
- Peritonealdrainage und Stomaanlage.

Keine rektale Manipulation wie Darmspülungen, Bauchmassage, rektale Temperaturmessungen!

CHECK-UP

- ☐ Welche Symptome zeigen sich bei der nekrotisierenden Enterokolitis?
- ☐ Der klinische Verlauf der nekrotisierenden Enterokolitis kann nach Bell in drei Stadien eingeteilt werden. Nennen Sie diese. Welche Therapieoptionen bestehen in Abhängigkeit vom jeweiligen Stadium?
- ☐ Warum kommt es bei NEC zu einer Elektrolytverschiebung?
- ☐ Was versteht man unter Pneumatosis intestinalis?

Morbus Hirschsprung

Beim Morbus Hirschsprung handelt es sich um eine seltene, angeborene Fehlbildung des Dickdarms, die mit einer umschriebenen Dickdarmerweiterung und schweren Passagestörung einhergeht. Sie betrifft insbesondere Jungen (m:w = 3–5:1), in 10 % der Fälle kann eine familiäre Häufung beobachtet werden.

Ätiologie

Ursache der **ganglionären Motilitätsstörung** (Agangliose) ist das Fehlen der Ganglienzellen im Plexus myentericus (Auerbach-Plexus) in der Darmschleimhaut in bestimmten Darmabschnitten – meist im Bereich von Rektum und Sigma. Aufgrund der fehlenden Nervenzellen kann der Wechsel zwischen Relaxation und Kontraktion des Darms nicht erfolgen. Der erkrankte Bereich ist durchgehend stenosiert und besitzt keine Peristaltik, der Darminhalt kann nicht weiter transportiert werden. Die davor liegenden Dickdarmabschnitte erweitern sich durch Kotstauung auf ein Vielfaches ihres normalen Lumens (Megakolon).
Mögliche Ursachen sind:
- Genetische Disposition
- Temporäre Ischämien des Darms, virale Infektionen beim Embryo
- Assoziiert mit anderen kongenitalen Fehlbildungen, z. B. Trisomie 21, Hydrozephalus, Analatresie.

Klinik

- Neugeborene: verzögerter Abgang von Mekonium nach Geburt bis hin zum Mekoniumileus
- Paradoxe Diarrhö: explosionsartige Entleerung übel riechenden dünnflüssigen Stuhls
- Säuglinge/Kleinkinder: Typisch ist ein Obstipationsbeginn nach Umstellung der Nahrung von Muttermilch auf adaptierte Milch.

Diagnostik

- Anamnese: familiäre Disposition in 10 % der Fälle.
- Klinische Untersuchung:
  - Digital-rektale Untersuchung: enger Enddarm, stuhlleer
  - Palpation: Balloniertes Abdomen infolge Darmdilatation, ggf. Stuhlmasse im linken Unterbauch palpabel.
- Sonografie: Dilatation des proximalen Segments durch aufgestauten Stuhl
- Röntgen: Röntgen-Kontrastmitteleinlauf (Holzknecht-Untersuchung): trichterförmiges Bild aufgrund eines Lumensprungs
- Rektale Manometrie: keine Peristaltik im verengten Darmabschnitt
- Koloskopie und Biopsie: histologischer Befund, keine Ganglienzellen, beweisend.

Differenzialdiagnosen

- Neurale intestinale Dysplasie, äußerst selten vorkommende Agangliose, bei der entweder die Ganglienanzahl vermindert ist oder eine Transmitterstörung im Darmnervensystem vorliegt
- Malabsorptionssyndrome
- Chronische Obstipation ohne Megakolon mit unterschiedlichen Ursachen.

Therapie

Die Therapie besteht in einer **operativen Resektion** des erkrankten Darmabschnitts bis möglichst nahe an den Schließmuskel (Sphinktermyektomie), ohne diesen zu beeinträchtigen. Bei Säuglingen ist jedoch die vorübergehende Anlage eines Anus praeter notwendig, damit das Kind gedeihen kann und der ausgeweitete, aber eigentlich gesunde Darmabschnitt sich erholen kann. Die Entfernung des erkrankten Abschnitts erfolgt dann zweizeitig nach einigen Monaten. Später muss eventuell noch eine digitale Analsphinkterdehnung vorgenommen werden (Bougierung).

Auch nach der Operation neigen etwa 10 % der Kinder zur anhaltenden Verstopfung, die mit Medikamenten behandelt werden können.

CHECK-UP

- ☐ Was ist die häufigste Ursache eines Morbus Hirschsprung? Nennen Sie zwei Differenzialdiagnosen.
- ☐ Welches typische Bild ergibt eine Röntgenuntersuchung?
- ☐ Wie würden Sie operativ vorgehen?

29 Transplantation

Die Übertragung von Organen, Geweben oder Zellen wird als Transplantation bezeichnet. Voraussetzung für jede Transplantation ist die Organspende. Man unterscheidet zwischen Lebendspende (die in Deutschland nur zwischen Verwandten oder sich besonders nahe stehenden Personen erlaubt ist) und postmortaler Organspende. Die Organtransplantationen zwischen zwei Individuen wurden erst durch die Einführung der Immunsuppression möglich. Ein großes Problem ist derzeit der Mangel an verfügbaren Spenderorganen.

Einteilung

Die Einteilung einer Transplantation erfolgt u. a. nach der Art und dem Ort des Transplantats.

Transplantationsarten. Abhängig von der genetischen Beziehung zwischen Spender und Empfänger unterscheidet man folgende Arten der Transplantation.

- **Autologe** oder **autogene** Transplantation: Spender und Empfänger sind identisch, das Transplantat wird als autoplastisch bezeichnet, z. B. Hauttransplantation, aortokoronarer Venenbypass.
- **Syngene** oder **isogene** Transplantation: Spender und Empfänger sind genetisch identisch (eineiige Zwilling).
- **Allogene** Transplantation: Spender und Empfänger sind genetisch unterschiedlich, gehören aber zur gleichen Spezies (häufigste Form der Transplantation).
- **Xenogene** (heterologe) Transplantation: Transplantation zwischen Individuen unterschiedlicher Spezies (z. B. Affe – Mensch). Es bestehen hohe Abstoßungsraten.
- **Alloplastische** Transplantation: Implantation einer künstliche Prothese, z. B. mechanischer Herzklappenersatz.

Bei der autologen und syngenen Transplantation kann auf die Gabe von Immunsuppressiva verzichtet werden.

Transplantationsort:

- **Isotope** Transplantation: Übereinstimmung von Ort und Gewebe, z. B. bei Inselzelltransplantation des Pankreas
- **Orthotope** Transplantation: Transplantat wird an gleicher Stelle wie das entfernte Organ implantiert, z. B. bei Leber, Lunge, Herz
- **Heterotope** Transplantation: Transplantat wird an einer technisch günstigeren Stelle eingesetzt, z. B. Niere.

Indikationen

- Eisenmenger-Reaktion: Herz-Lungen-Transplantation
- Endzustand der koronaren Herzkrankheit, Formen der Kardiomyopathie: Herztransplantation
- Leukämie: Knochenmark- bzw. Stammzelltransplantation
- Chronische Niereninsuffizienz: Nierentransplantation
- Leberzirrhose: Lebertransplantation
- Mukoviszidose: Lungentransplantation
- Verbrennungen und Verletzungen mit Gewebszerstörung: Lappenplastik
- Erkrankungen und Verletzungen der Hornhaut: Keratoplastik.

Komplikationen

Das Hauptproblem jeder Transplantation sind Immunreaktionen des Empfängerorganismus gegen das Transplantat. Die T-Zellen und Antikörper des Empfängers bekämpfen dann das fremde Organ. Der Grund für eine Abstoßungsreaktion liegt insbesondere in den Unterschieden der Histokompatibilitätsantigene der Zellmembranen. Die genetisch bestimmte Oberflächenstruktur ist der Hauptgrund, warum Verwandte oft besonders geeignete Organspender sind, da es verstärkt primäre Übereinstimmungen gibt.

- **Graft-versus-Host-Reaktion:** Immunreaktion des transplantierten Knochenmarks mit immunkompetenten Zellen gegen das Gewebe des Empfängers
- **Host-versus-Graft-Reaktion:** Immunreaktion des Empfängers gegen das Transplantat durch Unterschiede der Histokompatibilitätsantigene vermittelt durch zytotoxische Lymphozyten und Antikörper.

Transplantabstoßung (Rejektion)

Abstoßungsreaktionen können früher oder später zum Transplantatversagen führen. Man unterscheidet nach dem zeitlichen Auftreten:

- **Hyperakute** Abstoßung: innerhalb der ersten Tage nach Transplantation, verursacht durch vorbestehende spezifische Antikörper, z. B. AB0-Inkompatibilität. Keine kausale Therapie
- **Akute** Abstoßung: am häufigsten in den ersten Wochen, durch T-Zell-Aktivierung bei HLA-Inkompatibilität
- **Chronische** Abstoßung: schleichend über Monate bis Jahre, langsame, progrediente Transplantatvaskulopathie aufgrund chronischer Entzündungsreaktion, Monate bis Jahre nach der Transplantation.

Entsprechend des Transplantats wird regelmäßig eine Abstoßungsdiagnostik durchgeführt und die Patienten engmaschig kontrolliert, z. B. Herztransplantation: EKG, Echokardiografie, endomyokardiale Biopsie.

CHECK-UP

- ☐ Was versteht man unter einer autogenen Transplantation und wann wird diese angewandt?
- ☐ Welche Abstoßungsreaktionen nach Transplantation werden unterschieden?
- ☐ Worauf basiert die hyperakute Abstoßungsreaktion?
- ☐ Nennen Sie fünf Indikationen für eine Organtransplantation.

Register